续

临证指南医案

撰　（清）叶天士

主编　朱文杰

副主编　邓战伟　袁胜华

编委　陈献清　程文杰
　　　孙洪彪　龚志华
　　　廖元友　黄　勇

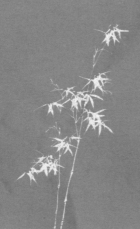

山西出版传媒集团
山西科学技术出版社

图书在版编目（CIP）数据

续临证指南医案／（清）叶天士撰；朱文杰主编. —太原：山西科学技术出版社，2020. 4

ISBN 978 - 7 - 5377 - 5962 - 5

Ⅰ. ①续… Ⅱ. ①叶… ②朱… Ⅲ. ①医案 - 汇编 - 中国 - 清代 Ⅳ. ①R249. 49

中国版本图书馆 CIP 数据核字（2020）第 023547 号

续临证指南医案
XU LINZHENGZHINAN YIAN

出　版　人：赵建伟
撰　　　者：（清）叶天士
主　　　编：朱文杰
责 任 编 辑：杨兴华
封 面 设 计：岳晓甜

出 版 发 行：山西出版传媒集团·山西科学技术出版社
　　　　　　地址：太原市建设南路 21 号　邮编：030012
编辑部电话：0351 - 4922078
发 行 电 话：0351 - 4922121
经　　　销：各地新华书店
印　　　刷：山西基因包装印刷科技股份有限公司
网　　　址：www. sxkxjscbs. com
微　　　信：sxkjcbs

开　　　本：880mm×1230mm　　1/32　　印张：18. 5
字　　　数：370 千字
版　　　次：2020 年 4 月第 1 版　　2020 年 4 月山西第 1 次印刷

书　　　号：ISBN 978 - 7 - 5377 - 5962 - 5
定　　　价：68. 00 元

本社常年法律顾问：王葆柯
如发现印、装质量问题，影响阅读，请与发行部联系调换。

整理说明

1. 本书以《叶天士医学全书》为主进行整理汇编。

2. 原案部分药物之道地名、简略药名、别名、用量与度量衡，皆保留原貌。

3. 重复案以完整者入编。如（脾胃）未刻本101与晚年方案210重复，（痰饮）三家医案第65案与未刻本208案重复，（妇科）眉寿堂41案与晚年方案442案重复等。

4. 书中可见某些方言，如二十写作"念"（即廿），不做改动。

5. 本书医案有简有繁，显然成案时间跨度也大。案中证候错杂，兼证甚多，在分类归纳工作中，余深感不易，只有以系统病证大致分类，各门中再略微划分。医案中有诊断者依原案诊断归类，原案无诊断者以方药主治分类，各系统杂病医案纳入各系统，过简医案归入卷十。其中个别文字或符号有错讹则予径改，对一些生僻和较疑难的词句适当加注，少数医案加注［按］，供参考，书中引文，不加引号。

朱文杰

2018 年 8 月

前言

叶桂（1666—1746），字天士，号香岩，清代医学家，温病学家。

叶氏出生于世医家庭，其祖紫帆，父阳生，皆精医，名于时。天士幼承父训，先后拜师十七位，读万卷书，广泛继承前人学术经验，结合自身实践，融会贯通，开创温病卫气营血辨治体系；杂病立肝阳化风；脾胃分治，养胃阴；久病入络；血肉有情药；通补奇经法等学术成就，完善补充中医学术体系，影响深远。

叶氏毕生忙于诊务，无暇著作，只留下诸多医案与门人顾景文记录的《温热论》。叶氏逝世后 18 年（1764 年），年已古稀的华岫云将数十年收集的叶案与众多叶氏门人、同道友人医案整理归类，汇编加按，付梓刊行，其后有所增补，成为流传至今的《临证指南医案》。此外，尚有《种福堂公选医案》《眉寿堂方案选存》《叶天士晚年方案》《叶氏医案存真》《未刻本叶氏医案》《三家医案之叶天士医案》，均为历代搜集刊行，公认为叶氏医案。1999 年出版的《叶天士医学全书》，也将上述 6 种医案收入，说明此 6 本医案是可靠的，这也是目前国内所能找到的叶天士医案。我们以《叶天士医学全书》《中国医学大成》《三家医案合刻》《未刻本叶氏医案》《叶天士晚年方案真本》《临证指南医案》为依据，仔细整理精校 6 本医案，共得 2970 余则，删去 6 书内重复的医案，最后收得 2854 案，名之曰《续临证指南医案》。意为叶天士学术思想传承发展做些基础性工作。其中温热病 154 案，展现了叶氏对卫气营血常证、兼证、变证、逆证的诊疗经验，较好地补充了《临证指南医案》风温、温热 58 案的不足，其他病证或多或少皆有增益。华岫云在凡例中的见道之言，我们也一一照录。

《临证指南医案》收录叶天士医案 2574 例（重复 1 案，华岫云附 1 案），《续临证指南医案》收录叶天士医案 2854 例，共计5428 例，这是我们现在统计的全部叶天士医案。

每阅前人医案，年岁时间稍觉未细。《灵枢》有云：人年五十以上为老，二十以上为壮，十八以上为少，六岁以上为小。《素问》有云：五日谓之候，三候谓之气，六气谓之时，四时谓之岁。附记于此。

医道贵乎理、法、方、药四者圆融并进，此为四大基柱，一有缺漏，此谓学业不全，异日临证自有难言苦恼。知条文而不晓天人运气，知辨证论治而昧效方验药，背汤头而不识药材，处麻桂青龙而不知药力新峻陈缓，临证焉能精进？医者于基础多多究心，博涉精专，日久谨行，必得左右逢源之妙。

此案须知看法。就一门而言，当察其病情、病状、脉象各异处，则知病名虽同而源不同矣。此案用何法，彼案用何法，此法用何方，彼法另用何方，从其错综变化处细心参玩。更将方中君臣佐使之药，合病源上细细体贴，其古方加减一二味处，尤宜理会。其辨证立法处，手抄心悟，则了如指掌矣。切勿草率看过，若但得其皮毛而不得其精髓，终无益也。然看此案，须文理精通之士，具虚心活泼灵机，曾将《灵枢》《素问》及前贤诸书参究过一番者，方能领会此中意趣。若初学质鲁根浅之人，未能躐等而进，恐徒费心神耳。

案中治法，如丹青之有平淡奇浓，而诸法悉备。其用药有极轻清、极平淡者，取效更捷，若轻舟快帆，数桨抵岸。拨其枢机，中其要害，此为轻灵要领。苟能会悟其理，则药物与分量，或可权衡轻重，至于治法，则不可移易。

凡治诸证，有初中末三法，另有调养法。今观所辑之案，大凡治中治末者，十居七八，初治者不过二三，何故？盖缘先生当年名重一时，延请匪易，故病家初起必先请他医诊视，迨之罔效，始再请先生耳，故初治之案甚少。读是书者，其中先后浅深层次，治法方药转接，须细心领会而行之。

朱文杰　谨识

目录

伤寒病

 太阳病

1. 劳伤夹邪，发热形凛。
杏仁桂枝汤。

2. 阳郁不宣，形凛，头痛，脘闷。
杏仁　厚朴　茯苓　广皮　桂枝　生姜

3. 新凉外束，卫阳失护，背凛嗽逆，势欲发时。
杏仁桂枝汤去芍加茯苓。

4. 阳伤夹邪，形凛发热咳嗽，脉带歇，恐喘急。
杏仁　粗桂枝　生姜　茯苓　炙甘草　大枣
【按】初诊以桂枝汤去芍药加杏仁茯苓，接方考虑附芪生脉饮。

5. 身痛，脉涩，宜和营卫。
当归　桂枝　白芍　橘红　秦艽　赤芍　五加皮　炙甘草
【按】当归四逆汤变方，细辛易秦艽，五加皮易大枣。

6. 身痛形凛。
瓜蒌桂枝汤。

7. 寒热，咳嗽，身痛。

瓜蒌桂枝去芍加杏仁。

8. 卫阳怫郁，形冷咳嗽。

苦杏仁　大桂枝　生姜　炙甘草　天花粉　大枣

9. 阳郁形凛，脘闷身疼。

杏仁　厚朴　广皮　桂枝　防己　泽泻

10. 阳郁形凛，发热，脘痛。

杏仁　生姜　桂枝　厚朴　天花粉　橘白

11. 脉浮，身热头痛。

桂枝汤加杏仁、天花粉、黄芩。

【按】临证经验，气虚外感，出现汗出体乏，如有咽干、咽痛化热之势，用瓜蒌桂枝汤一帖即效。

12. 寒热咳嗽。

桂枝汤加天花粉。

13. 形寒咳嗽，脉小。

杏仁　桂枝　生姜　炙甘草　天花粉　大枣

14. 劳伤夹邪，形凛发热。

瓜蒌桂枝汤。

15. 形寒头胀，身痛。

杏仁　天花粉　生姜　桂枝　炙甘草　大枣

16. 营虚卫薄，寒热咳嗽，汗多，法宜和之。

桂枝汤加玉竹。

17. 阳维为病，苦寒热，治以调和营卫。

桂枝汤加玉竹。

18. 客邪发热，作咳，脉来细小无力，则为淹缠之候。

桂枝汤加玉竹。

【按】玉竹平和质润，滋阴不碍邪，增量可代人参。

19. 劳伤营卫，寒热。

茯苓桂枝汤。

20. 伏邪寒热，身痛，舌白。

天花粉　桂枝　白芍　炙甘草　生姜　大枣

21. 伤寒病，发汗后表不解，干咳呕逆，夜不得卧，遵古人小青龙法。

杏仁　桂枝　干姜　白芍　米仁　石膏　五味子　甘草

22. 下焦阴阳素虚，雪地奔走，寒从口鼻而入，肺受邪则上逆而喘，阳受伤则**漐漐**汗出。由中邪入，表散无益，宜其肺逆，喘缓可救。

桂枝　干姜　杏仁　白芍　五味子　茯苓

23. 烦劳遇冷，营卫交窒，虚人夹邪，只宜轻剂疏解。

桂枝　炙甘草　杏仁　白芍　大枣　茯苓

【按】茯苓易生姜。

24. 形寒，心悸，咳嗽。

小建中汤。

25. 杨（花步）背寒属卫阳微，汗泄热缓。

人参建中汤去姜。

26. 身重，汗出，疼痛，脉浮缓。此风湿相搏于太阳之表，阳虚邪客。当通营卫以固表，拟桂枝附子汤。

制川附　桂枝　甘草　生姜　大枣

27. 阳微少护，形寒恶风，肩膊酸，宜辛温和之。

川桂枝木　生于术　泡淡生干姜　茯苓

28. 阳微失护，形凛背痛。

桂枝　茯苓　生姜　附子　炙甘草　大枣

 少阳病

1. 头痛胁疼。

小柴胡汤去参。

2. 身热头痛，身疼无汗，脉弦。

小柴胡汤去人参。

【按】正气实。

3. 左脉弦数，咳嗽，脘闷，寒热。

小柴胡汤去参。

4. 伏邪未清，寒热不罢，法宜和之。

当归　柴胡　半曲　橘白　鳖甲　赤芍　茯苓　黄芩

🌿 阳明病

1. 脉濡涩数，至暮昏乱，身热未尽，腹痛便黑。阳明蓄血，拟仲景桃仁承气以逐其邪。

桂枝木　大黄　甘草　芒硝　丹皮　桃仁

2. 口苦，恶热，腹满，虚烦，汗出，此阳明证也。《内经》云：邪中于面则入于膺，而未全归腑，故有是证。拟仲景栀子厚朴汤。

香豉　栀子　厚朴　连翘　枳壳

3. 脉洪大，烦渴，汗出，阳明中暍，系白虎汤候也。

石膏　甘草　麦冬　知母　粳米

【按】津伤而气未损，加麦冬。

4. 邪热盘踞阳明，体虚不耐重剂，宜轻用苦辛通泄为主。

连翘　杏仁　生香附　橘红　滑石　鲜荷叶　通草　银花

又方：米仁　连翘　银花　橘红　通草　青荷梗

🌿 太阴病

1. 太阴、太阳同治。

生于术　桂心　广皮　紫厚朴　茯苓　泽泻

【按】平胃散化裁，加茯苓、泽泻以治湿，观此知桂枝人参汤变法。

2. 呕恶腹痛，舌干不喜饮，脉左弱右大。劳倦中寒，脘中格拒，皆是太阴见证。古人有生料、熟料五积散，因援其意，候裁。

杏仁　草果　半夏　厚朴　广皮　煨姜

3. 冷气吸入，即是寒中太阴，与霍乱互参，正气散、冷香引饮，辟秽苏阳即效。而脾胃阳气未为全复，议用治中汤数剂，夜分清虚为妙。

人参　生益智仁　砂仁　煨姜　广皮　茯苓皮　木瓜

4. 暴冷从口鼻入，直犯太阴，上呕下利，腹痛，为中寒阴证，脉细涩欲绝，急急温暖中下之阳。

人参　淡干姜　生芍　焦术　淡附子　茯苓
因脘中痞闷，去术之缓中，再加桂枝以理阳。

人参　桂枝　干姜　附子　茯苓　白芍
又：人参　白芍　附子　茯苓　甘草

5. 劳倦吸入冷气，营卫不行，则形寒战栗。今中焦未醒，宜和脾胃。

当归　白芍　桂枝　炙甘草　大枣　煨姜

6. 瓜果水寒，暴凉迅风，内外两因，舌白，渴不能饮，脘中胀满，烦不肯寐，身无热，头不疼，微呕，此足太阴中寒。已经冷汗肢厥，脉弱濡伏，医犹以疲敝方药，正如隔靴搔痒矣。

生草果　生于术　藿梗　淡干姜　厚朴　丁香柄

7. 脉沉微，腹痛，吐利，汗出，太阴寒伤，拟冷香饮子。

炮淡附子　草果　新会皮　甘草

煎好候冷服。

8. 朱（湖州，三十八岁）　太阴腹胀，是久劳伤阳，不饥不饱，二便不通爽，温以通阳，苦温疏滞。

制附子　熟大黄　草果　生厚朴　生姜　广皮

【注】重复，以晚年方案第90案完整者入编。

🌱 少阴病

1. 此少阴阳伤，渐致妨食形羸，中阳亦渐次告困矣。

真武丸。

【按】临证每见老年患者肾虚及脾，不思饮食，叶氏谓之"火虚不能煦土"，理中、补中不应，改投真武汤，或四神丸，或金匮肾气丸即愈。

2. 湿积，温中不应，据述腿浮行动气逆，少阴之阳式微，阴湿亦为僭逆矣，即脾阳亦赖命门真火煦之。

真武汤。

3. 瘅胀腹皮反热，下体怯冷，是阴盛格阳之象，饮必沸汤，稍温则腹中不适矣，大小便不利，正属阳气不得通行之义。阴邪弥满之势，症非轻小，其勿忽视。

炮淡川附子五钱　泡淡生干姜一钱五分

公猪胆汁一个冲入调服。

4. 阳微，浊阴有僭逆之势，膝冷腿浮，肢麻心悸，法宜温之。

苓姜术桂附泽汤。

【按】真武合苓桂术甘变方，去甘草之甘，改泽泻之利水。善后当以人参、白芍代生姜、泽泻。

5. 本为少阴夹邪下利，但舌苔浊腻，脘闷不爽，太阴亦伤矣，症势最险。

真武汤。

【按】少阴太阴并病最险。

6. 脉渐阴浊上僭，与真武法，减术换参。

真武法两日，脘中有知饥感，与阳渐结痞无疑。阴浊得泄，即当温养太阴，使脾阳鼓动健运，冀其纳谷安然，用治中法。

人参　益智仁　淡干姜　茯苓　广皮白　木瓜

7. 秦（五十一岁）　脉沉微，少腹冲气，两胁胀痛呕逆。

真武汤。

8. 太阳开，小水自利。阳明伤，则失其阖，浊上逆。四肢冷汗，气喘，胸腹胀闷，都是阳微欲脱，脉绝厥逆，勉与通脉四逆汤，回阳驱阴以挽之。

淡干姜　炮附子　人参　猪胆汁

服药后，脉微继者生，暴出者死。

9. 脉沉微，下利，呕逆，身痛，四肢厥冷，少阴中寒。应四逆汤，急救其里。

生附子（炮）　干姜　炙甘草

10. 脉微，下利厥逆，烦躁，面赤戴阳，显然少阴证，格阳于上也。用白通去猪胆汁，以胆汁亦损真阳也。

炮生附子　干姜　葱白

煎好冲入人尿一杯。

【按】用药细极入微。

11. 背痛，得按摩愈痛，吐涎沫，短气，腹满小腹坚，小便不通，大便自利，下身麻木，不得移动，不食不寐，烦则汗出。病机多端，无缕治成法，思冷浊窍踞，阳微不行，为痞塞之象，二气既乖，岂可忽略。引仲景少阴例，急进通阳为要，议用白通加人尿、猪胆汁汤。

去须葱白　生淡干姜　生炮附子

上药用水一盏，煎至四分滤清，加人尿一小杯，猪胆汁一枚，频频调和，勿令其沉于药底。

再诊。浊阴蔽塞，舍通阳再无别法，服白通加人尿、猪胆汁汤，脉不微续，仍三五参差，尚非稳保。议用四逆通脉方。

人参　淡干姜　人尿　炮附子　猪胆汁

三诊。症象稍减，但少腹浊阴尚踞，胃气不苏，犹虑反复。

人参　生淡干姜　炮附子　茯苓　泽泻

四诊。误用攻表伤阳，致阴邪浊气结闭于下，少腹坚痛，二便阻涩，浊上干逆则呕。非温热佐以咸苦寒，何以直达下焦？

炮附子　淡干姜　人尿　猪胆汁　葱白头

厥阴病

1. 俞（齐门，二十八岁）　气自少腹攻至心下则痛，气渐下归而散。问惊恐为病，由肝肾之厥逆。仲景厥阴例，不以纯刚。

乌梅　白及　川椒　川楝子　桂枝　淡干姜

2. 曹汉臣　厥阴头痛，舌干消渴，心下烦疼，无寐多躁，小腹胀满，小便滴沥，时时痉搐，最怕厥竭。

阿胶　鲜生地　鸡子黄　小黑豆皮

煎半盏，即以汤药送滋肾丸三钱。

【按】两案案语重复，患者名不同。另一案滋肾丸用量二钱。

温 热 病

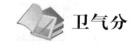 **卫气分**

 温热

1. 温邪未净。

玉竹　桑叶　川贝　天花粉　茯神　南沙参

2. 脉微形瘁，正气已亏，温邪未净，症势不轻。

玉竹　白沙参　北梨肉　川贝　南花粉　霍斛

3. 阴弱，温邪上侵，发热咽痛，治以轻剂。

薄荷　象贝　桔梗　连翘　天花粉　生草

4. 先清气分之热，续商培元。

桑叶　青蒿　川贝　南沙参　骨皮　川斛

5. 温邪脉小，怕其内闭。

枇杷叶　杏仁　淡豆豉　瓜蒌皮　枳壳　橘红

【按】怕其夹痰内闭，脉小者但滑实，痰气郁阻之象。

叶天士在《温热论》阐述了对温病过程中兼夹其他病因，采用分而治之的方法与药物：“或透风于热外，或渗湿于热下，不与热相搏，势必孤矣。”更针对内陷之邪而采取了针对性方药：“如从风热陷入者，用犀角、竹叶之属；如从湿热陷入者，犀角、花露之品，掺入凉血、清热方中”；对病证节点“若加烦躁，大便不通，金汁亦可加入”；对体质因素“老年或平素有寒者，以人中黄代之”。总的治疗要求是“急急透斑为要”。叶氏这段话乃透热转气法之具体应用指南。推而广之，也就有了后世对“透热转气”的补充发展。

吴鞠通谓之无形之邪著于有形。

王孟英言：凡视温证，必察胸脘，如拒按者，必先开泄。若苔白不渴，多夹痰湿。轻者，橘、蔻、菖、薤；重者，枳实、连、夏，皆可用之。虽舌绛神昏，但胸下拒按，即不可率投凉润，必参以辛开之品，始有效也。

临证中，夹食、夹瘀、夹虚，都可导致病邪内陷或邪不得透达。临证每见温病夹食，虽高热而精神甚好，清透方中加三仙、枳壳，一帖即见转机。麻疹食滞而发热疹不得透，必参以消导，其疹始透，其热始退。当代温病学家赵绍琴谓之排除障碍，打开透达之道路，推广于卫气营血各阶段，真一脉相承发展之学术经验。

6. 温邪夹食，咽痛腹疼。

桑白皮　紫苏梗　枳壳　广橘红　白通草　桔梗

7. 暂清上焦温邪。

桑叶　玉竹　川贝　南沙参　天花粉　茯神

8. 温邪发热，咳嗽咽痛。

玉竹　白沙参　桑叶　川贝　南花粉　梨汁

9. 温邪伏于肺卫。

桑叶　川贝　南沙参　天花粉　杏仁　橘红

10. 温邪恋于上焦。

薄荷　生甘草　连翘　象贝　桔梗白　杏仁

11. 温邪侵于上焦，咳嗽舌干。

桑叶　川贝　桔梗　天花粉　杏仁　连轺

12. 温邪怫郁，发热腮肿。

牛蒡子　杏仁　枳壳　连翘心　桔梗　薄荷

13. 暂清上焦。

苏梗　橘红　象贝　杏仁　桔梗　桑白皮

14. 清上焦气热。

桑叶　川贝　芦根　天花粉　杏仁　桔梗

15. 温邪作咳，痰血。

桑叶　天花粉　南沙参　川贝　杏仁　生甘草

16. 温邪未净，脘闷，咳嗽。

杏仁　白茯苓　桑皮　半夏　广橘红　米仁

17. 阴亏气热渴饮。

竹叶心　石膏　麦冬　鲜生地　知母　灯心草

18. 热郁于上焦，头胀，咳嗽，脘闷。

丝瓜叶　橘红　杏仁　枇杷叶　桑皮　桔梗

19. 热郁于肺。

薄荷　天花粉　杏仁　桔梗　连翘　甘草

20. 身热，头痛，渴饮，脉浮弦。

芦根　连翘　杏仁　桑皮　天花粉　通草

21. 时病伤阴，阳浮不潜，神识时清时昏，脉来弦数，宜益阴和阳。

生地　丹参　茯神　飞金　犀角　赤麦冬　灯心草　濂珠

【注】濂珠，即珍珠。

22. 脉黄发热，咳呛，脘闷，其开上焦。

杏仁　桑叶　天花粉　黄芩　川贝　连翘

【按】脉黄，历来皆疑有脱文，"脉数舌黄"，如湿病第15案案语。梅花本《素问·五脏生成篇》有云：黄脉之至也大而虚。但不同版本有标点之异，录此备考。

23. 气热咳嗽，痰血。
苇茎汤。

24. 温邪有升无降，经肺气机交逆，营卫失其常度为寒热。胃津日耗，渴饮不饥。阳气独行，则头痛面赤。是皆冬春骤暖，天地失藏，人身应之，患此者最多。考古人温病忌表散，误投即谓邪热逆传心包，最怕神昏谵语。治法以辛甘凉泄肺胃，盖伤寒入足经，温邪入手经也。上润则肺降，不致膹郁，胃热下移，知饥渴解矣。

嫩青竹叶　白糖炒石膏　杏仁　甘蔗汁　经霜桑叶　麦冬生甘草

25. 面浮咽痛，温邪未解，轻剂苦辛泄降。
桑叶　大沙参　通草　连翘　大力子　滑石

26. 温邪上混，头痛气喘，治在手太阴肺。酒客痰热素盛，苦降为宜。
杏仁　天花粉　连翘　枳实汁　橘红　黄芩　白芍　郁金汁

27. 外寒内热，温邪气逆为呕。
嫩苏梗　杏仁　黄芩　冬桑叶　橘红　厚朴

28. 温邪呕逆。
淡黄芩　竹茹　半夏曲　川斛　郁金　钩藤　茯苓　广皮白

29. 气逆痰升，呼吸不爽，仍宜清解。

杏仁　象贝　白沙参　滑石　桑叶　橘皮　郁金汁　紫菀

30. 初春暴冷，暖覆卧床，渐渐失音，久则咽喉皆痛。痰沫上泛，纳食照常，已非虚象。致内为热迫，外为寒郁。

越婢加半夏汤。

31. 温邪形寒痰嗽，脉形细小，少阴本气素弱，治邪宜以轻药，勿得动下。

苏梗　桑叶　沙参　杏仁　玉竹　橘红

32. 温邪铄阴，寒热渴饮，不汗出。

玉女煎去麦冬，加竹叶、灯心草。

33. 稚年阳亢阴虚，温邪深入不解，留伏营卫之中，昼夜气行，遇邪则热，如疟同义。先议清气分，兼通营卫一法。

川桂枝　知母　生甘草　生石膏　麦冬　白风米

清气热，通营卫，果得咳热皆缓。前论温邪犯肺是矣，但稚年易实易虚，寒暄食物之调，最宜谨慎，勿致反复为上。

鲜地骨皮　大沙参　生甘草　嘉定天花粉　炒川贝　银花

34. 热秽上加，头胀脘痞，宜蔬食清上。

竹叶心　桑叶　黄芩　连翘　天花粉　杏仁

35. 脉大，寒热渴饮，舌渐黄。气分热胜，血弱已久，恐邪漫劫津，清气热即以和阳。议用张氏玉女煎。

石膏　竹叶心　鲜生地　知母　生甘草　生白芍

36. 脉左动是阴虚。温邪深入，但大苦直降，恐化燥劫津阴。议以甘咸寒之属。

鲜生地　竹叶心　生甘草　玄参心　麦冬

37. 温邪入肺，上唇高肿。初起病在气分，治以苦辛寒轻剂，不得犯中下二焦。

薄荷　连翘　杏仁　牛蒡子　黑栀子皮　生石膏

【按】卫气同病，清透法，使其从卫而透，不犯中下二焦。

38. 温邪上受，肺气痹塞，周身皮肤大痛，汗大泄，坐不得卧，渴欲饮水，干呕不已。从前温邪皆从热化。议以营卫邪郁例，用仲景越婢汤法。

杏仁　桂枝木　茯苓　炒半夏　生石膏

【按】越婢加半夏汤，以其夹饮，合苓桂剂。

39. 寸搏咳逆，骨痛暮热。温邪入肺，营卫不和。议清气中之热，佐以通营。

桂枝白虎汤。

【按】以其骨痛，故有桂枝。

40. 温邪入肺，肺移热于大肠为泻，泻白散清其受病之源颇是，但上焦气壅热聚，气逆则咳喘呕吐。幼年怕有痉厥，进辛寒解邪，竖抱令卧，勿使肺叶张举，易得安痊，乃百试百中捷径。

杏仁　米仁　荷叶梗　连翘　橘红（蜜炙）

【按】此病热有外泄之路，为轻证，麻杏石甘汤合千金苇茎汤变法。且"辛解凉温，只用一剂，大忌绝谷。若甚者，宜昼夜竖抱勿倒，三四日"。在药物治疗同时，强调清稀饮食、竖抱护理之法。临证经验证明，婴幼儿肺炎痰热喘嗽（若甚者），以麻杏石甘汤合千金苇茎汤法，一帖可效。

41. 渴欲凉饮，秽浊热气内蒸，不知饥，不大便，不安寐。九窍不和，都是胃病。舌白恶心，病在膈上气分，用河间苦辛寒法。

石膏　知母　黑栀子　姜汁　杏仁　半夏　厚朴

【按】凉膈散变方，石膏、知母易芒硝、大黄，半夏、厚朴治其秽浊。

42. 陈（乍浦，五十岁）　咽食物有形不觉痛，若咽水必有阻塞。此内应肺之气分，肺象空悬，主呼出之气，气窒生热，法当清肃气分。

连翘心　滑石块　大力子　生甘草　南花粉　枇杷叶

43. 王　脉虚数，倏寒热，口渴思饮，营卫失和，阳明津损，初因必夹温邪，不受姜、桂辛温。有年衰体，宜保胃口，攻伐非养老汤液也。

沙参　天花粉　玉竹　甘草　桑叶　甜杏仁　元米

44. 用白虎法，渴烦少减，略饥，必形神软倦，津液既遭热迫，阳明脉络自怯。当以清燥法，清气热以涵液。

人参　麦冬　知母　石膏　生地　阿胶　甘草

45. 王廷佑　寒包郁热，亦属温邪。

桔梗　大力　连翘　苏子　滑石　枳壳　赤芍　木通

46. 五十七岁　丰腴体质，适值过劳，阳气受伤，呕吐食物，无头痛身热，已非外感风寒，而间日烦躁渴饮，唇焦舌黑，是内伏热气，由募原以流布三焦，亦如疟邪分争营卫者然。然有年积劳既久，伏邪客病本轻，脉小缓，按之不为鼓击，可为征验，且二便颇通，略能纳谷，焉有停滞积聚？仲景于瘅热无寒之条，不出药方，但日以饮食消息。后贤参圣意，甘寒以养胃阴，其热自解。要知表散之辛温，消滞之苦温，以及苦寒沉降，多犯圣训戒律矣。

鲜生地　甜杏仁　麦冬　天花粉　竹叶心　青蔗汁　连翘

47. 脉转数，舌红。面肿消，肤痛，汗减，耳鸣，咽呛，肛痔。湿中化热乘窍，仍清气邪，佐通营卫，桂枝白虎汤主之。

【按】此复诊接方，初诊疑为白虎加术汤，以其湿中化热。

48. 章　暴冷外加热气内郁，肺窒不降，脘闷如饥，水饮欲呕，头痛寒热，当治上焦。

桔梗　象贝　橘红　马兜铃　北沙参　杏仁

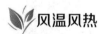

风温风热

1. 风温阻于上焦，头胀咳嗽，身痛。

杏仁　苏梗　象贝　桔梗　连翘　天花粉　桑皮　通草

2. 风温袭于上焦，发热颐肿。

薄荷　牛蒡子　马勃　桔梗　鲜芦根　连翘

【按】薄荷、牛蒡子透风于热外，连翘、马勃清解热毒于内。

3. 风温发热。

薄荷　天花粉　杏仁　枳壳　桔梗　连翘

4. 风温入肺，肺气失降，郁蒸热聚，咳痰，卧不安静。高年积劳之体，最宜甘寒清燥，所谓风温得润而解。

桑叶　甜杏仁　麦冬　蔗梨汁　沙参　玉竹　竹叶

5. 脉大咽干，痰多咳频，食下腹闷，此风温日久，劳倦内热，津伤液燥。

冬桑叶　甜杏仁　麦冬　蔗浆　大沙参　玉竹　生甘草
梨汁

6. 风温入肺，咳嗽，脉坚搏，夜卧汗出。阴分先亏，最多失血，大忌发散苦辛，从温邪当凉润而解。

桑叶　甜杏仁　炒麦冬　白沙参　玉竹　生甘草
元米汤煎。

【按】先有阴亏，继感风温，凉润中有扶助脾阴，药后必咳减，脉转缓。继治阴亏失血。

7. 风温不解，肺气不利，寒热汗出；吐血，更有恼怒肝逆。内外两因之症，为左右立法。

芦根汁　杏仁　丹皮　黑栀子皮　生米仁　郁金　钩藤　瓜蒌仁

8. 肺痹，脘中及腹痛，自利清谷，是风温邪热相搏，诸气失于宣降，拟进开手太阴法，以滋气化，得小便利可安。

芦根汁　桑叶　瓜蒌皮　枯芩　杏仁　桔梗　郁金汁　橘红

9. 风温入肺，肺郁失降，气窒上焦清空之地。发散则犯温邪劫津，故口渴气逆不已，腹痛而呕，胃络受伤耳。

桑叶　杏仁　蔓荆子　象贝　马勃　牛蒡子

10. 风温入手太阴，气郁热聚，喘逆口渴，营卫失和，周身掣痛。脉右搏，防失血。

桑叶　杏仁　生米仁　苏梗　栀皮　郁金

11. 风温不解，顿嗽呕吐，宜淡渗以利热清胃。

芦根　杏仁　滑石　米仁　桑叶　通草

12. 风温阳逆呕噫。

枇杷叶　白杏仁　金斛　桑叶　大沙参　茯苓

13. 风温轻恙，误汗表疏，形寒自汗。先进建中法以和营卫，继当以参苓补剂，则表里平和可安。昨进建中法，因表气不固，形寒汗泄，主乎护阳理营。今继进《金匮要略》麦冬汤，以苏津液，得胃阴稍振，然后商进峻补，庶为合宜，不致偏胜之弊。

炒麦冬　生甘草　甜梨浆　北沙参　生白芍　甘蔗汁

14. 久嗽失音，岁暮用参、芪益气得效。春令风温，燥熏其汗，亦如火劫逼阳同例，但仲景救逆，在太阳、少阴，此证气泄肺伤互异。从风温汗出不解，葳蕤汤主之。

15. 咳嗽二年，形瘦减谷。冬季喉垂渐痛，已见水亏，阳气不藏。春月气升日盛，皆阴乏上承，阳结于上，为喉痹矣。近日寒热，风温客气，脉小数，为阴伤，忌用辛散。

桑叶　玉竹　川贝　大沙参　麦冬　生甘草

16. 风温上受，气郁热生，咽痛嗽频，震动痰血。以清肃上焦，薄味调理。

桑叶　天花粉　大力子　杏仁　大沙参　射干　连翘仁　象贝

17. 风温上郁，是冷暖侵肺使然。轻剂清解，忌发散。

杏仁　黑栀子皮　瓜蒌皮　象贝　桑叶　嫩苏梗　郁金汁

18. 风温郁热上升，支饮亦令上泛，渴烦咳涎。下虚上实，仍宜轻剂清理。

桂枝木　茯苓　白芍　石膏　米仁　甘草

又：小青龙汤去麻、辛、半、甘，加石膏。

19. 风温湿热，状如疟症。神昏妄言烦渴，已非表病。木防己汤主之。

木防己　黑栀子　土瓜蒌皮　石膏　连翘　杏仁

20. 冬月热伏于里，春令风温入肺，引动旧时伏热，营卫流行，邪干怫郁，遂致寒热。四十日来，形神瘦削，入夜着枕便躁。经云：不得卧，卧则喘烦，乃肺气之逆也。幼稚阳常有余，阴常不足，故昼轻夜重耳。病名风温。手太阴肺，属上焦至高之所，若清痰消食，若苦寒通便方药，皆徒攻肠胃，焉能恰当至理？倘气闭窍塞，慢惊亦是久延致危，万难调理。久而失治，肺津日枯，气失清降，又属肺胀喘促。议孙真人苇茎汤，宣通气血，以驱伏邪之意。

21. 心营肺卫，为温邪留伏，气血流行，与邪相遇搏激，遂有寒热如疟之状。今形神羸瘦，久延经月，速则恐其成惊，再延恐致儿劳；多进苦药消克，胃口又虑败倒。急清气热以通营卫，使温邪无容留之地，寒热可冀其止。至于痰嗽，必得胃口充旺，而肺金自全，要非药饵强劫之谓。

轻剂桂枝白虎汤。

22. 方　风温上受，心营肺卫皆热，气不宣降则痞胀，热熏膻中则神迷。此上焦客邪，想有酒食内因之湿，互相扶持，七八日未能清爽，以栀豉汤主之。

山栀　豆豉　杏仁　郁金　瓜蒌皮　鲜菖蒲

23. 任奶奶　风温乃手太阴肺病，与伤寒足经不同，轻剂恰合治上，无如辛散消克，苦寒清火，劫损胃汁，致娇柔肺脏一伤于邪，再伤于药，气郁不行，壅塞喘咳，不饥不饱。此胃气已逆旬日以外，当甘凉生胃津，少佐宣降，不宜重剂。

玉竹　霜桑叶　大沙参　生甘草　甜杏仁　甘蔗汁

24. 王　风温上肿，气窒不饥，仍从上治。
活水芦根　马兜铃　豆蔻　杏仁　大豆黄卷　生薏苡仁
干蟾丸五丸。

25. 季　秋疟愈未复原，冬季连次感触温邪，老年平素有痰嗽本恙，温风铄肺，气劫胃汁，致痰多咳甚欲呕，脉数，倏热，右胁常痛，火色升于右颊。由胃津渐伤，肺不主降而升腾莫制。古称肺乃柔金，胃为阳土，已经百日缠绵，开提半属苦辛，辛泄肺气，苦再伤胃，致不思纳食。议甘药濡胃润肺，胃汁自充，肺气自降，土旺生金，古贤定法。

玉竹　麦冬　天花粉　甜杏仁　橘红　蔗浆

26. 高年气血皆虚，新凉上受，经络不和，脑后筋掣牵痛，阴气安静，乃阳风之邪。议用清散轻剂。

新荷叶　青菊叶　连翘壳　藁本　苦丁茶

27. 风温化热，上郁肺气，咽喉阻塞，胸脘不通，故呻吟呼吸不爽。上下交阻，逆而为厥，乃闭塞之甚，病在上焦。幼科消食，发散，表里混治，久延必致慢惊莫救。

芦根　飞滑石　川通草　甜水梨皮　桑叶

28. 风热壅于肺卫，咳嗽鼻塞。

桑皮　芦根　象贝　桔梗　通草　天花粉

29. 风热上侵，身热作咳。

杏仁　天花粉　桔梗　连翘　桑皮　薄荷

30. 风热上阻，咳嗽，头胀，宜治肺卫。

杏仁　桔梗　通草　桑皮　橘红　芦根

31. 先清风热。

薄荷　川贝　桔梗　连翘　杏仁　甘草

32. 稚年纯阳体质，热证最多。病偏右胸高，呼气不利，肺气不能清肃。热郁内蒸，逆传膻中，致天君震动，状若痫症。夫肺主卫，心主营，二气循环于肺胃脉中。苟营卫失和，越日触遇乃发。翁仲仁谓扶肚抬胸，为肺热壅塞。然不及周岁，未受谷食涵养，脏腑柔薄，一切苦寒沉降及腻滞阴药，俱在禁例。且肺位最高，逆行心包络间，仍从上治，抱持勿卧，令上气下行为顺，可使营卫两和。

薄荷　桑叶　米仁　茯苓　郁金　淡竹叶　鲜菖蒲

再诊。

西瓜翠衣　鲜枇杷叶　通草　茯苓　生米仁　淡竹叶

三诊。宿热未平，秋金燥令亦从天降，致使上气不能全顺，症见咳嗽燥逆。议清气分之热。

大沙参　麦冬　天花粉　生甘草　桑叶　灯心草

四诊。视面部清窍未能爽适，显然肺热未能全解。议进甘寒，仿喻嘉言清燥意。

桑叶　麦冬　梨肉　川贝　银花　生甘草

五诊。伏暑上壅，得宣通而降，头项胸次已平，但乳食不能，少运便溏，日有数次。思肺降之热必移于腑。考古幼稚泄泻，每以"四苓"为主方，不越分利和中之意。

四苓加广皮、木瓜、生谷芽。

🌱春温冬温

1. 先寒后热，是属伏邪，体质阴弱，未宜发表。伏邪者，乘虚伏于里也，当从里越之，《春温篇》中有黄芩汤可用。

黄芩汤。

2. 温邪内伏，潮热自利。暮甚于昼者，稚年阴气浅也。仲景于暮春温病，内应肝胆例，黄芩汤为主。

黄芩　杏仁　淡竹叶　白芍　甘草　木通

3. 汪天植　脉数如浮，重按无力，发热自利，神识烦倦，咳呛痰声如嘶，渴喜热饮，此非足三阳实热之证，乃体属阴虚、冬月失藏，久伏寒邪，已经蕴遏化热。春令阳升，伏邪随气发泄，而病未及一旬，即现虚靡不振之象，因津液先暗耗于未病时也，今宗春温下利治。

淡黄芩　杏仁　枳壳　白芍　郁金汁　橘红

4. 温邪深入，咽阻，心中热闷，自利，三焦咸病，恐热极欲厥。

淡黄芩　川连　杏仁　生白芍　乌梅　淡竹叶

5. 冬月温邪内伏，入春寒热咳嗽，身痛渐汗乃解，与温疟同法。

桂枝白虎汤。

6. 过暖气泄，失冬藏之用。此病后烦倦，痰嗽带血，高年上实下虚，即如冬温客气，无辛散之理，甘凉润剂，与胃无损为宜。

桑叶　杏仁　黑栀子　玉竹　白沙参　象贝

7. 冬温为病，乃正气不能藏固，热气自里而发。齿板舌干，唇燥，目渐红，面油亮，语言不爽，呼吸似喘。邪伏少阴，病发三焦皆受。仲景谓：发热而渴者为温病，明示后人，寒外郁则不渴，热内发斯必渴耳。治法以清热存阴，勿令邪气焚劫津液，致瘛疭痉厥、神昏谵狂诸患。故仲景复申治疗，若非一逆尚引日，再逆促命期，且忌汗下、忌温针可考。九日不解，议清膈上之热。

竹叶　杏仁　天花粉　淡黄芩　连翘　橘红　滑石　郁金汁

8. 高年水亏，温邪深入阴分，热在里，外象反冷，热伤阴则小溲欲痛，皆冬温本病。仲景以存阴为章旨，奈何医药以桂枝、附子辛热，再劫干津液，是何意见？

生地　阿胶　炙甘草　麦冬　炒麻仁　生白芍

【按】复脉汤变方法。

9. 温邪水亏热入，脉细数，口渴舌绛，不知饥饿，皮肤干涸甲错。热劫津液，务以存阴为先，不当以苦寒反令化热。

复脉汤。

10. 舌干不喜饮，腹鸣下利，皆阴液不肯上注，亦属枯槁之象。仲景于邪少虚多，每以复脉汤升其津液。

复脉汤去桂枝、麻仁，冲入青蔗浆一杯。

11. 肾虚温邪内入，形神消铄，无寐废食，临晚寒热，得汗而解。议用复脉汤去姜加芍。

12. 脉左搏右细，颧赤气喘，昨夜大便后汗泄，竟夕不安。冬温伏热，阴衰阳冒之象，最属重症。

生地炭　炒麦冬　蔗汁　炙甘草　生白芍

13. 肾虚温邪内入，热迫液伤，舌白，不知饥，不欲食。宗仲景邪少虚多例，以甘药用复脉法。

炙甘草　麦冬肉　桂枝　人参　大麻仁　生地

14. 冬温水亏，上焦热炽。

生地六味汤去萸肉，加生白芍、鸡子黄、小麦。

15. 温邪暮热，由乎阴虚阳浮。热解无汗，不欲饮水，岂是阳经为病？冬令失藏，法从肾肝论治。

阿胶　生地炭　炙黑甘草　小麦　生白芍　炒松麦冬

16. 冬温，热气深入少阴，舌赤心黄，潮热不渴。大旨当存阴为要，勿令昏愦。

鲜生地　知母　生白芍　竹叶心　麦冬　丹皮

17. 冬温，脉数舌赤，口渴暮甚，水亏热侵阴分。

杏仁　赤芍　天花粉　黑栀子　桔梗　连翘　广皮

18. 冬温热入，铄及筋骨，非风寒袭经，络痛宜汗之比。生津清热，温邪自解。

桂枝木　知母　杏仁　天花粉　滑石　甘草

19. 冬温伏邪，先厥后热，热深从里而发，汗出烦躁，当救胃汁。

竹叶心　乌梅肉　川斛　麦冬　生甘草　生谷芽

20. 脏真下虚，虚阳上冒，胃少纳不饥，齿根实肿，巅顶麻痹。素多郁遏，骤难温补，况今冬温，正少藏，热易入，姑拟轻剂咸苦，软结开降。俾厥阴、阳明稍和，另商损益调理。

黄芩　川斛　瓜蒌皮　牡蛎　木瓜　山楂

21. 冬温咳嗽，忽值暴冷，外寒内热，引动宿痰伏饮，夜卧气冲欲坐，喉咽气息有声。宜暖护安居，从痰饮门越婢法。

麻黄　甘草　石膏　生姜　大枣

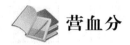

营血分

温热

1. 鼻煤舌缩，耳聋神呆，环口裂血，津液被劫，必渐昏昧。邪已入络，所谓内闭外脱。

犀角尖　玄参　银花露　鲜生地　连翘　石菖蒲

又：化服至宝丹。

2. 脉沉舌赤，邪入血分，烦躁，神气欲昏，用竹叶地黄汤。

竹叶心　浙生地　犀角尖　连翘心　玄参　细叶菖蒲

3. 温邪十四日，舌绛渴饮，面带油亮，此水亏热入营分，最防昏厥。当清其血中之邪，以存阴液。

鲜生地　知母　生白芍　竹叶心　麦冬　丹皮

4. 汗出神烦，晡时潮热，胃中痛至少腹。热邪凝结血分，恐瘀滞之变，进清血中之热。

鲜生地　丹参　山栀　银花露　丹皮　玄参　郁金汁　白金汁

上现衄血，心痛映及小腹，昼静夜躁，常以寒栗，宛如热入血室。前云邪在血中阴分，已属显然。滋清血药，正在以搜剔伏邪耳。

鲜生地　犀角尖　玄参　丹皮　银花　生芍

小溲茎中痛，是余热未清，从下行也。进导赤散法。

细生地　知母　黑山栀　甘草梢　丹皮　麦冬　银花　小木通

5. 钱（四十七岁）　前方去犀角、连翘，加川贝、黑栀子皮。

6. 温邪已入心营，神烦欲昏，质系阴亏，怕其液涸，不必以斑疹为虑，清神斯邪不结蔽矣。

连翘心　石菖蒲　鲜生地　玄参心　银花　天竺黄　至宝丹一粒

7. 热缓神昏，咳痰呕逆，舌不能言。余邪渐入心包络，恐着瘛疭，进芳香入络法。

万氏牛黄丸。

8. 脐上心下热炽，喉咙间陈腐气，遂神昏仆厥，经时汗出而醒，口涌血沫，乃膻中热壅，以致心窍受蒙，若非芳香清透，不能宣通络中瘀痹。

犀角　茯神　天竺黄　麝香　丹参　石菖蒲　郁金　冰片

各生研末，赤豆皮煎汤泛丸，竹叶汤送。

9. 邪灼膻中，神迷，谵语，呕痰。

牛黄丸，竹叶灯心草汤化服。

10. 舌暗强缩，干涸无津，邪气已入膻中，神识昏蒙，积劳心血及虚，致热竟入矣。诊脉虚小无力。俱补则热闭，今晚以至宝丹三分，凉开水调化，匀五六次铫服，明日再议。

又：心气久耗，营液暗伤，渐枯涸窒塞，小肠火腑失其变化传导，溲尿欲痛，舌刺欲缩，色仍白晦，岂是血滞实火？当滋液以救燔燥，仍佐苦味，以通火液。

鲜浙江生地　玄参　竹卷心　人参　川连　石菖蒲　百部
桔梗

又：神气消索，五液枯寂。此昏躁妄言，乃阴阳不肯交合，欲作脱象。不忍坐视，议三才汤以滋水源，掺入磁石、朱砂以宁神志。

三才加磁石、朱砂、金箔。

又：吸短欲躁，午后至更深为甚，热入阴中，子后清阳用事稍和。自云心中不舒，热熏脚楚。仿邪少虚多例，用仲景复脉汤。

炙甘草　生芍　人参　生地　麦冬　麻仁　阿胶　鸡子黄

【注】火液，火腑之液，即小便。

11. 目赤唇焦，齿燥舌黑，嬉笑错语，发哕发斑，温毒遏伏之象。

绿豆壳　银花露　方诸水　犀角　川贝　人中黄　芦根汁
徐徐温服。

又方：

金汁拌浸人参　银花露　鲜菖蒲　玄参　鲜生地　羚羊角
真金箔

12. 脉细数舌绛，烦渴时热，病九日，邪气稍衰，正气已亏，不宜再作有余治。

鲜生地　阿胶　玄参　麦冬　知母　麻仁

13. 舌缩，语音不出，呼吸似喘，二便不通，神迷如寐。此少阴肾液先亏，温邪深陷阴中，瘛疭已见，厥阳内风上冒，本质素怯，邪伏殊甚，实为棘手。议护下焦之阴，清解温热之深藏，以冀万一。

阿胶　鲜生地　玄参　鲜菖蒲　川连　童子小便

14. 寒热虽止，心热口渴，营分余邪未解，仿景岳玉女煎意，滋清营热，此伏暑可去。

生地　知母　生甘草　生白芍　生石膏　竹叶心

🌱 风温风热

1. 风温不解，早凉晚热，舌绛口渴，热邪未清，阴液衰也。胃汁耗则不知饥，宜生津和阳以苏胃。

淡黄芩　乌梅　青蒿　生白芍　橘红　鳖甲

2. 风温如疟烦倦，乃内热水亏。

犀角地黄汤加知母、泽泻。

🌱 春温冬温

1. 冬温失藏，稚年阴亏阳亢。三阴之阳，当夜分升腾烦躁，上热不宁，昼则安康人健，宜用六味磁石方法。

生地六味加磁石、朱砂。

2. 积劳伏热，值初冬温暖，天地气不收降，伏邪因之而发，是为冬温。实非暴感，表散无谓。其痰喘气促，左胁刺痛，系身中左升不已，右降失职。高年五液已衰，炎上之威莫制，脉现左细右搏，尤属阴气先伤。烦劳兼以嗔怒，亦主七情动阳。从来内伤兼症，不与外感同法。苦辛劫铄胃津，阴液日久枯槁。故仲景凡于老人虚体，必以甘药调之。夫喘咳之来，固是肺热，以诊脉面色论之，为下虚正气不主摄纳，肾病何疑？即初起热利，亦是阴不固，拟用复脉汤。

炙甘草　炙生地　炒麦冬　生白芍　麻仁　蔗浆

温邪兼劳倦，从内伤治，已获小效。独左胁痛难转侧，咳嗽气触必加闪痛。想因平素操持，肝阳易炽，营阴暗耗。《内经》以肝为将军之官，谋虑出焉。故身中左升之气属肝主之，右降之气属肺主之。今面微赤而咳频，前此上焦畏热烦躁，其左升之令不已，右降之气失司，已经洞悉。经以左右为阴阳之道路，升降周行，一日夜行五十度，平旦交会于气口。既为拂逆情志，而里气郁遏，冷热外加，营卫因之窒阻。此阴阳道路流行或迟或速，无平旦清明之气，是以发散消导、清火利痰之品，昧于身中，转旋有若天地也。再论平昔精力颇健，今已大年，下焦先虚。夫下虚者上必实，眩晕、神昏、自利可见矣。以冬令藏聚，返根之候，见症若是为忽然中厥，亦属常有。此投药之难，自宜瞻前顾后，议用钱氏地黄汤意，栽培三阴脏阴，疏其三阳腑阳，伴脏主藏，腑主通，佐以咸降理逆，谷味有加，再为进商可也。

熟地　白芍　山药　泽泻　丹皮　茯苓　牡蛎　阿胶

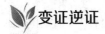 **变证逆证**

1. 温侵嗽盛，清之是适，而脉微涩，形瘦食少，真元颇亏，年未及五，乃未老先衰之象。

玉竹　桑叶　白沙参　川贝　霍斛　甘蔗汁

2. 晡热，右脉弦大，阴弱伏温，且养阴和阳。

新鲜地骨皮　麦冬肉　茯神　青皮甘蔗汁　川斛　知母

3. 左大空搏，阳不潜伏，咳吐涎。

陈阿胶　炒麦冬　生白芍　鸡子黄　生地炭　炙甘草

4. 左坚数甚，舌暗不言，得饮渐呛渐呃，此温邪内伏，少阴水亏液燥，热气上冒，乃中厥之象。老年最怕面赤神昏，为衰脱耳。

生地　知母　炒远志　梨汁　天冬　川斛　石菖蒲　蔗汁

5. 阴虚体质，复加劳力奔走，致阳气亦伤。舌边赤，中心黄，咽干腹膨。热在里，脉气结聚，胃失司降，当进解郁清燥。

杏仁　炒黄竹茹　瓜蒌仁　紫菀　金石斛　广皮白

6. 久虚劳损，几年不复。当春深阳气发泄，温邪乘虚入阴，寒热汗出，不纳谷食，脘中痞闷不舒，胃乏气运，侧眠咳痰，病势险笃，恐难万全。

人参　旋覆花　木瓜　茯苓　代赭石　炒粳米

7. 此因惊忧内伤肝脏，邪热乘虚内陷，直走厥阴，消渴渐呕，汗大泄，胸腹胀，次第论证端，都属在里。半月以外之病，左脉坚搏如刃，耳聋昏躁不静，岂是脉证相合？议以镇逆一法，冀其神清勿躁，不致厥脱。

　　生牡蛎　生白芍　桂枝木　生龙骨　乌梅肉

　　8. 背寒复热，发于晡时，暮夜寐多惊惕，食入欲呕，此肝阴久虚，阳独上炽。风温乃是客气，多延渐为本虚矣。

　　泡淡黄芩　生牡蛎　乌梅肉　生白芍　桂枝木　大枣

　　又：人参　炒阿胶　煅牡蛎　茯神　炒白芍　炒乌梅

　　9. 阳亢阴虚，烦躁妄言无寐，苟非镇静，焉得神清。议乙癸同治，息内风、和阳扰为近理。

　　水制熟地　茯苓　生白芍　磁石　泽泻　山药　丹皮　朱砂

　　10. 多言原从热治，诊脉小数，又当元气大泄之余，故壮水制阳，王道成法。若但说实火，纯以苦降，必致变证蜂起。试论食粥后，原有片时安静，岂非水谷镇胃，虚阳不致扰动？焉得纯以实火治。以阴阳偏胜为理，不致败坏。

　　天冬　川连　生地　女贞子　茯神　鸡子黄　阿胶　白芍

　　左三部动数倍右，阳扰不和恋，定是阴中之火，所以粥食镇胃稍安。且善饥欲食，即《内经》阳亢为消之验。治法总在足三阴，勿掺入乱药为正。质重益阴，佐以介类潜藏立法。

　　熟地　龟甲　萸肉　白芍　茯神　鳖甲　女贞子　炙甘草

　　11. 阴阳两为病伤，热邪深陷至阴，阴液涸尽，遂躁乱不已，已属至危。思从前诸医发散、消导、苦寒、辛燥，都令劫铄阴阳。仲景云：凡元气有伤而病不减，可与甘药。仿此。

复脉汤。

12. 气喘痰鸣，鼻窍焦黑。温邪上受，肾真下竭，阴不接阳，神识日迷，皆是衰脱之象。据右脉散大无绪，黄昏面色戴阳，少阴虽绝，当宗河间法，复入清上，滋其化源。

熟地炭　淡苁蓉　白茯神　牛膝炭　天冬　石菖蒲

13. 阴虚热伏，半月不解，舌绛唇紫，呼吸不利。尿短赤，便秘涩，此皆辛散苦药劫尽津液。况兼精浊下淋，热气已入至阴之界，岂区区清解为治者。

生地　麦冬　炙甘草　甘蔗汁　阿胶　鸡子黄　麻仁

14. 热病失治，三焦皆被邪结，不甚清明。左胁瘕聚有形，食下渐胀。大便日前颇利，今日便秘，是肠胃经络之邪未清，清空之窍尚蒙。调治之法，亦宜分三焦为法，白金丸可用，午后进汤药。

方未见。

15. 热邪深入为厥，阳气上冒神昏。病魔多日，已在血分，况脐下坚满乎！仲景云：厥应下，下之不止，利者死。凡咸苦皆通阴，均谓之下，不必芒硝、大黄也。

方未见。

16. 姚　老年伏气温邪，五十日不解，脘痞不饥，心中胁内独热，药下咽则呕，痰多呃逆，舌焦微渴，四末微冷。此胃伤已极，久乏谷气，致津液不复，气机郁闷，用药须忌苦燥辛温妨胃。先议芳香轻清，兼以谷气开醒上中。

　　藿香梗露　香橼露　玫瑰露　银花露　米浆

　　17. 王　清明谷雨气候已暖，所感温邪，从口鼻吸受，自上及中为三焦病，羌、防乃散足太阳风寒表邪。《温病篇》云：误用辛温表散，即为重劫津液。今头身痛，咽痛，心胸烦闷，视其舌心灰黄，边紫绛，渴饮不能下咽，斑疹隐隐，津涸，呼吸渐闭，所谓一逆尚引日，再逆促命期矣。重症之尤，勿与目下时行客邪同视。

　　玄参　连翘　银花　白金汁（冲）　大豆黄卷　飞滑石　象贝　川通草

　　18. 时令温邪内迫，经水不应期至，淋淋不断。二便不通，唇舌俱白，不喜冷饮，神呆恍惚，言语支离。诊脉细小欲绝。当芒种、夏至，阳极泄越，阴未来复，神魂不摄，是谓亡阳昏谵，最属危脱之象。拟用仲景救逆法以扼其危。

　　人参　龙骨　制附子　炙甘草　桂枝　牡蛎　蜀漆　南枣肉

　　19. 劳倦伏邪，初起即用柴胡、紫苏，三阳混散，津液被劫。热邪上结，胸中懊忱，神烦谵语，渴欲冷饮，诊得脉无神，舌色白，病在上焦气分。阅医药不分上下气血，况冬温气泄，老人积劳，七日未见病退机关，此属重症，岂可藐视轻谈。

　　瓜蒌皮　黑栀子　白杏仁　郁金　香豉　枳壳汁

　　20. 朱先生　劳倦嗔怒，是七情内伤，而温邪感触，气从口鼻直至膜原中道。盖伤寒阳证，邪自太阳，次第传及。至于春温夏热，则鼻受气，肺受病，口入之气，竟由脘中，所以原有手经见症，不比伤寒足六经之病也。其原不同，治法亦异。仲景论温邪不可发汗，汗则劫津伤阳，身必灼热，一逆尚引日，再逆促命期。又云：鼻息鼾，语言难出，剧则惊痫瘈疭，无非重劫津液所致。今病发热，原不是太阳客邪见症，所投羌活、防风辛温表汗，此误即为逆矣。上窍不纳，下窍不便，亦属常事。必以攻下，希图泄热，殊不知强汗劫津而伤阳，妄下劫液更亡阴。顷诊脉，两手如搐而战，舌干燥而无苔，前板齿干，目欲瞑，口欲开，周身灯照，而淡晦斑纹隐隐约约，几日来时有呃逆。因胃乏谷气而中空，肝阳冲突上冒肆虐耳。为今返正，先与糜粥，使胃中得濡，厥阳不致上冒，而神昏之累可已。进药之理，甘寒可以生津除热，即斑疹亦不足虑。观仲景论中，邪少虚多，阴液阳津并涸者，复脉汤主之，谨仿此义。

炙甘草　人参　生地　白芍　阿胶　麦冬

21. 阴液损伤，阳气上冒，衄血咳痰，理宜和阳存阴，冀津液稍复，望其转机。至于疏滞解表，和表诸法，自然另有高见，非敢参末议也。

秋石拌人参　阿胶　鲜生地　麦冬

22. 起自热病，热伤阴络，血大泻，自当宗血脱益气之旨。今脉左大急疾，右小微弱，脐旁动气，肌肤枯燥，阴分大耗。正当暑月，何以堪此？拟进九龙法，通补兼施，若得动气稍减，病可平和矣。

熟地炭　山楂（糖油炒）　琥珀屑　新绛

冲入藕汁。

23. 病体已虚，风温再侵，喘嗽身热，脘闷，小便不利，全是肺病，此症反复太多，深虑病伤成劳。凡药之苦味辛泄者慎用。

青蔗汁　鲜枸杞根皮　玉竹　桑叶　北沙参　蜜炒知母　炒川贝

24. 热邪内结，耳聋，自利稀水，用泻心法。
淡芩　生淡干姜　枳实　半夏　川连　白芍

25. 时热食复，胸痞，恶心欲呕，进半夏泻心法。
炒半夏　川连　枳实　杏仁　姜汁　厚朴　草蔻
又方：
人参　山楂　枳实　干姜　姜汁　炒半夏

26. 脉软，咳痰欲呕，饥时甚。虽是时邪未清，高年正虚，理宜养胃阴，《金匮要略》麦冬汤。
麦冬　人参　半夏　甘草　粳米　大枣

27. 胃津既伤，肝风上扰，神迷肢震，面浮欲喘，病势危险，勉拟救胃阴方。
人参　麦冬　生甘草　白粳米　炒半夏　南枣

28. 容色消夺，脉形渐细，不知饥，不欲纳，扪之不热，而自云热，并不渴饮，间有寒栗之状，此营卫不振，当治中焦。
人参　炮干姜　益智仁　茯苓　木瓜　生白芍
着右卧称甚气闷，阳明气未全降，宜补土降逆。

人参　白旋覆花　生白芍　茯苓　代赭石　南枣肉

29. 脉大不敛，神迷吃语，阴阳不相交合，为欲脱之象。救阴无速功，急宜镇固阴阳，冀其苏息。

生龙骨　生牡蛎　人参　阿胶　茯神　淮小麦

30. 于（金坛，二十六岁）　风热伤卫外之阳，再发散升药动阳，血自阳络而出，医用大黄逐瘀使下，下则阴伤，不饥痞闷，痰黏不渴，急急醒脾扶胃，再以清寒治嗽。决无愈期。

人参　白芍　生益智仁　茯苓　炙甘草　广皮

服十剂后，接服异功散。

31. 脉促神倦，目上视，咳痰欲喘，唇燥舌红，温邪发热，半月外不解，所拟发散消导之药，病不少减，正气反伤。内风乘虚上扰，虑有痉厥变幻，非轻小之恙，姑与甘缓法。

炒麦冬　北沙参　淮小麦　生甘草　南枣肉

32. 温热后肝阳乘胃，涎沫自出，胸满如闷，咽中间或气促，潮热时作，四肢微冷。虑其厥逆，进息风和阳法。

淮小麦　炒半夏　甜杏仁　炒麦冬　南枣

又方：人参　麦冬　淮小麦　茯苓　南枣　炙甘草

湿　温

1. 温邪入里，昏昏似寐，并不大热渴饮，必夹湿气，故身痛耳聋。当宣通其里，莫以发散消导，大犯湿温劫津之戒。

杏仁　栀皮　香豉　连翘　郁金　淡芩

2. 脉右大，舌黄不渴，呕吐黏痰，神躁，语言不清，身热不除。此劳倦内伤，更感温邪，须防变痉。

厚朴　广皮　六一散　石菖蒲根汁　豆蔻　茯苓　淡竹叶

3. 此湿温也，湿着关节为痛，湿阻气隧为痞闷，湿留肠胃为下利，湿蒸则里热如火，是以畏见日光。积劳阳气大伤，肠风营阴耗泄。体虚而兼六淫之邪，颇为重症。大旨以和阳明、厥阴为主。

枯黄芩　川楝皮　制半夏　广皮白　生白芍　乌梅肉　茯苓
川黄柏

4. 湿邪骨骱发红瘰，胸聚浊痰，消浊未已，用木防己汤。

木防己　杏仁　生米仁　生石膏　滑石　寒水石　通草（五钱，煎汤代水）

5. 吴（三十五岁）　遭逢数奇，情志郁勃，劳伤客感兼有，病实体虚，照顾勿犯二气，是攻邪宜轻。

连翘　飞滑石　天花粉　豆蔻　桔梗　杏仁　橘红　枳壳

6. 陶（二十九岁）　暑着必阻游行之气，但热无寒，疮痍不尽其邪，骨节痛，肢末肿。从仲景湿温例，用苍术白虎汤。

7. 董（二四）　风温湿上受，痹阻气分，上则咳呛不得卧息，下则尿少便溏。夫肺主一身之气化，邪壅则升降不得自如。

仿经旨湿淫于内，主以淡渗，佐以苦温为治。

 飞滑石 茯苓皮 豆蔻 竹叶 厚朴 杏仁 芦根

 8. 湿温长夏最多，湿热郁蒸之气由口鼻而入，上焦先病，渐布中下。河间所谓三焦病也，治与风寒食积迥异。仲景云：湿家不可发汗，汗之则痉。湿本阴邪，其中人也，则伤阳，汗则阳易泄越而邪留不解，湿蒸热郁，发现为黄，熏蒸气隧之间，正是罨曲之比。斯时病全在气分，连翘赤小豆汤可以奏效。今经一月，邪弥三焦，自耳前后，左肿及右，痈疡大发。夫痈者壅也，不唯气滞，血亦阻塞，蒸而为脓。谷食不思，陡然肉消殆尽，胃气索然矣。商之治法，补则助壅，清则垂脱。前辈成法，一无可遵。因思湿热秽浊结于头，而清窍议轻可去实之法，选芳香气味，使胃无所苦，或者壅遏得宣，少进浆粥，便是进步。经云：从上病者治其上。《灵枢》云：上焦如雾，非轻扬芳香之气，何以开之？

 青菊叶 荷叶边 银花 绿豆皮 马兜铃 连翘 射干

 煎好露一宿，临服加金汁一小杯。

 9. 脉弦缓，面目肌肤皆黄，舌白滑腻，胸脘膈间胀闭，病名湿温。由濒海潮湿，气入口鼻至募原，分布三焦，此为外因。仍食水谷腥物，与外入秽浊之邪，两相交混，湿甚热郁，三焦隧道气血不通，遂变黄色。发汗不愈者，湿家本有汗也；清热消导不愈者，热从湿中而起，湿不去则热不除也。夫湿邪无形质，攻滞乃有形治法，其不效宜矣。昔河间治湿热，必取乎苦辛气寒，盖苦降以逐湿，辛香以祛秽，寒取乎气，借气行不闭寒于内也。当世医者，混以伤寒表里为治，殊不知秽湿气入口鼻，游走三焦，不与伤寒同治。

绵茵陈　豆蔻　厚朴　川通草　广皮白（炒）　茯苓皮　半夏曲　块滑石

10. 秽浊不正之气扰中，痞闷恶心，头疼烦渴，形寒内热，邪不在表，未可发散。

杏仁　瓜蒌皮　滑石　通草　豆蔻　郁金　天花粉　连翘

11. 脉缓舌色灰黄，头疼，周身掣痛，发热不止，乃时疫湿温之症。最忌辛温重药，拟进渗湿之法。

竹心　连翘心　厚朴　木通　杏仁　飞滑石　茵陈　猪苓

12. 脉左数右缓，舌白发热，自汗，尿痛，身半以上皮肤骨节掣痛。皆是湿邪有痹，虑其清窍蒙蔽，有神昏厥逆变幻，拟用轻清渗湿方。

连翘　豆卷　米仁　丝瓜叶　天花粉　茵陈　通草　杏仁　飞滑石

13. 脉细，舌灰白，渴不能多饮，膨闷不知饥。湿温半月有余，病邪虽解，余湿未尽，良由中宫阳气郁遏，失宣畅机关，故舌喜得香味。理宜护持胃阳，佐以宣浊驱湿，未可再作有余攻伐，虽取快一时，贻祸非轻小也。

半夏　人参　厚朴　橘红　枳实　茯苓

14. 周（五五）　阴虚质弱，风温湿温，皆邪在气分，汗散伤液，邪入心营，神识昏昧，肢节微疼，仲景痉湿暍萃于一门，小溲不利，有三焦阻闭之危。

飞滑石　鲜菖蒲根　茯苓皮　川通草　寒水石　广皮
煎药化服牛黄丸。

湿　热

1. 湿热下陷，腹痛泄泻。

藿梗　神曲　桔梗　广皮　川连　茯苓　米仁　泽泻

2. 湿热内蒸，瘅热渴饮。

茅术炭　泽泻　赤苓　寒水石　黄柏　木瓜

3. 胃气不苏，湿热内蕴耳。

竹茹　半夏　橘白　枳实　茯苓　金斛

4. 舌黄，妨食，内热，湿热郁于中焦。

藿香　半夏　茯苓　川连　木瓜　橘白

5. 脉弦涩，舌苔腻，湿邪阻于中焦，木火不能疏泄，湿火内蒸，升降之机失职，为之胀满，法宜疏之。

香附汁　广皮　藿梗　小青皮　茯苓　川连

6. 头痛，身热，渴饮。

桂木　木防己　杏仁　豆卷　天花粉　厚朴

7. 湿热阻于上焦，头胀，恶风，颐痛。

桂枝　杏仁　滑石　豆卷　川通　天花粉

8. 湿郁蒸热，恶心，舌白，脉来弦数，转疟为顺。

藿香　杏仁　半夏　厚朴　橘白　生姜

【按】 俗有"热病转疟不需治"之语，以其出少阳枢转而出，因而导之可也。

9. 脉弦而濡，气分殊弱，湿热不能尽泄，不饥少寐，神倦痰多，宜健脾和胃，佐以远木。

人参　生谷芽　木瓜　神曲　茯苓　新会皮　炙甘草　川连

10. 湿阻蒸热，头痛脘闷。

藿香　杏仁　茯苓皮　厚朴　豆卷　木防己

11. 脉数无序，里热甚矣，勿忽视之。

薄荷　黄芩　山栀　滑石　连翘　天花粉　木通　桔梗

12. 舌苔黄，脘胀。

杏仁　茵陈　厚朴　连皮苓　半夏　广皮　草果　滑石粉

13. 久郁内伤，着于时令之湿热。舌焦黄，头痛汗出腰痛，乃内外两因之病，最防昏厥。

羚羊角　黑栀子皮　黄芩　石菖蒲　连翘仁　郁金

14. 时气兼劳倦悒郁，舌黄，气促身痛。当以内伤为重，禁风药。

杏仁　瓜蒌皮　黑栀子　桔梗　枳实　滑石

15. 久虚之体，客气易于乘袭。近因湿热秽气所触，中宫不和，升降失节，宜先进六和汤。

16. 时序湿热，与水谷内因之湿互异，况舌白下利，中阳已弱。脉缓，干呕而烦。夏暑最怕发痉昏厥，议通中焦之阳以驱湿。

杏仁　半夏　猪苓　茯苓　姜汁

17. 脉短无神，并不口渴思饮，水入欲呕欲哕，下利黄水。八日来身热汗出不解，时时谵语，防其昏厥瘈疭。是湿热深陷入里，议用桂苓甘露饮。

杏仁　益智仁　茯苓　猪苓　厚朴　木瓜　滑石　泽泻

18. 脉大，舌白，渴饮，胁痛欲呕，湿热阻其经隧，寒热未已，议用木防己汤。

木防己　杏仁　知母　姜汁　石膏　厚朴　半夏

19. 舌白口腻，痰多自利，湿热未尽，中焦不运，防变胀满。

川连　人参　半夏　白芍　枳实　茯苓

20. 湿郁太阴，热聚阳明，舌黄口燥不欲食。此热因湿而生，议用桂苓甘露饮。

白术　猪苓　滑石　寒水石　茯苓　泽泻　石膏　肉桂

【按】桂苓甘露饮之病因病机。

21. 湿热之邪郁于气分，身热目黄自利。夏月受之，深秋而发。

木防己　杏仁　黄芩　生石膏　枳实　白芍

22. 脉沉目黄，气喘呛呕，脘闷肢冷，潮热汗出略缓，少顷复热。病九日不解，口干自利。此湿邪内胜为热，三焦不通，夏伏至霜降而发，其病为重。

杏仁　半夏　山茵陈　鲜菖蒲　厚朴　草果　茯苓皮　川
通草

23. 久痛，用辛温两通气血不效。病已十年，不明起病之由。
今便溏尿赤，水谷湿热不运，必夹湿阻气，主以分消。

薏苡仁　厚朴　猪苓　茯苓皮　豆蔻　山茵陈　泽泻

又：香砂平胃散，加茯苓、茵陈。

24. 席（东山，五十岁）　血痹气滞，腹中不和，而大便燥
结不润。夏季以柔药辛润，交霜降土旺，连次腹痛，目眦变黄，
此非黄疸，湿热瘀留阻壅乃尔。

炒桃仁　郁李仁　茺蔚子　冬葵子　菠菜干

【注】两案重复。

25. 张（三十一岁）　单单腹大，按之软，吸吸有声。问二
便不爽，平日嗜饮，聚湿变热，蟠聚脾胃。盖湿伤太阴，热起阳
明，湿本热标。

绵茵陈　茯苓皮　金斛　大腹皮　晚蚕沙　寒水石

26. 韩（五十四岁）　时令之湿外袭，水谷之湿内蕴，游行
躯壳，少阳、阳明脉中久湿，湿中生热。《内经》淡渗佐苦温，
新受之邪易驱，已经两月余，病成变热矣。

南花粉　飞滑石　石膏　桂枝　薏苡仁　羚羊角

27. 李（四三）　长夏时令湿热，内阻气分，宗《内经》湿
淫于内，治以淡渗，佐以苦温。

飞滑石　川通草　淡竹叶　杏仁　厚朴

28. 计（四一） 酒客内有湿热，疡脓初愈，精神未复。小暑泛潮，外湿与内湿并合，致伤脾胃之络，便血继以吐血，久延肉消神倦，然脉络之湿蒸热蕴仍在。此病邪为本，虚为标，非补涩药所宜。

茵陈 茯苓皮 厚朴 广皮 海金沙 鸡肫皮 大腹皮 山楂肉 砂仁壳

29. 李 温湿热蒸伤脾胃，身热泄泻。
黄芩 生白芍 滑石 猪苓

30. 严 两寸脉独搏，不饥不食，上焦气分之阻，时当仲夏，必有湿热客气内伏。

半夏曲 瓜蒌皮 滑石 黄芩 通草 杏仁

31. 淮海水咸土潮，水土异气，自口鼻受入，必聚募原，湿邪久郁化热，阳明络损血溢，咳嗽，视目黄面亮，显然湿热变痰。况病已数年，若是阴虚，必不能延久至今也，从湿热例治。
杏仁 厚朴 米仁 赤茯苓 块滑石 绵茵陈

32. 徐 左脉数，舌白目黄，遍身发黄，左腰胁间痹痛，卧则气逆，或嗳气，或咳呛则痛不可忍。湿热着于络中，气机阻遏不宣，况时邪一、九日，正邪势方张之候，故攻病药饵，往往难投，轻药为稳。

豆卷 豆蔻 通草 茵陈 米仁 杏仁 猪苓 泽泻

33. 脉缓，身痛汗出，热解复热。此水谷之气，与湿并阻于气分，郁而成热。治宜利湿宣通，气分湿去，热自解矣，徒进清热不应。

飞滑石　大腹皮　茯苓皮　豆蔻　猪苓　通草　淡黄芩

34. 舌白，渴不欲饮，呕有痰，口味皆变，头中空痛，两颊赤，此水谷湿热，气并郁蒸肠胃，致清浊变混，忽然烦躁，难鸣苦况。法当苦寒泄热，辛香流气，渗泄利湿，无形之湿热去，有形之积滞自通。

淡黄芩　野郁金　川连　秦皮　豆蔻　通草　猪苓　厚朴

35. 雨湿地蒸，潮秽经旬，人在气交之中，口鼻吸受，从上内侵，头胀脘闷，肉刺骨痛。盖肺位最高，其气主周身贯穿，既被湿阻，气不运通。湿甚生热，汗出热缓，少间再热。凡风寒得汗解，湿邪不从汗解耳。仲景云：湿家不可发汗，汗之则痉。谓湿本阴晦之邪，其伤必先及阳，故汗、下、清热、消导与湿邪不相干涉也。湿也，热也，皆气也，能蒙蔽周身之气，原无有形质可攻，由上不为清理，漫延中、下二焦，非比伤寒六经，自表传里相同。河间畅发此义，专以三焦宣通为法。明张司农亦以苦、辛、寒主治，总以气分流利为主，气通则湿解矣。今两旬不愈，入暮昏厥。厥者，逆乱之称。以邪深入至阴之中，热蒸上冒，致神明为邪所蒙蔽矣。初湿邪下注，而大便为溏，今则气窒结闭，而大便不通，古称热深厥深。又云：厥少热多则病退，厥多热少则病进。凡厥多隶厥阴也。

掘地坎三五尺，全无瓦砾，方是真土，入新汲井水，用木棍淘二三百下，取泥浆水，澄清二盏，另以绿豆皮、野赤豆皮、马料豆皮各五钱，入地浆水中，煎汤一茶杯许，候温，入生珍珠细粉七八分、冰片半厘，匀三次服。

再论暑湿客气，由上受以行中道，未按经法，致三焦痞塞，逆乱为厥。厥属邪深在阴，故取地浆重阴之气。珠潜水底咸寒，少佐冰片辛热，能开热痹，直走至阴，以冀厥止。究竟暑湿热气，乃无质之邪，弥漫胸臆，如烟雾缭绕，诸宗气营气，无以展舒，焉有知味知饥？彼攻消峻克，能涤有质之邪滞，非湿结气分之治也。昔轩岐云：从上病者，治其上。且上焦如雾，藉轻扬可以去实。半月不更衣，断勿攻下，皆气窒使然。

川贝　米仁　马兜铃　豆蔻　连翘　射干　通草

舌红微渴，齿痛味甘，中宫不运，气郁之热，未得全去也。

连翘　米仁　茯苓皮　赤豆皮　川贝　豆蔻

36. 王　湿郁热蒸，必阳气鼓运，湿邪乃解，是寒战后身痛已缓。盖湿从战而气舒，战后阳气通和，为身热汗出耳，但脉濡神倦，余邪未尽，正气已虚，有转疟之象。用大半夏汤通补阳明。

人参　半夏　茯苓　姜汁

37. 素有浊阴上干之症，近因湿气淫蒸，新旧合而为一，壮热吐苦水，哕，上逆，舌色微白，脉小弦。木气欲升，而复为湿遏之象也。当用苦辛以劫湿邪为主，即仲景先治新，后治痼之意也。

川连　炮姜　炒厚朴　半夏　块苓

即进一剂，哕少缓，可用黄连温胆汤一二盏。

38. 望色萎悴晦黯，闻声呼吸不利，语音若在瓮中，诊脉右缓左急。问初病，忽热忽温，头中如裹，腰痛欲拊扪，神识呆钝，昏昏欲寐，肢节瘈疭，咳痰映红，尿溲短缩，便溏带血，不饥不渴，环口微肿。唇干不红，舌白糜腐。此水谷酒腥，湿热相并郁蒸，阻挠清气之游行，致周身气机皆令痹塞。夫热邪、湿邪，皆气也。由募原分布三焦，营卫不主循环，升降清浊失司。邪属无形，先着气分。时师横议表邪宜汗，里滞宜消，见热投凉，殊不知热由湿郁，气行热走。仲景痉暍从湿化，忌汗、忌下，明示后人，勿伤阴阳耳！但无形之邪，久延必致有形，由气入血，一定理也。据色脉症参之，未见或可采用。

羚羊角　茵陈　银花　连翘　通草　大腹皮　茯苓皮　猪苓
泽泻　至宝丹

39. 湿去热未已，面热舌黄。
川连　广皮白　金斛　熟半夏　绵茵陈　茯苓

疫

1. 疫邪三焦兼受，营卫失度，体虚防厥。
犀角　连翘　川贝　玄参　银花　鲜菖蒲

2. 舌白灰刺，肢瘈牵厥，神识少慧如寐，嘿嘿呓语。秽邪欲闭宜开，久延胃气已乏，辟秽须轻，辅以养胃。
人参　半夏　鲜菖蒲根汁　粳米　麦冬

3. 口鼻吸入秽浊，着于膜府。不饥呕逆，中焦病也。宜通浊痹为正法，忌清凉发散。

杏仁　草果　槟榔　藿香　豆蔻　制半夏　厚朴　姜汁

4. 秽浊闭塞胸膈，神迷昏厥，速速开窍。

牛黄丸。

5. 秽浊热气，蔽塞神昏，舌黄呃逆。势甚险笃，先用万氏清心牛黄丸一服。

6. 李（三十六岁）　浊秽中结，渴饮则呕。

苏合香丸。

7. 时疫发热，脘闷恶心，斑发不爽，神烦无寐，舌色转红，邪热将入营分。虽胃滞未清，亦宜先清营热，勿得滋腻为稳。

鲜竹心　玄参　连翘心　鲜菖蒲　银花　川贝

8. 时疫六日不解，头疼发热，舌绛烦渴，少腹痛剧，已进心包，虑其厥痉。

犀角　连翘心　银花　玄参　通草　鲜生地
又方：犀角　鲜生地　玄参　麦冬　川贝

9. 先厥后热，邪气蕴伏亦久，从传染而得。今脉数舌红，头疼干呕，脘闷多痰，皆是热蒸营卫，虑其再厥。

羚角　犀角　连翘心　川贝　玄参　银花　通草　郁金
又方：犀角　连翘心　川贝　玄参　银花　通草　郁金
又方：犀角　连翘心　川贝　通草　银花　石菖蒲　金汁
又：前方去通草，加麦冬。

又方：卷心竹叶　知母　生甘草　麦冬　天花粉　川贝

又方：鲜佩兰汁　麦冬　南花粉　枣仁　米仁　川贝

疟

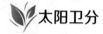太阳卫分

1. 阴疟，头痛，咳呛。

阳旦汤。

2. 阳微伏邪，寒多热少，间日一发，治以辛温。

杏仁　桂木　生姜　茯苓　炙甘草　大枣

3. 疟久伤阳，瘅胀腹大，二便不爽，最不易治。先开太阳，令其阳气宣达再商。

五苓散。

4. 疟发于秋，名曰伏气。两旬不解，消滞清火而不见效。寒少热多，口渴喜暖，心中懊憹，不能自主，是无形气结，萎、连、枳、半，只治有形有滞，寒热未能开提，懊憹气结，呕逆气结，况无汗为烦，表里气机不行，显然窒闭。宗仲景栀豉汤，一升一降，以开其结。

栀子　香豉（各三钱）

5. 浴后寒热，卫阳损也，用建中汤。

人参　归身　桂枝木　蜜姜　黄芪　炙甘草　白芍　大枣

6. 阳气发泄，寒热脉大。

蜀漆　龙骨　人参　桂木　牡蛎　生芍

7. 疟两旬不解，寒多热少，是为牝疟，进牡蛎散。

牡蛎　龙骨　肉桂　白芍　云母　蜀漆　炙甘草　大枣

8. 牝疟寒多，内热心悸。

阳旦汤，加生牡蛎、天花粉。

9. 劳疟不止，肢肿寒多。

阳旦汤，加牡蛎、云母石。

10. 阴疟三年不愈，下虚遗泄。

蜀漆　牡蛎　炙黄芪　桂枝　龙骨　炙甘草

11. 间日寒战，发热渴饮，此为疟。饮水结聚，而心中痛胀，乃病上加病。不敢用涌吐之药，暂与开肺气壅遏一方。

生石膏　大杏仁　生甘草　蜜水炒麻黄

12. 三阴疟，是阴分伏邪。汗之、清之不解，但与腻滞补药，邪无出路，遂致吐衄，寒自背起，督脉应乎太阳。

川桂枝　熟半夏　炒白芍　炒黑蜀漆　生牡蛎

13. 面赤口渴，脉大而空，劳倦夹虚，不可纯作时感症治。

桂枝木　炙甘草　泡淡黄芩　生白芍　南枣肉　生姜

14. 伏邪三疟。

桂枝　块苓　厚朴　煨姜　天花粉　橘白

 少阳

1. 邪伏少阳为疟，头胀，口苦，渴饮。

小柴胡汤去参。

2. 左脉弦，疟来头胀。

小柴胡汤去参。

3. 脉弦口渴，少阳寒热乘胃劫津，可与小柴胡汤和正以解邪。

小柴胡去半夏，加天花粉、白芍。

4. 脉右软左弦，寒热渐早，口渴喜热饮，此胃津日损，木火尚炽，生津养胃以扶正，辛酸两和木火之郁热。

柴胡　人参　麦冬　橘红　黄芩　知母　白芍　乌梅
又：生鳖甲　知母　乌梅　炒桃仁　丹皮　草果　白芍
又：人参　知母　金斛　川连　乌梅　茯苓

5. 间日疟脉弦，烦渴无汗，头微痛，往来寒热欲呕，可与小柴胡汤。

柴胡　人参　生姜　黄芩　半夏

6. 疟病，《内经》谓小邪之中，虽云十二经之疟，总不离乎少阳。少阳肝脏相附，疟久盘踞，未免凝痰积血，即成病根矣。虚者补正为先，补正不应，法当破血。

柴胡　草果　炒桃仁　青蒿　半夏　当归尾　桂枝　炒黑蜀漆

7. 三疟，色黄，脉弦偏右。

草果　生姜　知母　乌梅

🌱阳明气分

1. 疟来即三日一发，头痛，咳嗽，渴饮，从手太阴治。

桂枝白虎汤。

2. 热邪入肺为温疟。

桂枝白虎汤。

3. 但热无寒，咳嗽渐呕，周身痛楚，此为温疟，伏邪日久，发由肺经，宗仲景桂枝白虎汤，二剂当已。

桂枝白虎汤加麦冬。

4. 瘅疟邪在肺，口渴，骨节烦疼。

桂枝白虎汤。

5. 津伤复疟，寒热烦渴。

桂枝白虎汤加天花粉。

6. 江（宝林寺前，二十五岁）　瘅疟，邪在肺，口渴，骨节烦疼，用桂枝白虎汤。

7. 春季失血，是冬藏未固，阴虚本病无疑。小愈以来，夏至一阴未能来复，血证再来，原属虚病。今诊得右脉急数倍左，面油亮，汗淋涕浊，舌干白苔，烦渴欲饮，交午、未蒸蒸发热，头胀，周身掣痛，喘促嗽频，夜深热缓，始得少寐，若论虚损，不应有此见症。考《金匮要略》云：阴气先伤，阳气独胜，令人热胜烦冤，病名瘅疟。要知异气触自口鼻，由肺系循募原，直行中道，布于营卫，循环相遇，邪正相并，则发热矣。津液被劫，日久消铄，火热刑金，咳喘为甚，此与本病虚损划然两途。仲景定例，先理客邪新病，恐补则助邪害正耳。是以右脉之诊为凭，议当辛甘之剂，驱其暑湿之邪，必使热减，议调本病，勿得畏虚，养邪贻害，至嘱。

桂枝　知母　麦冬　石膏　甘草　粳米

前法大清气分，兼通营卫，石膏佐以桂枝，清肺为多，其余皆滋清胃热，仍有生津之意。今诊两手相等小数，交未末热势较昨似轻。右脉不甚急搏，而心热烦闷作渴之象如昔。验舌苔干白，舌边过赤，阴虚之体，其热邪乘虚入三焦，皆有诸矣。况冬病风寒，必究六经；夏暑温热，须推三焦。河间创于《宣明论》中，非吾臆说也。凡热清片刻，议进甘露饮子一剂，服至五日再议。

滑石　生石膏　寒水石　桂枝　白芍　麦冬　鲜生地　阿胶人参　炙甘草　火麻仁

先用清水二盏，空煎至一半，入药煎四五十沸，澄清冷服。

【按】《临证指南医案·暑》第45案提出：仲景伤寒先分六经，河间温热须究三焦。吴鞠通《温病条辨》中自注：温病"必从河间三焦定论"，学术渊源。

8. 外寒势缓，热渴势甚，此少阳木火迫劫胃汁，脘中津衰。热蒸痰饮，倘饮水过多，中焦不运，恐为水结。仿白虎之意，不拟其方，以示勿太过耳。

鲜竹叶　飞滑石　乌梅肉　麦冬　知母　生白芍

9. 胃为肝阳之扰，冲气如呃，热时烦躁不眠，纯属里证，法当酸苦泄热，俾阳明凝和。

知母　淡黄芩　生鳖甲　卷心竹叶　丹皮　生白芍　乌梅肉

10. 胃虚热气上行，故觉气塞，当养胃阴生津，使阳和则邪清。积劳有年之体，甘寒为宜。

人参　竹叶　知母　粳米　麦冬　石膏　生甘草

又：鳖甲煎丸，早服七粒，午时七粒，暮时七粒，白滚汤送下。

又：生牡蛎　桂枝木　人参　天花粉　生白芍　乌梅肉

 太阴

1. 脉微弱而细，鼻准独明，昼日形冷汗泄，不饥少纳，脘腹常瘕，泄气自舒。此阳气失护卫，而寒栗汗出，阳失鼓运，而脾胃气钝。前进养营，亦主中宫，想因血药柔软，阳不骤苏，初进甚投，接用则力疲矣。询其不喜饮汤，舌颇明润，非邪结客热之比。议用理中汤法，专以脾胃阳气是理，不独治病，兼可转运目前之药。昔贤以疟称谓脾寒，重培生阳，使中州默运，实治法之要旨。

人参　生芍　熟术　附子　茯苓　干姜

2. 脉左细右空。小产亡血未复，风邪外袭营卫孔隙，寒热汗出，视目紫晦，面色枯萎，其真气衰夺，最虑痉厥之变。此辛甘缓和补法，以护正托邪。

人参　白术　干姜　桂枝　炙甘草

【按】方选桂枝人参汤以护正托邪。

3. 疟伤太阴，腹膨，里急。

露姜饮。

4. 太阴阴疟，妨食，涎沫泛溢，宜和中焦。

人参　半夏　茯苓　橘白　姜汁　乌梅

5. 头痛恶心呕涎，冷自四肢起，舌白渴饮，胸痞闷，眼白带黄，汗多，乃太阴湿疟也。夏秋伏邪而发，并非暴受风寒，不可发散。

杏仁　枳壳　广皮白　半夏　藿梗　蔻仁　厚朴　姜汁

6. 阴疟足太阴经，先进柴胡姜桂汤。

柴胡　黄芩　瓜蒌根　甘草　桂枝　干姜　生牡蛎

7. 稚年三日疟，太阴脾伤为多，饮食忌用腥膻，劫邪继以升阳。

常山　白术　厚朴　草果　陈皮　姜汁

8. 诊左现小数，右缓濡弱。食已烦倦，是脾阳渐衰，古人谓疟、痢都因脾弱也。况便溏足冷，色夺形瘦，若不急补后天，以崇母气，区区疲药，元气消尽矣。用《局方》加味四兽饮。

人参　熟术　草果　广皮　茯苓　炙甘草　乌梅肉

9. 脾经疟邪，必由四末扰中。仲景论太阴经几条，深戒攻下，谓脾为孤脏，体阴而用阳，喜暖而恶寒。不饥、痞胀、嗳气，阳伤则运动无权，滞浊弥漫矣。昔贤制方，阳伤取药之气，阴伤取药之味，奈何不究病之阴阳，不分药之气味，便窒则攻下，痞闷则开泄。药不对病，脾胃受伤，数年沉痼。如脾胃论莫详于东垣，苟能玩读，焉有此等混治？

炒半夏　淡吴萸　生益智仁　荜茇　干姜　茯苓

少阴

脉微阳伤，三疟形浮。

真武汤。

厥阴

1. 粤中阳气偏泄，途中烦劳涉虚，暑热内伏，凉风外加，疟来间日者，邪深不得与卫气行阳也。但客邪六气，总化为热，吐蛔消渴哕逆，厥阴、阳明病也，里证显然，柴、葛泄表动阳，须忌。

川连　人参　黄芩　乌梅肉　生姜汁　枳实　半夏　生白芍

2. 厥阴阴疟不止，能食。

熟地炭　淡苁蓉　牡蛎　五味子　鹿角霜　龙骨

3. 同议上下合邪，泄厥阴以安阳明，仍佐肃清暑湿方法。

桂枝木　川连　人参　生牡蛎　乌梅　白芍

4. 经云：夏伤于暑，秋为痎疟。今时已孟冬，疟始发动，盖以邪气内藏于脏，为厥、少两阴经疟也，拟以温脏法。

厚朴　制附子　生牡蛎　炙甘草　大枣

5. 形色脉证俱虚，寒热结耗胃津，脘中不知饥饿，二便皆觉不爽，徒进清热，消克中宫，更是坐困，考古暑病凡旬日不解，必当酸泄跷阳，以苏胃汁，元虚之体，恐滋变病。

桂枝木　生牡蛎　炒乌梅　生白芍　炒蜀漆　大枣
又：去大枣，加龙骨。

 阴弱夹邪

1. 原属三疟，今转瘅热，阴弱邪郁耳。

鳖甲　当归　细黄芩　青蒿　知母　制何首乌

2. 阴弱湿疟，心中热，脘中闷。

鳖甲　草果　知母　生姜　乌梅　青皮

温疟

1. 温疟脘闷。

草果　半夏　乌梅　厚朴　橘白　杏仁

2. 体虚温疟，当从和正解邪，禁用柴、荆发散及沉重伤下药。

桂枝木　黄芩　杏仁　天花粉　生白芍　半夏曲　橘红
豆蔻

3. 冬月伏邪，至春发为温疟，汗出不解，非因新感可知。脉虚，先有遗症，忌进耗散真气，和正解邪为稳。

桂枝　草果　杏仁　白芍　枯芩　桔梗

 疟热

1. 疟热逼络，牙宣。

生地　石膏　知母　麦冬　竹叶

2. 疟来呕吐，失血成块且多，乃平素劳伤积瘀，因寒热攻动胃络，瘀浊遂泛。血后肢冷汗出，阳明虚也。但疟邪仍来，口渴胸痞。虽是热邪未尽，然苦寒枳、朴等药再伐胃气，恐非所宜。

鲜生地　生鳖甲　知母　生白芍　丹皮　竹叶心

3. 疟热攻络，络血涌逆，胁痛咳嗽。液被疟伤，阳升入巅为头痛。络病在表里，攻之不肯散，议搜血分留邪伏热。

鳖甲　丹皮　知母　鲜生地　桃仁　寒水石

湿热合邪

1. 脉大右涩，舌白，鼻窍干黑，不饥不食。由暑湿内伏，新凉外来成疟，汗泄表解，伏气未罢，填塞胸膈，余热结于气分，思得肺化，如秋冬天降，则清肃令行，况初病身痛，亦湿热阻气之象，诸家不及道此。

瓜蒌皮　杏仁　黑栀子　郁金　川贝　枇杷叶

2. 肥人多痰多湿，暑热夏受，秋深凉来，伏热乃发。汗多不解，非关表寒；烦渴喜饮，均是里病。肺失降而胸痞闷，湿邪盛而战栗多。湿热合邪，同时气分，是太阴、阳明之疟。医不分经络混治，所以旬日之外邪未退舍也。

木防己　杏仁　炒半夏　枳实汁　生石膏　炒厚朴　生姜汁

3. 脉数，舌边白。暑湿热内伏为疟，呕逆胸满，间日寒热，邪势未解，议以酸苦泄热主治。

川连　草果　黄芩　广皮白　乌梅　知母　半夏　生姜

4. 湿盛寒战，不解成疟。湿主关节为痛，邪在里为烦，总以湿热里证，治宜用苦、辛。

川连　黄芩　杏仁　姜汁　半夏　厚朴

5. 舌白，不大渴，寒战复热，神躁欲昏，心胸饱闷更甚。疟系客邪，先由四末以及中宫。咳痰呕逆，是邪干肺胃。体虚邪聚，闭塞不通，故神昏烦闷。郁蒸汗泄，得以渐解。营卫之邪未清，寒热蔓延无已，此和、补未必中窾，按经设法为宜。

豆蔻　黄芩　半夏　竹叶　薏苡仁　姜汁

 暑疟

1. 暑风成疟，头胀，恶心。
藿香　杏仁　半夏　滑石　通草　橘白

2. 暑疟，先清上焦。
竹叶心　杏仁　连翘　豆蔻　飞滑石　天花粉

3. 暑湿成疟。
竹叶卷心　石膏　半夏　飞净滑石　杏仁　草果

4. 暑邪成疟，脘闷渴饮。

丝瓜叶　滑石　厚朴　半夏　豆蔻　杏仁　藿香　橘白

5. 脉模糊，欲成三焦疟。

竹叶　豆蔻　飞滑石　杏仁　连翘　白通草

6. 间疟，便泄，脘闷。

藿香　杏仁　广皮　豆蔻　厚朴　半夏　茵陈　茯苓皮

7. 脉弦数，先寒后热，头胀脘闷，属伏暑成疟，当分三焦。

杏仁　滑石　藿香　通草　厚朴　半夏　橘白　连翘

8. 伏暑成疟，神识不爽，良由邪盛故耳。

竹叶　杏仁　滑石　连翘　豆蔻　厚朴　半夏　通草

9. 伏暑湿成疟，脘闷。

藿梗　茯苓　半夏　厚朴　广皮　杏仁

10. 伏暑间疟，脘闷不爽。

藿香　半夏　杏仁　厚朴　橘白　生姜

11. 伏暑成疟，体弱不宜过于攻泄。

藿梗　杏仁　橘白　茯苓　半夏　木瓜

12. 伏暑成疟。

藿香　半夏　厚朴　杏仁　滑石　豆蔻

13. 伏暑成疟，舌苔浊腻，中脘不爽，恶心恶风。

藿香　厚朴　豆蔻　杏仁　半夏　广皮白

14. 巅胀汗多，脘痞欲呕，热多寒少。初因遗泄阴伤，伏暑内发为疟，忌用柴、葛再泄其阳。

淡黄芩　天花粉　瓜蒌皮　杏仁　醋炒半夏　豆蔻　橘红　飞滑石

寒热已止，脘痞不饥，此清阳不主运通，益气佐以芳香醒中。

人参　豆蔻　炒白芍　陈皮　炒半夏　茯苓

15. 暑湿成疟，脉虚，宜用和法。

藿香梗　半夏　连皮苓　杏仁　橘皮白　木瓜　老生姜

16. 寒热后，诊脉小弱，舌白，渴不欲饮，痰多气闷。疟未尽而正已虚，不可过攻，防其衰脱。

生术　半夏　草果　广皮　茯苓　厚朴

17. 李（四十三岁）　今寒暑疟初减，而脘腹痞闷，是宿病。宜清虚旬日。

厚朴　草果　半夏　生姜　广皮　茯苓皮

送保和丸二钱五分。

18. 沈（十一）　平素饮食少用，已见脾胃不和，暑湿热气从口鼻入，募原受邪。邪气蒸搏，口舌疳蚀，脾营胃卫，异气混受，遂为疟潮热，稚质纯阳，微冷热胜。当以廓清三焦蕴伏，而脾胃最为冲要。

飞滑石　大竹叶　杏仁　厚朴　广皮白　茯苓皮　豆蔻

19. 劳怯一年，近日头胀潮热口渴，乃暑热深入为瘅疟也。《金匮要略》云：阴气先伤，阳气独发为病，不必发散消导，再伤正气，但以甘寒生津和阳，务使营卫和，热自息。

北沙参　知母　生鳖甲　麦冬　乌梅　生白芍

20. 夏暑久郁为瘅疟，热胜则肺胃津伤，五心热，多咳，故薄味清养，自能向愈，甘寒除热生津方进商。

麦冬　天花粉　竹叶　沙参　甜杏仁　甘草

21. 脉数，稚年阴气先伤，阳气独发，暮夜潮热，天晓乃缓，由夏暑内伏，入秋乃发，病名瘅疟。色白肌瘦，久热延虚，不可汗下消导，再伤阴阳。舌边赤，中心苔腻，兼欲呛咳，热灼上焦，肺脏亦病，法宜育阴制阳，仍佐清暑肃上，用景岳玉女煎。

鲜生地　石膏　生甘草　麦冬　知母　竹叶心

热势减半，脉犹劲数，夏季久伏之邪，由里而发，汗泄不能解彻。稚年阳盛阴虚，病当夜甚，从河间三焦并清法。

甘露饮。

22. 暑邪成疟，热结三焦，脘痞有形，烦渴喜冷饮，从河间法主治。

23. 脉数右大，渴饮神迷，闻声若在瓮中，舌边赤苔有刺，伏暑必夹湿化疟，热蒸迫从伤津，胃汁不复，脘中常闷。夫热病以存阴为先，疟已半月，须参里证。议清胃生津，若景岳玉女煎之属。

鲜生地　麦冬　竹叶　生石膏　知母　甘草

24. 体质阴虚，暑邪深入，暮热渐渴，汗泄可解，此仲景所谓阴气先伤，阳气独发，病名瘅疟。妄投苦辛消导，胃津劫损，气钝不知饥矣。

竹叶心　鲜生地　滑石　知母　丹皮　生甘草

25. 营液劫尽，邪透膻中，遂心热惶惶，难诉苦况。丹溪谓：上升之气自肝而出。况先厥后热，亦是肝病，用紫雪芳香走窜，勿使里邪结闭耳。汤药用饮子煎法，取轻清不滞，仅解在膈上之蕴热。议用景岳玉女煎。

鲜生地　知母　竹叶　风米　麦冬　石膏　生甘草

脉左盛，邪留在血。寒热颇减未已，滋清里热，以俟廓清，不必过治。

鲜生地　生鳖甲　知母　天冬　丹皮　天花粉

26. 口鼻吸入，上焦先受。因阴虚内热体质，咳嗽震动络中，逆致血上而头胀，烦渴寒热，究是客邪，先以清暑方法。

杏仁　竹叶心　黑栀子皮　连翘心　石膏　荷叶汁

27. 阴虚暑邪未尽，瘅热汗解，用景岳玉女煎。

石膏　竹叶心　生地　知母　麦冬　白芍

28. 疟乃暑湿客邪，血证逢时便从。已是阴亏体质，治邪须顾本元，议与竹叶地黄汤。

竹叶　知母　川贝　鲜生地　薄荷

29. 陈（十八岁）　暑伤，热入于阴，瘅疟。

生淡鳖甲　肥白知母　粉丹皮　川贝　大原生地　地骨皮

麦冬肉　生粉甘草

30. 王（三九）　疟邪流入肝络，茎举，寐中梦扰，热逼筋骨，液伤酸痛，正虚邪伏，滋养不效。

生鳖甲　生地　胡黄连　丹皮　黑山栀　青黛

31. 向来久咳伤肺，更值雨潮感邪，但热不寒，是为瘅疟。仲圣云：消铄肌肉，当以饮食消息之，在乎救胃以涵肺，医知是理否？

竹叶　麦冬　连翘　甘草　梨皮　青蔗汁

32. 疟得汗不解，近来竟夜汗出，且胸痞不饥、形瘦脉大、便秘。显然阴虚体质，疟邪铄液，致清阳痞结脘中。议以柔剂存阴却邪。

竹卷心　朱砂益元散　生地　麦冬　知母

33. 阴气先伤，阳气独发，但热无寒，是为瘅疟。舌干渴饮，咳嗽，暑邪尚在肺胃。如饥不嗜食，乃热邪不杀谷也。先用玉女煎存阴，消暑以和肺胃。

玉女煎。

再诊。原方去牛膝，加竹卷心。

34. 暑风入肺为瘅疟，《金匮要略》为阳气独发。嘉言云：体中阴液素虚，所伏热气日久，混入血分，阴虚阳冒，上焦清气皆蒙，胃阳失和，不纳易痞，究竟伏邪未去。凡苦辛疏泄，皆属禁例。夫上实下虚，有客邪留着，镇降不应，仿徐子才轻可去实之例，分别气血，以宣之，以逐之。

犀角　连翘　玄参　通草　竹叶　荷叶

35. 伏暑瘅疟，汗多脉细。

生谷芽　木瓜　乌梅肉　半夏曲　知母　细青蒿

【按】王孟英云：盖有一气之感证，即有一气之疟疾，不过重轻之别耳……而辨其为风温、为暑热、为伏邪，仍以时感法清其源耳……况时疟之外，更有瘀血、顽痰、阳维为病等证，皆有寒热如疟之象，最宜谛审。案中诸治略备，阅者还须于凉解诸法中，缕析其同异焉。

🌿 湿疟

1. 疟虽止，色黄，脉呆钝，湿未净耳。

谷芽　半曲　陈皮　茯苓　木瓜　乌梅

2. 疟止，脘痹不饥，咳嗽痰多，此阳伤湿未净，治以温泄。

半夏　姜渣　橘白　茯苓　厚朴　杏仁

3. 湿疟，头重脘闷，疟来神惯，由正弱邪盛耳。

茵陈　厚朴　半夏　杏仁　菖蒲根　橘白

4. 湿郁成疟，脉弦小，宜辛温和之。

藿香　半夏　厚朴　杏仁　生姜　橘白

5. 湿邪成疟，脘闷。

草果　厚朴　杏仁　半夏　广皮白　茵陈

6. 湿阻，间日疟，头痛不渴。

杏仁　藿香　橘白　厚朴　半夏　豆蔻

7. 疮家湿疟，忌用表散。

苍术白虎加草果。

8. 徐　目黄脘闷，汗多呕吐，湿胜，症属脾疟。

厚朴　炒半夏　草果　藿香根　豆蔻

9. 间疟脘闷。

草果　半夏　生姜　厚朴　茯苓皮　乌梅

🌱 脾胃气血虚

1. 三疟，食下少运，头胀。

归身　白芍　陈皮　茯苓　大枣　焦术　炙甘草　柴胡
生姜

2. 不知饥饱，大便溏泄三次，寒热犯中，脾胃不和，未宜纯
补。议用四兽饮意。

人参　草果　炙甘草　茯苓　广皮　木瓜

3. 积劳伤阳，哀戚动脏，重重内损，其夏秋伏邪，已深在重
围。此从阴经而来，朱汉老非治时邪，病人服药而安，温药助阳
也。考三阴而投温补扶正，正谓托邪。知母入咽即呃，阳明之阳
几渐，不饥不食不寐，阳不流行，三焦困，脾胃惫矣。肛坠属阴
伤气陷，难任纯刚之剂。

人参　当归（米炒）　厚朴　麋角（酒浸烘）　炮姜　草果

4. 此劳伤阳气之疟，循环不已，脉络久空，当升补阳气。

生黄芪　炙甘草　生姜　鹿角　当归　南枣

5. 疟发六七十候，寒热邪聚，必交会于中宫。脾胃阳气消乏，致痞胀不能纳食运化，三年不愈，正气未复。诊脉沉微，阳伤必浊阴盘踞，但以泄气宽胀，中州愈困愈剧，必温通，浊走阳回，是久病治法。

生淡干姜　生益智仁　厚朴　茯苓　人参　炮淡附子

6. 疟邪伤气，乏力用参，奈何。

生益智仁　宣木瓜　煨姜　炒焦半曲　生谷芽　茯苓

7. 复疟，气弱神倦。

人参　茯苓　生姜　谷芽　陈皮　乌梅

8. 阴疟久虚。

益气汤加附子。

9. 阴疟脉沉，渐背寒肢冷，脘中食入痞满。此属阳气伤极，春深木旺，恐变浮肿胀病，宜理中兼理下焦，勿得驱邪治疟。

附子桂枝人参汤，加块茯苓、生姜、大枣。

10. 淮安（廿二）　露姜饮止疟，是益中气以祛邪，虚人治法皆然。脾胃未醒，宜忌腥酒浊味。

大半夏加益智仁、橘红，姜汁泛丸。

【注】重复案。另一案方：人参、炙甘草、半夏、益智仁、橘红、姜汁。

11. 疟后不纳，神倦。

谷芽　木瓜　广皮　当归　茯苓　半曲　炙甘草　白芍

12. 疟势渐减，心悸，神倦。

谷芽　半夏曲　木瓜　橘白　鲜莲肉　茯苓

13. 阴虚之体，冷热失调，为疟寒热，重伤胃津为呕吐，夏至后病暑，宜生津和阳以安胃口，勿徒消克。

嫩竹叶　金斛　广橘红　知母　制半夏　木瓜

14. 手指尖及背部皆寒，唇舌亦皆麻木。夫背为阳脉经行之所，四肢亦属诸阳之本，况麻为气虚，凡阴伤阳无不损，当撤去苦寒，进和中制木意。

人参　炙甘草　炒白粳米　新会皮　木瓜　白芍　炒荷叶蒂

15. 林（三十五岁）　此夏受湿邪成疟，气分受病，脾胃未醒，过秋分天降露霜，此气肃清。

生白术　宣木瓜　茯苓　益智仁　新会皮

16. 疟起四肢，扰及中宫。脾胃独受邪攻，清气已伤，不饥不食，胃中不和，夜寤不寐，小溲赤浊，即经言：中气不足，溲尿为变。须疟止之期，干支一周，经腑乃和。明理用药，疏痰气，补脾胃，清气转旋，望其纳谷。

熟半夏　生益智仁　人参　厚朴　茯苓　广皮

临服入姜汁三分。

17. 三日疟，是邪干阴经，表散和解，不能去病，询知不慎口腹。食物之气，亦能助邪，宜先理脾胃而廓清之。

桂枝木　生鳖甲　乌梅肉　常山　广皮　知母　草果　淡黄芩

18. 复疟，脉弦数。

人参　九制何首乌

阴阳水煎，露一宿。

19. 左脉弦。

何首乌　人参

营卫虚

1. 久疟，宜和营卫。

茯苓　炙甘草　煨姜　桂枝　白芍　南枣

2. 三疟脉弦。

炙甘草　煨姜　归身　茯苓　南枣　粗桂木

3. 脉弦迟，形寒神倦，得之忧思惊恐，卫外阳气暴折，阴寒不正之气得以乘袭，将有疟疾，病机宜静摄护阳，庶外邪不至深入为害。

当归建中汤去姜，加牡蛎。

4. 脉空搏，面赤舌白，消渴汗出，昼夜不已，两足逆冷，寒热潮迟。此积劳阳虚，外邪易陷，本虚标实，复进柴、葛加消导，谓之劫津，仍宜和营主治。

当归建中汤去糖。

又：淡黄芩　知母　天花粉　乌梅　广皮白　制半夏　草果　枳实　白芍

5. 产后下虚，利后为疟，是营卫交损，况色脉并非外邪，补剂频进不应，由治错乱。经云：阳维为痛苦寒热。

人参　桂枝木　炒当归　鹿角霜　炙甘草　炮黑姜

6. 三疟已久，自述烦劳必心胸痞胀。凡劳则伤阳，议温养营分托邪一法。

人参　桂枝　炙甘草　南枣　茯苓　蜀漆　归身　生姜

【按】人参当归建中汤加蜀漆以温养托邪。茯苓，一养心，二化饮。

7. 疟三日乃发，是邪伏在阴，经年虽止，正伤难复。卫阳外泄，汗出神疲，宜甘温益气之属。五旬向衰，必节劳保养，不徒恃药。

养营法用煨姜三两、南枣四两，煮汁泛丸。

8. 杨（三十岁）　三疟是邪在阴而发，自秋入冬，寒热悠悠忽忽，自述烦劳必心胸痞胀，凡劳则伤阳。议以温养营分，亦托邪一法。

人参　归身　桂心　茯苓　炙甘草　炒黑蜀漆　老生姜　南枣肉

 阴阳虚

1. 阳微不振，疟发不已。

于术　茯苓　煨姜　附子　广皮　益智仁

2. 疟久阳微失护，寒热不已，法宜温阴中之阳。

鹿茸　附子　当归　人参　茯苓　生姜

3. 夜来忽然昏晕，目无光，筋骨痛。营液暗损，任、督皆惫之象。

人参　炙甘草　鹿茸　当归　酒炒白芍　鹿角霜

4. 阴疟四月，汗泄，下肢肿。
早服八味丸。

淡附子　细辛　生白术　泽泻

5. 三日疟是邪伏阴分而发，非和解可效。久发不止，补剂必以升阳，引伏邪至阳分乃愈，守补药则非。

鹿茸　人参　熟附子　炒黑枸杞　鹿角霜　当归　茯苓　炒沙苑子

6. 产后未满百日，下焦精血未旺，遂患三疟，缘真气内怯，邪不肯外出。医药清散攻下，仅治三阴之疟，遂致魄汗淋漓，乃阳气脱散败坏之象矣。

人参　补骨脂　炒黑茴香　茯苓　归身

7. 张（茜泾，三十七岁）　三疟已十三个月，汗多不解，骨节痛极，气短嗳噫，四肢麻，凡气伤日久，必固其阳。

人参　炒黑蜀漆　生左牡蛎　桂枝　淡熟川附子　五花生龙骨　老生姜　南枣肉

8. 张（五十三岁）　三疟久延两三年，面肌黄萎，唇口枯白，食入脘腹䐜胀，足痿如堕，至晚浮肿。其所伤者脾阳肾阳，然脾以运行则健，肾宜收纳为命根，非一方兼用，按古法。

早服肾气丸，晚服理中汤。

9. 下焦精亏，疟邪遂入少阴，当其发作从背起，乃太阳与少阴表里相应也。阴邪得汗不解，托邪固是，但气易泄，姜、附纯刚，又恐劫阴矣。

人参　鹿茸　桂枝　细辛　枸杞炭　归身炭　生姜

【按】温燥之中加入当归、枸杞，变为温润。

10. 疟发三日，三月不止。邪留在阴，热解无汗，气冲胸闷，痰涎甚多。问寒起腰髀及背部，议从督脉升阳。

人参　炒黑川椒　鹿茸　茯苓　炒黑小茴香　炒当归

11. 阳虚阴亦伤损，疟转间日，虚邪渐入阴分，最多延入三日阴疟。从前频厥，专治厥阴肝脏而效。自遗泄至今，阴不自复，鄙见早服金匮肾气丸四五钱，淡盐汤送，午前进镇阳提邪方法，两路收拾，阴阳仍有泄邪功能，使托邪养正，两无妨碍。

人参　生龙骨　生牡蛎　炒黑蜀漆　川桂枝　淡熟附子　炙甘草　南枣　生姜

此仲景救逆汤法也，龙属阳入肝，蛎属阴入肾。收涩重镇，脏真自固，然二者顽钝呆滞，藉桂枝以入表，附子以入里，蜀漆飞入经络，引其固涩之性，趋走护阳，使人参、甘草以补中阳，姜、枣以和营卫也。

12. 寒热而呕，罢则汗出，四日一发，牝疟也。《疟论》云：邪气客于六腑而有时，与卫气相失，不能相得，故休四五日，或数日乃作也。今脉沉弦迟，发必大吐、大汗。阳气与中气乏竭，应扶阳补中，以固元气。

制川附　人参　炮姜　炒白芍　草果　牡蛎　炙甘草
加大枣一枚。

13. 久疟伤阴，阳偏络松，嗽逆痰血，法宜益阴。
熟地　茯神　真阿胶　川斛　淡菜　稽豆皮

14. 温疟阴伤，足热阳亢，病发日早。
六味去萸肉、山药，加人参、生芍、生鳖甲。

15. 仲景云：凡元气有伤，热邪不去者，当与甘药。人之一身，不外阴阳二气而成，知阳虚用建中，阴虚用复脉，断断然也。是方全以复脉甘药护身中阴液，刘河间加入三石，名曰甘露饮子。盖滋清阴药，能救阴液，并能驱逐热邪之深伏。上焦如雾，滑石之甘淡以驱之；中焦如沤，石膏之甘、辛、寒以清之；下焦如渎，寒水石之甘、咸、寒以泄之。俾去邪不损真阴，非柴胡、鳖甲之比。方名饮子，取重药以轻投，斯入阴不滞，攻邪不伐，又与汤散方法迥异耳。夏月最宜进商，奈世人忽而不究者颇多，故辨及之。

复脉汤加三石。

【按】王晋三为叶天士的老师，叶案中多次提及"王先生"。王氏学术经验亦由叶氏继承发展。

16. 阴泄阳冒频遗，䏌蚘寒热消渴，气上撞心，欲寐惊惕，饮多呕逆，两足如坠，茎中凝窒。《金匮要略》谓阴气先伤，阳乃独发。见症厥阴经疟，与上焦治异。

鲜生地　知母　生甘草梢　玄参　川斛　竹叶

17. 伏邪留于少阴、厥阴之间，为三日疟。百日不愈，邪伤真阴，梦遗盗汗。津液日枯，肠燥便难。养阴药虽为有益，但深沉疟邪，何以得追拔扫除？议以仲景鳖甲丸三十粒，早上开水送下，午后进养阴通阳药。

生牡蛎　鹿角霜　酸枣仁　阿胶　麦冬　炙甘草　生地　桂枝　大枣

【按】两案重复，唯处方不同，一个有完整方药，一个是简称（复脉汤，去人参、生姜，加牡蛎、鹿角霜）。

18. 顾（二十三岁）　三日疟是入阴经而发，延及数月乃罢。其疟热在里，劫损肝血肾精。长夏一阴不复，遂加寒热汗出。此病伤成瘵，淹淹肉消形软，必绝欲，生出精血，有充复之理，草木无情无用。

人参　紫河车胶　茯神　山萸肉　五味子　芡实　山药　建莲

19. 李（十八岁）　三疟伤阴，阴伤内热，已经失血，咳嗽。少年劳损，宜安逸静养，但药无益。

鳖甲　阿胶　白芍　丹皮　茯神　北沙参　生地　天冬

20. 谢　疟热伤阴，心腹中热，浮阳升降，鼻衄汗出，遗精便难。此因疟加病，久卧气机呆钝，食入难消，然调脾胃之药，皆气胜助燥，施于液亏体质，于理有悖。

焦谷芽　生地炭　炒知母　制何首乌　鳖甲　白芍

服二剂后，接服后方：

谷露　人参　麦冬　鲜生地　北五味子

21. 寒热由四末迫劫胃津，是以病余不食不饥，叨叨汗泄。当养胃阴生津，以俟克复。

人参　卷心竹叶　生芍　茯苓　麦冬　麻仁

22. 寒热后津伤，舌上黑苔，口干不知味，食不易饥，大便不爽，宜进滋养阴液法。

麦冬　知母　橘红　人参　川斛　乌梅肉

23. 陈（同里，五十三岁）　瘦人多燥，瘅疟，热气由四末乘至中焦，胃中津液，为热劫铄干枯，不饥不饱，五味子不美，是胃阴伤也。人身不过阴阳二气，偏则病，离则不治矣！

麦冬汁　人参　知母　生甘草

🌿 虚实夹杂

1. 脾肾阳虚，背寒吐涎。邪虽未尽，又虑正伤，扶正驱邪，以冀劫疟。

人参　草果　炒焦半夏　生姜　乌梅肉　新会皮

2. 左数甚。

人参　五味子　山药　熟地　芡实　茯神

3. 左数寒热。

人参　桂枝木　南枣　炙甘草　牡蛎

又：人参　生白芍　生牡蛎　乌梅肉　炙甘草　小麦

又：何人饮。

又：鳖甲煎丸。

4. 从来通则不痛。通者，非流气下夺之谓，作通阴通阳训则可。阅《内经》论痛，都因寒客。今脉左搏而大，气坠便不爽，宛是阴液少，气失疏泄。议用辛酸甘缓，而和体用。

小茴香炒当归　生白芍

另参汤远药进。

又：熟地　炙甘草　山药　秋石丸　五味子　白芍　茯神

5. 脉虚数，舌白。身痛脘痞，有痰，寒热日迟。此阴阳两损，时令湿邪外薄，内应太阴，谓之虚邪，宜从中治。

人参　半夏　知母　生姜　茅术　陈皮　草果　乌梅肉

6. 自昏厥以来，耳聋舌白，呕逆涎沫，大便不通，必有暑邪吸入胃脘。此肝气升举，诸阳皆冒，腑气窒塞，恐内闭昏脱，最为可虑。体虚夹邪，先清邪以安胃，议以酸苦泄热驱暑。暑汗无止涩之例，总以勿进表散，乃里症治法也。

川连　黄芩　广皮白　乌梅肉　生姜汁　炒半夏　枳实

两脉皆起，神气亦苏，但大便未通，中虚舌白，理难攻下。况肝虚易惊，又属疟伤致厥，仲景虽有厥应下之文，验诸色脉，不可徒执书文以致误。

人参　半夏　生白芍　川连　枳实　乌梅肉

7. 前此未尽疟邪仍至，兼之恼怒，肝气结聚中焦，补虚之中必佐散邪开结。

人参　生牡蛎　白芍　橘红　炙鳖甲　丹皮

8. 热病时疟，不分清理在气在血，以发散消导，劫伤胃汁，遂不饥不食。突遭惊骇，肝阳暴越，复令倏热倏凉，两足皆冷，腹胀不和。胁中有形触痛，由久病入络。阴阳不通，二便窒闭，先与更衣丸二钱，俟半日后，大便得通。次日用药，当以两和厥阴、阳明方法。

生牡蛎　柏子仁　生白芍　川楝肉　小黑豆皮　细根生地

9. 邪与气血胶凝则为疟。女病在络，自左胁渐归于中焦，木乘土位，东垣谓：疟久必伤脾胃。既成形象，宜通恶守，佐芳香乃能入络。凡食物肥腻呆滞，尤在禁例，所虑延及中满。

人参　草果　陈皮　木香　茯苓　厚朴　青皮　郁金汁（另一案是香附）

【注】两案重复，处方有香附与郁金汁之别，共存备考。

10. 三疟留热，伏于厥阴络中，左胁瘕聚有形，是为疟母。寐则惊惕，若见鬼神。夫肝为藏魂、藏血之乡，热邪内灼，藏聚失司，非攻补可疗，议清解血中之结以祛热。

大生地　柏子仁　炒丹皮　生鳖甲　生牡蛎　郁李仁　炒桃仁

变证

1. 正虚邪盛，疟甚恐脱。

生益智仁　广皮　知母　生大谷芽　乌梅肉　生姜

2. 疟止，瘅热渴饮，头痛，脘闷。

丝瓜叶　飞滑石　连翘　杏仁　白通草　橘皮红　厚朴　天花粉

3. 疟后呕恶，头肿，怕正虚难任。

藿香　杏仁　橘白　厚朴　半夏　茯苓

4. 肺疟咳逆欲吐。

芦根汁　天花粉　杏仁　半夏曲　橘红

5. 疟后湿热未净，脘中不爽且痛，味甜。

金斛　麦芽　半夏片　茯苓　橘白　枳实皮

6. 复疟，舌黄，脉弦，宜和肝胃。

谷芽　半曲　广皮　茯苓　煨姜　木瓜

7. 疟转下痢，脉细如丝，神倦不食，暑邪入里，正惫不能泄越，症险恐脱。

人参　柴胡　羌活　川芎　枳壳　桔梗　独活　炙甘草　前胡

8. 夏季疟发，温热恒多。攻下动里，里伤邪陷，变痢大痛。利频不爽，强食脘中遂胀，湿热阻遏，气偏滞也。况久病大虚，恐有变厥之虑。

　　黄连　黄芩　人参　乌梅　白芍　当归

　　9. 舌灰白，胸痞，疟来欲呕，昏厥，热时渴饮，此暑热不解，邪欲深陷，议泻心法。

　　黄连　黄芩　厚朴　半夏　杏仁　姜汁

　　10. 病起腹痛泄泻，继而转疟。舌腻，渴不能饮，呕逆吐痰，脘中热闷，乃暑热内伏，足太阳之阳不主旋转运通，有以霍乱而起。缘未及分经辨证，邪留不解，有内结之象，不特老人质弱，如今霜降土旺，天令欲收，邪势未衰，未为稳妥，议用泻心汤法。

　　淡黄芩　川连　杏仁　炒半夏　厚朴　姜汁

　　11. 疟止太早，邪热未尽，脘痞不饥，口渴自利，防有滞下。

　　川连　黄芩　半夏　枳实　白芍　橘白

　　12. 伏邪成疟，寒热间日作，汗多欲呕，中脘痞闷不饥，进泻心汤法。

　　川连　黄芩　杏仁　枳实　姜汁　半夏　厚朴　草果

　　13. 脉无力，寒热夜作，烦渴恶心，舌黄中痞。虽是伏暑为疟，然平素烦劳，即属内伤，未可泥于发散消食，先进泻心汤以泄蕴热。

　　川连　淡黄芩　天花粉　枳实　姜汁　炒半夏　豆蔻　橘红

　　14. 疟由四末，必犯中焦，胃独受其侮克，故烦渴脘痞不饥。

今日舌绛便溏，阴气先伤，阳邪未尽，宜芩、芍和里，益以泻木邪，救胃阴。

黄芩　丹皮　豆蔻　白芍　青蒿　乌梅肉

15. 杨（关上，四十五岁）　疟痢乃长夏湿热二气之邪，医不分气血，反伤胃中之阳，呃逆六七昼夜不已，味变焦苦，议和肝胃。

人参　炒黑川椒　茯苓　乌梅肉　生淡干姜　生白芍

16. 疟热伤阴，阴液不得上承，舌心扪之如板。目瞑面肿，惊惕，肝阳化风内震。胃气愈逆，脘痞，欲人抚摩。热气聚膈，蒸迫膻中，必至神昏闭塞，老年凶危俄顷，然非形质之结，清寒攻荡可效，况已泻利在前，邪陷阴伤显然。夫阴伤属下，热聚居上，救阴之剂未遑透膈以滋下，芩、连凉膈，苦辛燥气再伤阴，究非至当。辗转筹划，法宜分理，议于今晚先进清心牛黄丸一服，匀三次温开水与服，取其芳香清燥以开其结。明日再诊议方。

17. 冒暑远行，热气由口鼻入，犯上犯中，分走营卫，故为寒热疟疾。当淡薄食物，清肃胃气。投药以凉解芳香，或甘寒生津，皆可疗此。奈何发散以去寒，不知口鼻受热，与皮肤受寒迥异，治之不效，肆行滋补，参、术、芪、地，黏腻中宫，肺气壅闭，胃中滞凝，肿胀每上至下，一身气机不通。张戴人所谓邪得补而势盛，如养寇殃良之比。但病久形消，矫其非而再为攻逐，又虑正气之垂寂，故改汤为丸。丸者缓也，使中焦得疏，渐渐转运，升降得宜，六腑有再通之理，腑通，经脉之气无有不通者矣。每日进丹溪保和丸。

18. 疟邪未尽，堵截气窒，致腹满足肿，气逆欲喘。水湿内蕴，治当分利。

杏仁　牡蛎　猪苓　厚朴　泽泻　茯苓

19. 李（四十三岁）　疟寒必呕，胃滞痰浊未已，舌上微白，不嗜饮，开结理气如是。

草果　厚朴　荜茇　橘白　杏仁　熟半夏　姜汁

20. 许（四一）　暑湿皆气窒成疟，初起舌白呕吐，乃太阴脾病误用寒凉滋柔阴药，助其湿邪，引邪入营。舌赤不喜饮水，何从气分开其结，逐其湿？仿古贤治疟，务在通阳。

茯苓一两　囵囵厚朴　草果　半夏　新会皮　高良姜
冲入姜汁五分。

21. 陈（六十三岁）　三疟是邪入阴经，缘年力向衰，少阴肾怯，夏秋间所受暑热风湿，由募原陷入于里，交冬气冷收肃，藏阳之乡，反为邪踞，正气内入，与邪相触，因其道路行远，至三日遇而后发。凡邪从汗解，为阳邪入腑可下。今邪留阴经络脉之中，发渐日迟，邪留劫铄五液，令人延缠日月，消铄肌肉。盖四时气候更迁，使人身维续生真，彼草木微长，焉得搜剔留络伏邪？必须春半阳升丕振，留伏无藏匿之地。今日之要，避忌暴寒，戒食腥浊，胃不受伤，不致变病。

生牡蛎　黄柏　清阿胶　甜桂枝　北细辛　寒水石

22. 苦辛过服，大泻心阳，心虚热收于里。三疟之来，心神迷惑，久延恐成痼症。考诸《金匮要略》，仲景每以蜀漆散为牝疟治法。

云母石　蜀漆　生龙骨

为末，开水调服二钱。

23. 凡疟久邪结，必成疟母，其邪深客于阴络，道路深远，肌肤无汗，能食不运，便尿通调，病不在腑，从腹下升逆，贯及两胁腰中，推及八脉中病，理固有之。然立方无据，捉摸忆读仲景，转旋下焦痹阻例以通阳。

苓姜术桂汤。

24. 遗泄阴亏，疟热再伤阴分，声嘶，火升易怒，神躁。水不润木之征，何人饮佐降阴火。

制何首乌　知母　天冬　人参　茯苓　麦冬

25. 高年正气已衰，热邪陷伏，故间疟延为三日，此属厥象。舌涸脘痹，噫气欲呕，胃虚客逆，恐有呕吐呃忒之变。议用旋覆代赭，镇其逆乱之气，合泻心法以开热邪壅结为主。

人参　川连　干姜　白芍　旋覆花　代赭石　乌梅　牡蛎半夏

服一剂，减去半夏、干姜服。

26. 正气已虚，热邪陷伏，故间疟延为三日，其象为厥，舌涸，胸痹，哕呕，恐成翻胃呃逆之症，先以旋覆代赭，镇其上逆之气，以泻心散其胸中之热。

人参　川连　白芍　旋覆花　代赭石　牡蛎

27. 据述病原朝寒暮热已止，血逆已平，稍见喘咳，近日复有恶寒发热，此因内虚成疟，尚宜小心。

制首乌　川贝　茯苓　白芍　甘草　丹皮　柴胡　广皮

28. 脉弦如刃，烦渴脘痞，呕吐，蛔虫上升，此胃气已虚，暑热复入，三焦不行，客气逆乘，况病后调理失宜，本虚标实，姑进安蛔降逆，冀得呕逆缓，气道稍顺，再议。

川连　乌梅肉　枳实汁　川椒　生白芍　生姜

29. 暑热未退，胃气已虚，蛔逆中痞，呕吐涎沫，是厥阴犯胃，胃气有欲倒之象，进安胃法。

进安胃法呕逆稍缓，夜寐神识不安，辰前寒战畏冷，是寒热反复，阴阳并伤，有散失之势，拟救逆法，镇摄阴阳，得安其位，然后病机可减。

龙骨　桂枝木　人参　牡蛎　生白芍　蜀漆

30. 交寅卯，两手及臂冷，是脾胃虚，阳失旋运，至午前复温，以阳旺于日中，故虽进稀粥，脘中痞闷，议进治中汤，健运中宫，使肝邪不敢戕伐中土。所谓疟痢之病，多因脾弱也。

人参　半曲　乌梅　茯苓　益智仁　广皮　木瓜　泽泻

31. 疟后胃虚，客气易逆，吐涎沫，不知饮食，进养胃制肝法。

人参　半夏曲　桂枝木　龙骨　乌梅　陈皮白　生白芍
牡蛎

疟母

1. 经月疟后，易生嗔怒。春令内应肝胆，其用太过，其体尤虚，所以自觉馁怯。考仲景，一月疟未痊期，血气凝结胁中，必有瘕聚，名曰疟母。母者，疟邪病根也，鳖甲煎丸主之，使气血通行，留邪无可容矣。

2. 服露姜饮颇逸，第寒热仍来，知邪伏于阴，不得透解。大便不通，又经旬日，议从厥阴搜逐，使肝遂疏泄，可望疟止。每天明、午刻、交子，各用鳖甲煎丸七粒，连进六日，斯三阴三阳皆通，邪无容足之地矣。

3. 左胁下宿积有形，今疟症反复，左胁又结疟母，胸脘痞闷，大便艰难，乃疟症余邪与气血胶结，六腑亦因之不宣，宜攻以通其瘀滞，先进鳖甲煎丸三钱。早上、午时、暮时各用七粒，开水送下。

4. 经月疟邪。仲景谓：结为癥瘕者，气血交病。病已入络，久必成满胀，疟母胶固黏着，又非峻攻可拔。当遵仲景鳖甲煎丸之例，日饵不废，以搜络邪。

鳖甲煎丸三百粒，每服十粒，日服二，夜服一。

5. 疟久邪入络，络主血，邪结血分，则为疟母。仲景鳖甲煎丸专以升降宣瘀治肝，谓寒热不离少阳，久必入肝。肝主血，左胁为肝膜俞也，攻病固当如是。但久有遗精，食少不化，诸恙并非一端。此攻邪温补，未能动病，莫若养正，气旺邪自除，古有诸矣。

午服妙香散，晚服阿魏丸。

6. 久疟针挑，汗出乃止，经脉邪去，络脉留邪，胁下遂结疟母。按之坚，形高突，四年带病，仍然能食便通，其结聚不在肠胃，药下咽入胃入肠不效，盖络脉附于脏腑之外廓耳。

生鳖甲（青色刮去衣，四两）　穿山甲（炙，二两）　五灵脂（烧至烟尽为度，二两）　麝香（忌火，另研，五钱）　朱砂（忌火，另研水飞，五钱）

上药各研，净末分两加入阿魏一钱，同捣丸，饥时服二钱。

7. 经先期三日，热多寒少，脉左弦大。血分偏热，治厥阴疟邪窒在血。

生鳖甲　冬桑叶　青蒿梗　炒桃仁　炒丹皮　川贝

8. 曹　疟热攻络，络血涌逆，胁痛咳嗽。液被疟伤，阳升入巅为头痛，络病在表里之间，攻之不肯散，搜血分留邪伏热。

生鳖甲　炒桃仁　知母　丹皮　鲜生地　寒水石

9. 唐（常熟，二十七岁）　疟母瘕聚有形，治必宣通气血。所述病状，已是产虚，八脉受损，不敢攻瘕。

当归生姜羊肉汤。

10. 凡当脐动气，脐腹结瘕，肌肉濡动，眩晕羞明。昔贤都主下焦精血之损，二气不得摄纳，则变乱火风，如混蒙之象。泄气温燥攻病，是虚其虚也，温养有情之属为宜。

紫河车　苁蓉　当归　青盐　茯苓　胡桃　黄柏　小茴香　柏子仁　紫石英

11. 疟有十二经，然不离少阳、厥阴。此论客邪之伤，若夹怫郁嗔怒，致厥阴肝气横逆，其势必锐。经言：肝脉贯膈入胃，上循喉咙，而疟邪亦由四末扰中，故不饥不食，胃受困也。夫治病先分气血，久发频发之恙，必伤及络，络乃聚血之所，久病血必瘀闭，香燥破血，凝滞滋血，皆是症之禁忌也，切宜凛之。

青蒿　生鳖甲　炒桃仁　当归尾　郁金　橘红　茯苓

又方：桃仁　柏子仁　新绛屑　青葱管　当归须

12. 疟母窃踞少阳，气血凝阻。

蟅螂　金铃子　桃仁　三棱　䗪虫　归身　延胡索　蓬术

韭汁丸。

13. 邪深入阴，三日乃发，间疟至，必腰腹中痛，气升即呕，所伏之邪，必在肝络，动则犯胃，故呕逆烦渴。肝乃木火内寄之脏，胃属阳土宜凉，久聚变热，与初起温散不同，邪久不祛，必结瘕形疟母。

生鳖甲　生桃仁　知母　滑石　醋炒半夏　草果

14. 复疟，瞀闷，渴饮。

鳖甲　槟榔汁

🌱 善后调治

1. 脘痞不饥，脉沉弦，味酸苦，疟后致此，宜苦辛开泄。

川连　人参　枳实　干姜　茯苓　半夏

2. 疟后气弱，神倦无力，议用补中益气汤。

原方去升麻、柴胡，加木瓜、茯苓。

3. 疟止，脾气未振，知饥少运，噫气。

生谷芽　半曲　新会皮　宣木瓜　茯苓　砂仁壳

4. 凤阳（三十八）　疟后脾弱，肝乃乘之，中气不舒，所以易生嗔怒。

焦白术　生益智仁　茯苓　广皮　枳实皮　檀香末

水泛为丸。

痘

1. 诊后夜来大便三次，午后看视，堆沙甚薄，额准诸痘，枯瘪少浆，可见元气日虚，里毒无以领载而出。今日理进攻托，迟则恐其干涸塌陷。

黄芪　当归　僵蚕　桑虫浆　防风　炙甘草　穿山甲　木香汁

次日，浆有五分，不肯肥饱充顶。昨停凉药，寝食大物颇宜。顷灯燃看视，自云畏寒。经云：形寒饮冷为肺损。盖见肺主一身气化，气虚性薄，皮腠不营，法当参、芪益气，气充浆成矣，近日幼科以毒为疑虑，吾谓气壮毒化，邪与正不并立也。

归身　人参　川芎　炙甘草　黄芪　官桂　广皮　木香

次用钱氏异功散加木香。

次用四浆散。

又：何首乌　茯苓　百合　炒芍　米仁　沙参

2. 四朝半　汗出卫疏，肌肉柔嫩，气虚证也。今日犹在六日前，宜和血脉升顶，少候形充，即商内托。至于保护脾胃，犹不可缺。

川芎　僵蚕　紫矿　广皮　当归　炙甘草　丹皮　鸡顶血

五朝　赖有形红润色泽，得以营运浆汁；而呕恶泄泻，脾胃气弱，已见一斑。五行火能生土，况肺金温暖，气化流行，如阳春布德同旨。

人参　炙甘草　厚朴　官桂　丁香　木香　大腹皮　当归

六朝　清浆已有六七，色颇鲜明，气血有生长之机。助元正所以化毒，兼理脾胃。

保元汤，加川芎、木香、肉果、黄米。

七朝　浆已八分，其色淡白。要知气血不足，到此便顾脾胃，色渐苍黄，即可回痂，以杜气弱难收之弊窦。议钱氏异功意。

人参　白术　广皮　茯苓　炙甘草　米仁

八朝　痘至回痂，皮毛内应乎肺，此音低咳嗽，有自来矣。古人进清凉以助结痂，譬之秋令收藏，万物乃登。小便频长，腑无留毒壅滞，非徒为虚而呆补为也。

米仁　苦皮百合　甘草梢　茯苓　地骨皮　淡竹叶

九朝　回痂嗽呛音低，痘气由里传及肺部，气之所至，即为热气熏灼，只因脾气未实，沉寒亦犯禁忌，故小便欲长，验肺气降也。轻清凉解，毋伤中也。古人云：疹前痘后，最宜详慎。

淡黄芩　绿豆皮　米仁　甘草梢　地骨皮　银花　连翘茯苓

【注】紫矿，紫草茸之别名。肉果，肉豆蔻之别名。

3. 五朝　痘已大发，面部细粒繁冗，界地不清，抑且神躁不安，身软痿顿，毒火时疠并重，此血热大险之痘。今日痘热虽透，所谓痘虽出，毒犹在里，大剂寒凉，疏利气血，使时火去，神识清，颧颊诸痘绽立，分清界地，乃是好处。

犀角　山楂肉　川连　连翘　玄参　青皮　羚羊　丹皮　紫矿　大力　赤芍　木通

4. 四朝　议用清火解毒、活血疏滞，痘繁干燥，乃不得起胀之象，险重。

犀角　山楂肉　生地　连翘　玄参　羚羊　丹皮　金汁　土贝　紫草　黄连膏　猪尾血膏

银花汤煎。

五朝　两日来大剂清解，痘粒仍属干萎，可见火毒蒙蔽气血，邪胜正怯何疑？毒不外透，徒在里蒸搏，痰潮侵咽，呛逆来矣。总频与清凉，痘之润泽，非成浆形色，至险至险！议以牛黄、珍珠护心包以利毒痰，汤药方法，不越寒凉范围矣。

川连　犀角汁　土贝　丹皮　金汁　生地　地龙汁　羚羊汁　连翘　桔梗　玄参

六朝　三次大便，竟是药汁，乃胃中谷气已少，苦寒直从下走。究竟痘形干痿，肢疱累然，并无毒肯解化之兆也。已经洞泄，其滑润又当酌进，必得胃苏纳谷，希冀堆沙发臭。

黄连　土贝　羚羊角　丹皮　黄芩　桔梗　连翘　紫茸

七朝　虽是清浆，颜色呆钝，仍是郁毒，尚多气血不足宣布之象。况肢腿发炮，瘙痒损泄，皆伏危机。今日清解滋血，佐以攻托，务使胃苏进谷，稳过十二朝，方有好意。

黄连　生地　银花　僵蚕　桑虫汁　黄芩　丹皮　连翘
紫茸

银花、地丁汤煎。

九朝　神衰困倦，夜来缭舌咬牙，烦不肯寐，况进粥食甚是勉强，犹非全好光景。古云：重恙必讲寝食。今阳火与痘毒尚亢，而阴血、津液暗铄，清凉多进，热不尽解，攻蒸两投，毒未熔化，摩挨多日，究无实济，因思《内经》云：寒之不寒为无水，当养其阴。拟此连进三天，扶过十二朝再议。

炒熟地　茯神　麦冬　天冬　川斛　米仁

头面有收敛之象，虽曰回痂，而食物不加，便溲未调，究竟毒未尽化，正气先怯，危机仍若。连进苦寒攻毒以来，胃气受药，亦致废食。凡欲自思进之物，皆能醒豁脾胃之性，停药以和胃，越二日再议。

5. 三朝　时疠毒火兼盛，表里不清，烦躁神昏，布痘不爽，痘属险笃。幸赖年已十三，能耐摧拔，庶可幸成。

石膏　大黄　青皮　连翘　红花　方诸水　黄芩　桃仁泥
山楂肉　牛蒡子　滑石

四朝　时疠毒火，当蔽心包络，所以昏愦谵妄。况痘子界地隐隐夹疹，血热烦蒸已极。不独治痘，先须清神为要，议三黄解毒汤。

淡芩　黄柏　石膏　黄连　滑石　黑栀子

五朝　神识颇清，全赖苦降之力。论年长出痘，人事已晓，肝中相火，肾脏龙火，皆得掀腾升发。少阴脉循咽挟舌，厥阴脉贯膈绕咽，一水不能制伏，恐其阻塞咽喉，阳气燔灼，吐涌涎沫为胶，原在难治之例矣。经云：火淫于内，治以苦寒，佐以咸寒。咸能润下，直入至阴。温邪宜润忌燥，不仅痘门通套已也。

川连　玄参　黑山栀　犀角　方诸水　川柏　生地　龙胆草丹皮

六朝

川连膏　丹参　犀角汁　连翘　生地膏　玄参　丹皮　羚羊汁　土贝

银花汤煎。

又：川连膏　天冬　麦冬　连翘　银花　玄参　生地　川贝生草

6. 十一朝　浆满回痂，毒气已泄，口唇痘子，未若肌表浆痂，必成熟腐而落。此最动之处，最易变疳，明日便约疳医洗治为要。

川贝　生草　天冬　银花　麦冬　玄参　知母　连翘

又：天冬　生何首乌　生黄芪　银花　麦冬　小胡麻　地骨皮　连翘

又：金斛　天冬　生何首乌　连翘　地骨皮　麦冬　银花山豆根

7. 十八朝　虎潜丸。

8. 八朝　火毒即是血热，理用寒凉；气虚乃元弱不领毒外达，治宜内托。二证相反，有如冰炭，若之火毒便非气虚。今周岁婴孩，面有清浆五六，背部根晕皆散，八日来不思纳谷，反现呕恶咬牙、泄泻渴烦等象，全属里虚毒陷，若不急保脾胃，温养气血以运行浆汁，必致延挨告变。陈文中云：渴泻呕恶，或腹胀，或不腹胀，十一味木香散主之。凭理考古，不敢因循苟且也。

九朝　七味豆蔻丸，研入米饮内服。

十朝　泻止能食，最是好处，但痂疮甚薄，浆汁不浓，毒未化尽，半月后恐有余毒缠绵。今解毒凉药，脾胃尚弱，未可骤进，姑与健脾利水一二日，当停药安谷。至初十间再行解毒为稳。

熟白术　炙甘草　米仁　炒陈皮　白茯苓　炒白芍　炒谷芽
炒泽泻

9. 三朝　正面不掀发，色犹郁伏。时气固从热论，验形体已属不足，刻下轻润凉解活血六七日，受补可疗，然症象已繁多属险。

犀角　紫草　连翘　木通　滑石　山楂肉　丹皮　甘草　红花　笋尖

四朝　正痘皆发，形软蓬松，色娇皮嫩，是气虚形色大著。或以身夹斑点为血热，此乃时疬混入血中，非本体之见端，故六日前清凉活血，皆解邪之法。七日间助元内托，乃养正之法，仍以轻清，议用：

犀角　红花　紫草　杏仁　僵蚕　羚羊　丹皮　甘草　连翘
山楂肉

加鸡冠血。

五朝　不肯光华，形象扁塌，此气血俱馁，未能领载毒气以化浆，则知寒凉解毒乃通套常方，而煦提气血，方称工巧。

川芎　炙甘草　僵蚕　紫茸　归身　山楂肉　角刺　桔梗
加鸡冠血。

10. 气血寒凉太过，脾胃伤则呕泄，议用异功散。

寒战咬牙，泄利清滑，粥食不受。从前寒滑，重伤脾胃，致毒不尽，神内怯，肠中滑不自持，虽参、术亦从滑下，唯有陈氏法急固下利。

七味豆蔻丸。

脾气初结，未可解毒凉润。

白术炭　建莲　山药　炙黑草　薏苡仁　茯苓　泽泻

11. 二朝　时气与内毒痹结，喘促，痘不发越，宜通气血，调畅六腑。

石膏　大黄（酒炒制）　红花　青皮　滑石　山楂肉　桃仁　木通

三朝　痘形八九不得均匀，而形色干烧，已为火象，清解凉血透毒为治。

犀角尖　山楂肉　连翘　丹皮　生甘草　羚羊角　紫茸　牛蒡子　桔梗

四朝　羚羊角　玄参　僵蚕　生地　紫茸　川连　桔梗　山楂肉　丹皮　鸡冠血

银花汤煎。

五朝　火毒未化，咬牙呛咳，呕恶腹膨，清解兼疏滞。

羚羊角　山楂肉　僵蚕　紫茸　连翘　川连　广皮　土贝　丹皮　桔梗

银花汤煎。

六朝　火毒未为尽透，腹膨便溏，不欲进食，此脾正亏，而肠胃中滞气不行也。议以养营托里，疏理滞气之法。

川芎　大腹皮　僵蚕　厚朴　当归　广皮　角针　青皮

12. 八朝　攻毒以来，浆未鼎充，再腹膨呕逆身热，二便颇通，岂云食滞？脚之脾胃间尚有蕴伏热毒，阻挠流行气机。脾滞为胀，胃逆为呕，若不清理痘中杂病，须防喘急疳钳。

竹茹　枳实　麦冬　青皮　川连　橘红　茯苓　大腹皮

九朝　川连　黄芩　桔梗　银花　橘红　益元散　连翘　川贝　地丁

【注】"脚之"疑为衍文。

13. 痘形色不雄伟掀发，是属气虚，议进透肌安表。

荆芥　赤芍　山楂肉　桔梗　笋尖　牛蒡子　红花　广皮甘草

四朝　痘已发齐，稠密不准，额准盘松不绽，诸部亦少光彩。气虚毒重，八九恐生痒塌。今议用升顶提透，不可擅用寒凉。

川芎　归身　紫茸　僵蚕　鸡顶血　桔梗　红花　山楂肉甘草　酒浆

五朝　元虚痘密，起发成浆最难。今日再进提托，少候形充，即商内托，受补为佳。

川芎　炙甘草　僵蚕　山楂肉　羊肉　归身　广皮　角针紫茸　鸡顶血

六朝　地阁颐颊稍稍光润，所谓行浆之色。奈何天庭枯白，形似蛇皮，阳位不宣，究非善状，急急温补气血，从内托毒，迟则变症，补必无益矣。

人参　川芎　广皮　山楂肉　黄芪　当归　炙甘草　鸡顶血

七朝　人参　川芎　当归　广皮　黄芪　鹿茸　炙甘草　山楂肉

八朝　浆有四分，阔塌发痒，慎之。

人参　黄芪　炙甘草　木香　归身　鹿茸　坎气　广皮　肉果

九朝　面部清浆欲涸，周身晕散塌阔，咬牙泄泻，纳谷不多，两日痒甚，今日稍和，表里正虚，毒陷欲涸，再当攻发，继进木香异功散，理肺安脾为要。

十一朝　头面半浆回痂，肢体灰陷不荣，虚中留毒，险笃在于明后，今寒战咬牙不食，则正气欲脱，拟以附子理中汤加茯苓。

14.　四朝　身小痘多，气虚血热。今时气未尽，尚宜疏解。五日后便当补托，犹宜加意，可冀有成。

荆芥　山楂肉　红花　桔梗　冬米　牛蒡子　僵蚕　川芎　丹皮

五朝　身小痘多，元气甚薄。凡起胀灌浆，全要精神，待毒自发热，体少安适，至七八成浆，神气已经耗损，故痘书云：小舟重载。八九风波可见。元气日薄，痒塌，内外症象都在是期。虚中夹毒，明明险象。今议用和血提顶起胀方法。

川芎　炙甘草　紫茸　木香　鸡顶血　当归　广皮　炒楂

僵蚕

六朝　痘虽放白，已具行浆之势，所嫌顶不高耸，况又咬牙，大便频下，内虚之象，已见一斑。今急急补托，使精神稍振，可以送毒化浆。

黄芪　炙甘草　木香　僵蚕　归身　川芎　广皮　黄米

七朝　色白不能红润，大便频下，是精神内竭，有下陷之象。拟进参归鹿茸汤，冀其元气稍振，便可侥幸成功。

本方加肉果、诃子皮、炒广皮、木香。

八朝　浆水不行，咬牙腹痛泄泻，此正虚气滞毒凝，补托极妥，虑虚不承受。陈文中云：渴泻腹胀，可与木香异功散，以安中疏滞。

人参　苏梗　厚朴　丁香　当归　木香　前胡　青皮　大腹皮　川芎　炒黄米

15. 六朝　形钝色扁，是痘发毒郁于里，不肯成浆，焉得毒化。况内证如不食、口臭下利，元气为毒拘束之象已著。无对症之药，不得已，以当世通行凉解，实无济也。

犀角　紫矿　僵蚕　生地　连翘　丹皮　山楂肉

银花汤煎。

16. 六朝　肉部肿疮枯，周身形象不伟，本虚气血不行，毒气漫无拘束，必得痘形充长，颜色润泽，方有成浆之望。议以清毒内托，两和气血。

黄连　归身　丹皮　广皮　川芎　炙甘草　紫矿　僵蚕　鸡顶血

七朝　色稍润，形尚瘦，血有承载之基，气少煦运之力。古人每以十宣保元勃气，翁氏亦主六日后专运气血为主。今日初见浆来，疮家气血耗损，深虑两日间痒塌。

人参　木香　川芎　酒浆　归身　炙甘草　山楂肉

九朝

人参　僵蚕　归身　黄芪　甲末　广皮

十朝　浆未充盈，泄泻黏腻，虽痰咳上焦未肃，理必急护脾阳，此陈氏方法，何惮不用耶？

人参　酒炒归身　炙甘草　肉果　黄芪　酒炒白芍　木香　广皮

炒黄米汤煎（此后十一朝方）。

十一朝　鼎不充满，皮壳已腐，不任攻发，唯宜补托。

人参　焦术　丁香　诃子皮　肉桂　广皮　厚朴　肉果　炒黄米（此前九朝方）

十二朝　炒白芍　茯苓　甘草　丹皮　生米仁　骨皮　银花泽泻

17. 七朝　音哑痰潮，下利黏腻。翁仲仁云：喘急见于泻后，总是气虚而断。呕恶不食，脾肺两败，危如朝露矣。陈氏异攻散温里托毒，急救太阴脏真。

八朝　内证安和，仍宜理阳。

人参　丁香　肉果　肉桂　茯苓　白术　木香　姜附

炒黄米汤煎。

18. 二朝　见点隐隐不透，左太阳背部紫斑，虽经下过，精神已惫，难任荡涤。闷伏之象，显然已著，即投攻发药石，恐有倒戈之虑。

荆芥　桃仁　牛蒡子　紫草　大黄　青皮　防风　红花　桔
梗　川芎　滑石　山楂肉　蓝汁（即大青叶取汁）

19. 百日婴儿，未沾谷食，胃受乳汁甘美，腑气嫩薄，痘发
震动，里真已觉凄凄不安。药味苦劣，胃中气弱，必有呕吐泄
泻，是病未攻而正反伤矣。况此薄质，宜乎和，不可推荡，乃至
理也。总属邀天幸，不堪用人工者，议解肌透毒，乳母代食，兼
通乳汁。

生地　赤芍　紫茸　山楂肉　漏芦　红花　荆芥　丹皮　木
通　通草

20. 形瘦质弱，当夏至气疾发痘，汗泄肌疏，暑热伤气。五
朝来形象枯瘪，乏光润充伟之象，盖元气不能运毒以化浆矣。有
限日期，若不气充外灌，必致外剥，内陷诸窍。大凡治痘，必须
论体，此虚弱夹毒之证，最难调治，与实火壮盛迥别。议进芎归
汤，和血内托，以助充长。

川芎　炙甘草　紫茸　天虫　鸡顶血　当归　炒楂　丹皮
桔梗

【注】天虫，僵蚕之别名。

21. 空疱遍起，不肯灌浆，世俗每拘气过则疱，金用凉药，
清其气火。夫不足之体，焉得正气有余？良由血不附气为空累
耳，故保元汤内托扶浆，一定至理。此证扶持过十二朝，投得清
凉解毒，合乎先补后清之旨，方有好音。

人参　黄芪　当归　白粳米　炙甘草　广皮　川芎

面浆七八，虽曰稀清，护养弗损，亦可浓厚成痂。但胸中身背形象损伤者，难以聚浆，其他仅有空壳，根晕少附，况兼呕恶，气逆神烦，内证未得安静，虚中夹毒，又非徒补可安。此益元气血之中，谅必参以清凉。就翁氏论痘，原叱过补，十天痘疹，合乎秋冬之令，夏季发泄，大忌攻击以速其腐溃。至嘱至嘱！

人参　煨木香　归身　粳米　川连（酒炒）　白芍　广皮

22. 昼静夜烦，阳亢阴虚，缘稚年之体属阳，乏阴协和。清凉解毒，仅能理时疠火毒，先天藏蓄之毒，兆于有形之始，岂刻时可彻？论理壮水制阳，益阴解烦，仿仲景之议可也。

六味去萸加芍。

正在关津，而阳分散漫之毒现于头巅。内虚不受芩、连苦寒，姑进益阴脏，通阳腑，勿使深入里。（此方逸去）

23. 冬温未解，神气未为清爽。痘虽热症，体柔肌白，是为元虚。清寒不可太过，胃无妨碍，自无变证，壳薄痘多，看护宜慎。

犀角　炒山楂肉　牛蒡子　连翘　羚羊　丹皮　制天虫
桔梗

临服入鸡冠血十五滴。

24. 葛（东山，七岁）　成浆必藉热蒸湿气，痘前发惊，是痘毒由血脉而出，乃常有事。牛黄大苦大寒，直入心包，若因时气未解，古人谓用之如油入面，反令内结。数月语言不灵，热气胶痰，蒙蔽膻中清气。

远志　石菖蒲　天竺黄　金箔　胆星　川连　银箔　麝香
冰片

蜜丸，重五分。

25. 王　胃弱不食，脾虚便溏，由脏气单薄，腑阳遂失流行，结痂之际，当进清凉宣解，乃论其常也。凡重痘得自愈者，正气收纳，邪热外泄，一定之理。今乃体虚邪未尽解之症，犹非纯补纯攻。

人参　焦术　茯苓　白芍　川连　山楂肉　广皮　泽泻
米仁

26. 肺家留热，频年呛发。据说痘后有此。长夏诸阳升腾，而霉天反燥。当清肺之急迫，润肺之燥烈。

清阿胶　枯黄芩　南花粉　地骨皮　绿豆皮

暑

 暑热

1. 暑热侵于上焦，瘅热，头痛，背胀，渴饮。
桂枝白虎汤。

2. 暑邪阻于上焦，作之肺疟，咳嗽渴饮。
桂枝白虎汤。

3. 烦渴耳聋，但热无寒，渐呕，胸腹痞胀。此暑热由口鼻入，三焦受浊，营卫不通，寤不成寐。日期半月，热深入阴，防其瘈疭发厥。

桂枝白虎汤。

4. 本系劳倦气虚之体，当此暴热，热从口鼻受，竟走中道。经云：气虚身热，得之伤暑。暑热蒸迫，津液日槁，阳升不寐，喘促舌干，齿前板燥，刻欲昏冒矣。甘寒生津益气，一定之理。

人参白虎汤加卷心竹叶、麦冬。

5. 暑热伤阴，心中犹热，头重不饥。

竹叶心　新鲜粗莲子　茯神　川贝　赤麦冬　灯心草

6. 脉细数，阴气颇弱，夏暑外逼，食减神倦，咳呛，宜存阴清暑法。

鲜莲子　霍斛　朱麦冬　川斛　川贝　灯心草　茯神

7. 暑热郁于上焦。

苦丁茶　薄荷　赤芍药　鲜荷蒂　连翘　黑栀子皮

8. 阴弱夹暑，头胀，神倦。

竹叶心　川贝　鲜莲子　灯心草　茯神　赤麦冬

【按】赤麦冬，即朱砂拌麦冬。

9. 此暑热逼入包络，神昏乱语，心中热。

竹卷心　川连　鲜莲子　赤麦冬　白茯神　白灯心

10. 暑热郁于少阳，头胀偏左，齿痛。

苦丁茶　大连翘　赤芍药　菊花叶　黑栀子皮　夏枯花

11. 暑热侵于上焦，咳嗽身热，主以辛凉，肃其肺卫。

鲜丝瓜叶　杏仁　桔梗　活水芦根　桑皮　天花粉

12. 无形暑热袭于肺卫，咳嗽脘闷。

鲜芦根　橘红　桑皮　枇杷叶　杏仁　滑石

【按】无形暑热夹湿。

13. 向来失血，近受暑邪，呕恶，胸闷，咳嗽，暂降肺胃。

鲜枇杷叶　杏仁　泡淡黄芩　橘红　茯神　旋覆花

14. 暑热郁于上焦，涕流气腥，主以辛凉。

薄荷梗　丝瓜叶　黑栀子皮　连翘壳　飞滑石　大豆黄卷

15. 暑热未肃。

丝瓜叶　连翘　象贝　桑白皮　杏仁　桔梗

16. 伏暑，心中灼热，头胀，治以辛凉。

连翘　天花粉　川贝　益元散　灯心草　朱砂　竹叶

17. 暑邪在上，清空诸窍热疮，咳痰气促，肺热急清。

竹叶　杏仁　黄芩　连翘　川贝　郁金

潮热烦渴，欲得冷饮。暑燥津液，故发疹唇疮，不足尽其邪。理进清气热、通营卫。

桂枝白虎汤加麦冬。

18. 热伤肺气，烦渴便秘，但暑病忌下，尚宜甘寒生津为主。竹叶石膏汤去半夏，加玉竹。

气热劫津烦渴，安寐则减，此虚象也。况咳嗽百日，肺气大伤，此益气生津，谅不可少，勿以拘宿垢未下，致因循也。

人参　卷心竹叶　木瓜　麦冬　大麦仁

19. 暑邪数日，发热后，左颐下肿，神烦无寐。拟进辛凉渐苦法。

连翘　苦丁茶　黑山栀　马勃　鲜荷叶　飞滑石

20. 萧（二十一岁）　伏暑上郁。

连翘　飞滑石　大竹叶　白杏仁　象贝

21. 王（四十五岁）　暑风能蒸热，不能解热，即是热伤气分。粗工以血药之滋，未读暑病诸集。

绿豆皮　灯心草　鲜骨皮　竹叶心　经霜桑叶

22. 暑热多日，深入血中，所以衄血，热泄身凉。顷诊脉弦左搏，连日呕逆，胃气受戕，而发散消食，都是劫耗胃汁之物，几日伤触，焉有霍起之理？意者变疟，或旬日不晓饥饿，竟有诸矣。

杏仁　竹茹　天花粉　犀角　橘红　半曲　郁金汁　丹皮
又：犀角　生芍　条芩　生地　丹参　侧柏

23. 体瘦阴亏，暑热更劫津液，风阳上燔为厥。清神兼顾其阳，议用景岳玉女煎。

鲜生地　知母　竹叶心　生石膏　甘草　连翘仁

24. 暑风入肺为瘅热，《金匮要略》谓阳气独发，嘉言云：体阴素虚，而所伏暑气，日久混入血，阴虚阳冒，上焦清窍皆蒙，胃阳失和，不纳易痞，究竟伏邪未去，凡苦辛疏滞，都属禁例。夫上实下虚，有客邪留着，镇降决不应病，仿之才轻可去实之例，分别气血，以宣之逐之。

青大竹叶　连翘　犀角　鲜荷叶汁　玄参　通草

25. 暑入营络，吐痰血，以心营肺卫两清法。
竹叶　生地　麦冬　连翘　玄参　川贝

26. 舌绛口渴，夜热神烦，大便不实，胸中痞闷。乃伏暑入里，非表散可解，进开心包一法。
竹叶　犀角　细叶菖蒲　川连　玄参　郁金

27. 夏令热伏，入秋而发，即仲景谓：阴气先伤，阳乃独发之谓。脉右搏数，胃汁受损。暂忌厚味，进甘寒养胃，内热自罢。
卷心竹叶　知母　大麦仁　麦冬　白芍　乌梅肉

28. 夏季暑热内伏，秋凉伏邪内发。初起耳窍流脓，已非风寒在表。今十余日大便不解，目黄赤，舌起黄苔，耳聋昏谵，渐有内闭之状，非轻症也。
连翘　黄芩　大黄　黑栀子　生甘草　枳实
急火煎四十沸，即滤清服。

29. 初病伏暑，伤于气分，潮热渴饮，邪犯肺也。失治则遂传膻中，遂舌绛缩，小便忽闭，鼻煤裂血，环口疮蚀，耳聋神呆，此气分之邪热漫延于血分矣。夫肺主卫，心主营，营卫二气，昼夜流行于经隧之中，与邪相遇，或凉或热。今则入于络，津液被劫，必渐昏昧，所谓内闭外脱。

犀角尖　玄参心　银花　鲜生地　连翘　细叶菖蒲根

30. 心营肺卫同治。

鲜生地　蔗汁　生甘草梢　麦冬　天花粉

31. 钱（四十七岁）　瘦人暑热入营，疟来咳痰盈碗，平日饮酒之热蓄于肝胃，舌黄渴饮，议用玉女煎。

32. 钱（七岁）　暑风上入，气分先受，非风寒停滞用发散消导者。气分窒痹，头岑腹痛，治之非法，邪热入血分矣。

连翘心　竹叶心　犀角尖　益元散　绿豆壳　南花粉

【按】夹湿。

33. 暑湿上入，气分先受，非风寒停滞，用发散消导者，治之不法，邪入血分矣。

犀角　竹叶　绿豆皮　连翘　天花粉　益元散

【注】眉寿堂30案与晚年方案254案类似，但开首病因即异，共存。

34. 郁（三十八岁）　秋暑暴热，铄津损液，消渴再灼，阴不承载于上，金水同乃子母生，方：

人参　鲜生地　麦冬　柏子仁　知母　青甘蔗汁

35. 金（十六岁）　着枕气冲，显是阴中之热，验寸搏，舌白，浊饮。拟议暑热上吸心营，肺卫客气未平，先用玉女煎。

36. 王（七十七岁）　高年气衰不耐暑，伏久热迫，津液被伤，阳不内归，寐少不静。拟用竹叶地黄汤，养液除热，莫予气燥味劣，反致戕胃。

37. 宋　暑热入营，舌绛，烦渴，形脉皆不足，怕邪陷神昏。
犀角尖　南花粉　连翘心　益元散　淡竹叶　细叶菖蒲汁

38. 张（二十）　暑入心包，烦热多惊，舌苔黄而不渴。
连翘　犀角尖　益元散　大竹叶　石菖蒲　川贝

39. 暑由上受，先入肺络。日期渐多，气分热邪逆传入营，遂逼入心包络中，神迷欲躁，舌暗短缩，手足牵引。乃暑热流陷，势将发痉。热闭在里，肢体反不发热，热邪内闭，外脱岂非至危至急！考古人方法，清络热必兼芳香开里窍，以清神识。若重药攻邪，直走肠胃，与包络无干涉也。
犀角　鲜生地　玄参　银花　石菖蒲
化至宝丹。

40. 初病伏暑，伤于气分，潮热渴饮，邪犯肺也。失治邪张，逆走膻中，遂至舌缩，小便忽闭，鼻煤裂血，耳聋，神呆昏乱。邪热蔓延血分，已经入络，津液被劫，必渐昏寐，所谓内闭外脱。
连翘　银花　石菖蒲　犀角　鲜生地　玄参
至宝丹一粒。

41. 暑风入肺，咳痰发热，四肢无力，微冷，气喘，神倦。恐邪犯心包，有慢脾惊搐之虑。拟进《局方》至宝丹，芳香逐暑，使喘缓神安，再商进和脾胃药。

又案：有汗出热缓，神识昏愦，邪热内闭，未得外越，易变痉厥。进芳香开闭，以逐秽邪。牛黄丸。

又方：生地　甘草　知母　淡竹叶　滑石　银花

又方：人参　生草　知母　南枣肉　麦冬　茯神　广皮

42. 暑热未尽，清窍不利，自言神识如迷，夜不成寐。

竹叶　玄参　连翘心　石菖蒲　郁金　川贝

暑湿

1. 辛凉以肃余暑。

西瓜翠衣　川通草　橘红　水飞滑石　桑白皮　杏仁

2. 暑热内郁，战汗始解，否则昏闭狂乱。

川连　厚朴　飞滑石　霍梗　半夏　广皮白

3. 暑邪上阻，身热头胀。

丝瓜叶　飞滑石　连翘　豆蔻　天花粉　杏仁

4. 右脉尚弦。

带皮茯苓　藿香　猪苓　紫色厚朴　广皮　泽泻

5. 暑热上阻。

丝瓜叶　连翘　橘红　飞滑石　杏仁　桑皮

6. 暑风外袭。

鲜丝瓜叶　香薷　桑白皮　杏仁　飞净滑石　橘红　川通草
连翘

7. 饥饱不调，中气已困，暑邪外侵，法宜和之。

鲜丝瓜叶　杏仁　藿香　浙江茯苓　半夏　橘白

8. 暑风上阻，头胀鼻塞，咳嗽。

丝瓜叶　桑皮　杏仁　白芦根　桔梗　薏苡仁

9. 脉细数，咳呛脘闷，宜清暑邪。

鲜丝瓜叶　厚朴　桑皮　杏仁　飞净滑石　橘红　通草
连翘

10. 暑湿上阻，头重脘闷，脉模糊，病势正在方张。

藿香　杏仁　丝瓜叶　连翘　厚朴　广橘红

【按】藿朴翘杏加丝瓜叶、广橘红。

11. 秽浊未清，中焦气痹。

杏仁　藿香　广橘白　厚朴　半夏　生香附

12. 暑风上袭，头重咳嗽。

丝瓜叶　桑皮　杏仁　飞滑石　橘红　米仁

13. 舌白，头胀，脘闷，渴饮，此暑热上阻耳。

丝瓜叶　桑皮　杏仁肉　飞滑石　通草　豆蔻

14. 舌苔浊，宜慎食物。

丝瓜叶　藿香　杏仁　橘白　飞滑石　半夏　厚朴　通草

15. 暑湿颇盛，头蒙脘闷，舌黄。

鲜丝瓜叶　厚朴　滑石　半夏　带皮茯苓　杏仁　黄卷
橘白

16. 脉大乍小，邪伏于中，宜刮痧，再服药。

连皮苓　藿香　陈皮　大生香附　厚朴　泽泻

17. 暑湿内伏，阳气怫郁，肢冷头汗，脘闷噫气。

杏仁　半夏　藿梗　豆蔻　茯苓　橘白

18. 暑热阻于三焦。

竹叶　飞滑石　杏仁　橘红　连翘　通草

19. 暑热阻于三焦。

飞滑石　厚朴　木通　淡竹叶　桑皮　茯苓皮

20. 暑风湿邪复郁，怯风脘胀。

藿香　杏仁　茯苓　厚朴　半夏　陈皮

21. 暑湿郁于卫，背冷，食下少运。

藿香梗　茯苓　陈皮　半夏曲　杏仁　木瓜

22. 暑阻上焦，头重咳嗽，寒热似疟。

丝瓜叶　桑皮　杏仁　飞滑石　橘红　通草

23. 暑邪发热，脘闷。

丝瓜叶　藿香　滑石　连翘　豆蔻　杏仁　厚朴　橘白

24. 暑热阻于中焦。

藿梗　橘白　厚朴　川连　半夏　茯苓

25. 暑侵上焦。

杏仁　通草　橘红　桑皮　芦根　桔梗

26. 暑阻中焦，发热，脘闷。

滑石　半夏　厚朴　杏仁　藿香　连翘

27. 暑邪郁于上焦，身热，头胀。

丝瓜叶　滑石　杏仁　豆蔻　连翘　桑皮

28. 伏暑，发热形寒，脘闷，身痛，恶心。

藿香　杏仁　橘白　厚朴　半夏　滑石

29. 暑伏上焦，身热似疟。

灯心草　竹叶心　连翘　豆蔻　川通草　朱砂益元散

30. 暑郁上焦，头胀，恶心，不饥，当开上焦。

杏仁　芦根　通草　豆蔻　桑皮　橘红

31. 舌苔尚白，伏暑未肃，仍宜开泄。

鲜藿香　橘白　半夏　枇杷叶　杏仁　茯苓

32. 伏暑发热，脘闷。

杏仁　半夏　藿梗　厚朴　橘白　茯苓

33. 伏暑，发热，脘痞。

藿香　半夏　广皮白　杏仁　厚朴　莱菔汁

34. 伏暑蒸热，头痛，身疼。

藿香　杏仁　陈皮　厚朴　半夏　茯苓

35. 暑湿内伏，发热脘闷，势欲成疟。

藿香　滑石　厚朴　杏仁　半夏　橘白

36. 暑热由中而受，不可表散。

藿香梗　杏仁　黄芩　木瓜　丝瓜叶　蔻仁　橘红

37. 暑热吸受，先伤于上。初病咳逆，震动血络，暑热仍在。见血治血，已属不法，掺入重剂，伤及无病之地。晡时头胀，潮热咳呕，邪在气分，当推上病治下之旨。

西瓜翠衣　白通草　六一散　白芦根　生薏苡仁

38. 未病先遗，阴气走泄，医投柴、葛、荆、防，再泄其阳，大汗淋漓，寒热愈甚。长夏暑热必兼湿气，足胫常冷，邪在中、上二焦，恐阴弱内陷耳。是投剂解其暑湿热邪，务在轻小为稳。

丝瓜叶　杏仁　黄芩　天花粉　连翘　郁金　豆蔻　橘白

39. 年高体丰，暑湿为阴邪，肥人阳气不足，忽冷忽热，烦躁舌白，饮水不多，便溏溲数。此湿邪伤太阴脾土，阳气内郁，与邪相混，渐延昏痉呃逆之变。

生白术　半夏　茵陈　厚朴　橘红　茯苓

40. 暑必兼湿，湿郁生热，头胀目黄，舌腐不饥。暑、湿、热都是一般浊气，弥漫充塞三焦，状如云雾，当以芳香逐秽，其次莫如利小便。

省头草　厚朴　广皮　寒水石　茵陈　豆蔻　杏仁　茯苓
滑石

41. 夏季暑湿先入气分，如泄泻溲少，皆湿热郁阻气分，六和、甘露，可证可据之方也。

省头草　杏仁　米仁　大麦　豆蔻　橘红　茯苓

42. 酒家湿胜于内，暑邪秽气亦由口鼻而入，内外相因，延蔓三焦，汗多寒热不解，非风寒从表而散，头胀脘闷，呕恶而渴不多饮，两足反冷，是热在湿中而来。古称湿上甚为热，不与伤寒同论。

杏仁　半夏　茵陈　豆蔻　厚朴　广皮　茯苓皮　六一散
鲜菖蒲

43. 暑湿本阴邪，必伤于气分，久则三焦均受，自头巅胸胁，流行皆阻，便尿不爽，但湿久而生热，治湿必究其本。

桂苓甘露饮。

【按】热在湿下，便尿不爽，五苓加三石以消湿去热，与藿朴类方之湿在卫气上焦着重点迥异。

44. 伏暑得新凉，身热咳嗽，治在肺。舌白不渴，囊肿。暑必兼湿，湿滞为肿。

芦根　茯苓　淡竹叶　杏仁　通草

45. 杨　夏季暑湿，必入气分，谓二邪亦是一股气，同气相感，如泄泻溲少，皆湿郁阻气，以六和汤、甘露饮，有凭可证之方。已后不分气血，凉热互进，气分之邪，引之入血，此亦如五胡乱华，贤如温祖，难救神州陆沉。

杏仁　豆蔻　大麦仁　米仁　浙苓　橘红　佩兰叶

46. 盛（木渎，五十四岁）　暑必兼湿，湿郁生热，头胀目黄，舌腐，不饥能食。暑湿热皆是一股邪气，弥漫充塞三焦，状如云雾，当以芳香逐秽，其次莫如利小便。

杏仁　厚朴　豆蔻　滑石　茯苓皮　橘白　绵茵陈　寒水石
佩兰叶

47. 李（二十八岁）　暑湿气痹，咳逆微呕，有发疟之象。
杏仁　豆蔻　厚朴　丝瓜叶　连翘　象贝　射干

48. 施　坐不得卧，胸满气喘，暑风湿气漫处三焦。太阳膀胱不开，邪郁生热，气痹生肿，先议开三焦气分之窒。

杏仁　豆蔻　滑石　寒水石　猪苓　广皮　厚朴　茯苓皮

49. 暑属阴邪，一种湿温秽浊之气，胶结于三焦，故苔灰边白，气喘脘结，周身痛难转侧，小溲窒涩而痛，老年精气已衰，恐有内闭外脱之变。

鲜菖蒲　厚朴　茯苓皮　橘红　豆蔻　杏仁
另服苏合香丸。

50. 潘毓翁　中年冲气痰升，喘急随发随止，从肝肾本病治，固是地黄饮子，用意在浊药轻投，勿以味厚凝滞痰气，但以质能引导至下，变饮为丸，纯是浊药柔温。若归脾汤甘温守中，养脾之营，更与痰饮冲逆相背。自七月间，反复必有暑湿客气，从呼吸而受。据述肌肤间发丹疹，浮肿甚速，膝膜映红，若但内症，未必有此。思夏秋口鼻受气，上焦先伤，与肝肾本病两途。上焦失解，理必延漫中下，而三焦皆为病薮矣。此胀在乎脉络，不在腑肠，水谷无碍者缘此。况久病大虚，温补不受，必当推其至理。伏邪引动宿病，仲景论必先理其邪，且口渴便实，岂温热相宜？自言怀抱郁结，相火内寄肝胆，如茎肿囊纵，湿壅水渍。勉以三焦气分宣通方，仿古二虚一实，偏治其实，开其一面也。

飞滑石　杏仁　茯苓皮　厚朴　猪苓　通草　豆蔻

51. 长夏外受暑湿，与水谷之气相并，气阻蒸迫，上焦不行，下脘不通，不嗜饮食，目黄舌白，邪结气分。

杏仁　厚朴　茯苓　豆蔻　炒半夏　姜汁

52. 舌白心黄，湿着太阴，食不运，呕吐。

杏仁　广皮白　草果　藿梗　厚朴　半夏

痛胀得吐而安，随发寒热，口苦目黄，皆湿热内扰，胃口不清。《灵枢》谓中气不足，溲便为变矣。

柴胡　天花粉　谷芽　生姜　黄芩　半夏　枳实　大枣

暑湿虽去，胃气未复，务宜薄味静养，勿令客邪再扰。

川斛　广皮　半夏曲　煨益智仁　茯苓　青皮

🌿夏季寒湿

1. 冒暑伏热，引饮过多，脾胃深受寒湿，令人喘胀噫哕，水湿结聚，尿溲涩，便难。险笃之症，仿古人暑门方，大顺散主之。

杏仁　炮姜　肉桂　甘草

【按】炮姜代麻黄，肉桂代桂枝，表法变为里法，治疗脾胃寒湿，太阳抑遏之证。

2. 冒暑伏热，引饮过多，脾胃既受寒湿，阳气郁遏，不主转旋，遂痞结欲呕。古人以大顺散温中下气为治。

杏仁　炙甘草　茯苓　炒干姜　肉桂心　半夏

脉形略起，按之短涩。进温中下气，似乎闪烁欲动，知阳渐气结有形，非真食滞重着之物，愚见不用寒凉犯胃，以肥人之病，虑虚其阳，矧夏月阴气在里，里之有形，便是浊阴。《内经》论诸痛为寒内客，今暑热蒸迫，理无外寒，然口食凉茶瓜果，此水寒入脘，未能即化为热，素因脾胃气弱所致，津液不运，自有烦渴。再验舌色，未必定以实热。但以辛香开气之属，可以醒阳，可以宣浊，上下分布，病机自减。高明采取如何？

郁金汁　杏仁　半夏　豆蔻　厚朴　块茯苓

又：吴萸　炒半夏　槐枝木　金铃子　块茯苓

病减六七，胃中清气未旋，津液未肯分布，故口渴喜饮，岂是实火。常以梅饼苏胃生津，午后进四磨汤一次。

人参　乌药　桔梗　郁金

各磨汁，开水冲服。

暑湿热伤气

1. 暑伤气，神倦无力。

黄芪片　炙甘草　宣木瓜　白茯苓　归身　鲜莲子

2. 暑必夹湿，且宿有痰饮，湿痰交蒸，身热为冤，当治以苦辛宣通。

人参　川连　广皮白　茯苓　藿梗　半曲

3. 舌心黄边白，渴饮水浆，停胃脘欲吐，微微冷呃，自利稀水，小便不利，诊脉坚劲不和。八旬又二，暑热湿邪内著。必脾胃气苏，始可磨耐，以尊年不敢过用清消矣。议用清暑益气方。

人参　茯苓　广皮　猪苓　石莲子　川连　黄芩　厚朴　泽泻　煨葛根

4. 金（六十五岁）　热伤气分，水谷不化之湿，留着胃络。已入秋凉，衰年气弱，夏令伏邪未去。议东垣清暑益气，减去滞药。

人参　茯苓　神曲　升麻　葛根　泽泻　广皮　木瓜　川连

5. 脉濡，懒倦，多汗，口渴，体气素薄，炎暑铄益气，保水之源。

麦冬　人参　知母　五味子

6. 金匮（十七）　夏伏暑湿，秋季如疟，邪不尽解。能食不化，腹中气滞有形，脾胃不和，用东垣清暑益气法。

人参　黄芪　白术　青皮　陈皮　神曲　炙甘草　麦冬　五味子　黄柏　泽泻　当归　升麻　葛根　苍术

姜枣煎。

变证

1. 暑湿未净，下利频来。

人参　茯苓　姜炭　炒陈皮　焦术　炙甘草　木瓜　益智仁

2. 胸闷妨食，战栗肢寒，气弱，伏暑之候，且以和法。

茯苓　煨姜　杏仁　半曲　橘白　藿梗

3. 向有肝风乘胃，阴弱可知，近头痛转在右太阳，且鼻衄，上焦未免暑风侵焉。

桑叶　囫囵大葳蕤　南沙参　川贝　嘉定天花粉　生甘草

4. 暑热伤气，神倦食减。

川连　木瓜　荷叶边　半曲　茯苓　广皮白

5. 暑热销铄胃汁，口渴不饥，以制木和胃。

省头草　生白芍　橘红　麦冬　乌梅肉　半曲

【注】省头草，佩兰之异名。

6. 脉右弦，中痞。暑邪入里，三焦俱病。况发汗后热不解，其病不在表可知矣。进苦胜于辛方法。

杏仁　金石斛　黄芩　天花粉　桔梗　陈皮白　草果

7. 阴虚之体，遇夏气泄，元气受伤，神倦不耐烦劳。复因暑邪窃踞中宫，遂致胃不知饥，口不知味，或恶心，或嗳气，腹鸣渐痛。岂非病在中焦，久延三焦俱困，恐有疟、利之虞，宜安闲调摄，旬日可安，进温胆法。

竹茹　金石斛　木瓜　郁金　半曲　广皮　乌梅

8. 暑热伤气，形均日减。汗泄则烦倦，气浮越面肿。夏月正在气泄，当治后天。仿东垣清暑益气法。

人参　五味子　神曲　黄柏　煨葛根　麦冬　川连　麦芽
泽泻

9. 长夏脾胃主乎气候。暑湿气自口入，由膜原以入中宫，脾胃受困，正气已馁，勉进食物，不肯转运，气机呆钝，清浊失职，郁遏于中，少火皆为壮火。欲嗳不得，心中热，思冷饮，坐起头眩欲晕，形骸疲倦无力，皆壮火食气，内风掀旋之象。药饵效与不效在医，而平居调护功夫须自琢磨，冀免小愈病加之累，屡经反复，再无复元之日。古人因病损真，生气不来，最深虑及此。

人参　醋炒半夏　生白芍　郁金汁　川连　乌梅肉　枳实汁

10. 头胀，脘闷渐痛，渴喜饮水，下咽则呕，烦热无寐，大便渐溏不爽。此暑热气从口鼻而入，竟走三焦，清浊为阻，营卫不行，是以发散消导，毫无取效。徒令克铄胃汁，所以呕烦不已也。法宜苦降和阳方。

杏仁　黄芩　竹茹　天花粉　枳实汁　橘红　豆蔻　半曲
郁金

11. 少阴中暑，阴液已涸，舌痿形缩，齿板燥，烦躁多日。食瓜肠滑大下，此阴不主收摄矣。证属大危，难以图治，勉拟竹叶地黄汤。

生地炭　山药　白芍　麦冬　泽泻　茯苓　丹皮　竹叶

12. 潮热耳聋汗出，神识昏冒，脉细数下垂入尺。壮年热病，脉形如是之衰，怕其昏厥在迩，以上实下虚故也。拟复脉汤法。

复脉汤去姜、桂，加蔗浆。

13. 劳倦夹暑热不解，鼻煤，舌灰白，咳逆痰喘，潮热自汗，神识不清，语言错谬。此邪结在里，病属险途，拟万氏清心牛黄丸，以驱蕴伏之邪。冀其神气清，再商去其他病。上焦之病都属气，气窒则上下不通，而中宫遂胀。热病蒸灼，喉舌疳蚀，清气之中，必佐解毒。

连翘　银花　马兜铃　水芦根　川贝　白金汁　川通草

14. 连朝骤热，必有暑气内侵。头热目瞑，吸短神迷，此正虚邪留，清补两难，先与益元散三钱，用嫩竹心二钱，煎汤凉用。当服绿豆清汤代茶。

15. 伏暑发热，经旬不解，暮夜神识不清，少腹胀痛，大便不通，秽浊蕴结，虑其内闭痉厥之患。

清心牛黄丸。

16. 暑风不解，身痛热，渴而呕，水结之象。

杏仁　橘红　天花粉　豆蔻　藿香　半夏　厚朴　木瓜

17. 劳倦伤阳，当风沐浴，卫外气泄疏豁。药以柴、葛再泄其阳，杂以消导，更耗其气。胃伤热迫，呕逆气冲，但夏热必兼湿邪，周身掣痛。法当酸苦安胃泄热，使厥阳稍平，即商辅正。

川连　枯黄芩　姜汁炒竹茹　炒乌梅　生白芍　郁金

18. 服理中后，胃痛泄泻转加，心热渴不欲饮，必有暑湿内结，暂用酸苦泄热。

川连　淡黄芩　炒广皮　乌梅　生白芍　木瓜

19. 夏令伏邪，至深秋而发，发汗不解，继又泄泻，此伏里之证，与暴感不同，所以表散、和解不能取效。病有四旬，脉细搏如刃，面色消夺，犹里热口渴，舌色白，病中溃泄，此久热迫蒸，阴阳失守，苦药燥损，津液日枯，因热致病，医不以河间三时法则，分三焦以逐邪，昧于从事节庵陋习，宜乎淹淹不已。若不急调，久延虚怯一途，古人所谓因病致损也，慎之！

卷心竹叶　生地炭　生白芍　米炒麦冬　炒丹皮　乌梅肉

20. 伏暑深秋乃发，是属里证，虽经遗泄，系阴虚夹邪，忌用温散，再伤阴液。今自利口渴腹满，可与四逆散方法。

黄芩　枳实　六一散　生芍　广皮白

【按】含黄芩汤意。

21. 酒客湿热内蕴，长夏湿热外加，医不晓客邪兼有宿病，发散消导，胃汁大伤，先利黏腻，继而吐血。今两䏶麻痹，膝中逆冷，阴液枯涸，脉络少气，舌绛烦渴，尿赤短涩，热未尽，本先夺，偻废之象，恐不能免。

滑石　生石膏　寒水石　白芍　川柏　麦冬　鲜生地　阿胶　炙甘草　麻仁

22. 叶（无锡，三十一岁）　夏月带病经营，暑热乘虚内伏，秋深天凉，收肃暴冷，引动宿邪，寒热数发，形软减食，汗出，与归芪建中汤。

23. 顾　暑湿必伤脾胃，二邪皆阴，不必苦寒清热，调气分利水，此邪可去。中年病伤气弱，以强中醒后天。

人参　炒扁豆　木瓜　茯苓　炙甘草　广皮

24. 黄（江西，六十三岁）　病是劳倦内伤，客途舟中，往来复受时令暑湿，病已过月，不饥不大便，脉微小属阴，暑湿皆属阴浊，气分为浊阴蔽塞。仲景谓：阴结湿结，肠胃无阳气运行，强通大便，浊反逆致，此入夜阴用事而痛甚矣。

淡干姜　生炒黑附子　炙黑甘草　生大白芍

25. 诸（十六岁）　夜热不止，舌绛形干，前议伏暑伤阴，用竹叶地黄汤不应，是先天禀薄，夏至一阴不生，阴虚生热，成痨之象。

三才加丹皮、骨皮。

26. 林（十八）　色苍形瘦，察质阴虚火亢，津液不充，喜冷饮。夏季热蒸，须培生气，顺天时以调理。

麦冬　知母　川贝　地骨皮　丹皮　绿豆皮

27. 周（二四）　先天禀薄，壮盛精气不足，形神劳动，阳乃浮越。精血皆有形，非旦夕可生。培养无形元气，可生有形之精血。勿诵读烦心，勿摇精动肾，静养百日，壮年可以生复。

两仪煎。

28. 顾（十五）　禀质聪慧，当此已有知识，勤读夜坐，阳升则上热下冷，真阴不能生旺，长夏变幻腹疾，以溲浊痹热论之，乃虚人暑伏脾胃，议用东垣法。

人参　煨葛根　广皮　黄柏　生谷芽　泽泻　茯苓　川连

29. 病已十余日，身尚躁热，舌苔黏腻，神呆目定，脉刚而数，烦躁呓语。此暑湿久伏，与时气之秽邪凝合，酿成胶腻之痰，闭塞清明之府，神情迷昧，胃家浊液，蒸遏不宣。药食甘味，必蛔厥上冒。然《内经》有：湿位之下，燥气乘之，是以从之，湿转为燥。若无湿痰之潮气上蒸，舌苔早已燥刺矣。今先滋液，以清烈焰之燔。

鲜生地　麦冬　乌梅　蔗浆　银花露　羚羊角　蚌水

再诊。面垢，色白，渴饮，气短如喘，自利。是秽浊气入口鼻，与水谷之气互相混扰。湿气阻窒，氤氲内蒸，三焦皆受。胸背肢节有晦暗斑纹。秽与气血胶固心络，为邪熏灼。神昏呓语，手经蔓延。疫邪不与伤寒同例，法当芳香辟邪，参以解毒，必得不为湿秽蒙闭，可免痉厥之害。

石菖蒲汁　豆蔻　犀角尖　小青皮　连翘心　银花　六一散　金汁　至宝丹

三诊。邪陷复利，伤及厥阴。症见气上撞心，饥不能食，干呕腹痛，全是肝病见端。肝为至阴之藏，相火内寄。仲圣治法，不用纯刚之剂，以肝为刚脏也。今正交土旺之时，木火为仇。五日内未为稳当，宜慎之。

人参　淡吴萸　当归　白芍　秦皮　炒乌梅

30. 虚损泄泻，用异功、理中，乃补脾胃以煦其阳气方法，无如失血遗精，金水久亏，阴乏上承，咽喉失音，而泻仍不已。长夏吸受暑湿之气，与身中浮越之气互为郁蒸，遂起疮蚀。气阻则妨纳食，是劳损为本而杂以暑湿，纯补决不应病，与轻淡气薄之剂，先清上焦，后议补益。

芦根　马兜铃　通草　米仁　滑石　西瓜翠衣

31. 暑湿乃夏秋时令之病，其邪先着气分，氤氲蒙昧，有形无质，医投攻夺，乃有形治法。气伤阳损，至今肢冷溏泄，何一非阳微肿胀之征？此宜温补下中，莫治眼前。

人参　白术　木瓜　淡附子　益智仁　炒广皮　厚朴

32. 脉弦呕吐，心中懊憹，不纳水谷，倏冷忽热，虽因嗔怒七情，兼有客邪伏气，汗多不宜表散，清暑和中为正治。

杏仁　半夏　郁金　茯苓　广皮　枳实　金斛

33. 诊脉左虚大，右涩小弱。症见：目瞑短气，遗尿肢掉，神识渐迷，渴不欲饮，清早稍安，晡时烦躁，此乃积劳元伤，热气内迫，劫铄脏液，致内风欲扰，有痉厥之虑。仲景谓：元气受伤致病，当与甘药。就暑热伤气，亦属发泄所致，东垣发明内伤暑病益气诸法，足为炳据。若动攻表里，是速其散越耳。

麦冬　生甘草　鲜莲子　知母　竹叶心

34. 吴子纯　连朝骤热，必有暑气内侵，头热目瞑，吸短神迷。此正虚邪痹，清补两难，先与益元散三四钱，用嫩竹叶心二钱煎汤，凉用二三小杯，常用绿豆清汤服。

第二案 温邪中伤之后，脾胃不醒，不饥口渴，议清养胃津为稳。

鲜佩兰叶 川斛 知母 大麦仁 炒麦冬

35. 脉濡数，中暑。暑为阳邪，昼属阳分，故张其势而烦渴。夜静属阴，邪逼于内，则多言呓语，皆由体虚邪甚致此。经谓：暑伤气。原属虚证，未敢以凝寒苦清，侵伐元气。

丝瓜叶三片 金斛三钱 白知母四钱 飞滑石一钱

水煎滤清，候冷，冲入西瓜汁一大茶杯。

36. 阴弱伏暑，发热，鼻衄，汗多。慎加调理，勿忽视之。

赤麦冬 鲜莲子 霍斛 木瓜 茯神

37. 寒热渐除，间一日复来，即暑邪入里之征，因正气不振故也。但烦渴不减，舌苔黄厚，胃中滞浊犹然不清。河间方法，正治此症，非是抄窃旧方，乃去邪务尽之意。

湿

1. 湿郁，溺痛，形寒。

桂枝 茵陈 大豆黄卷 茯苓皮 萆薢 浙茯苓 飞净滑石

2. 风湿相搏，形浮咳嗽。

杏仁 米仁 木防己 桂枝 茯苓 生姜皮

3. 湿阻气痹，脘闷不爽，身痛。

杏仁　半夏　茯苓　桂枝　干姜　木防己

4. 两尺微细，腿肿，春夏气泄，湿蒸肿盛，乃地气上升耳，通阳一定至理。

白术　茯苓　薏苡仁　牡蛎　附子　萆薢　木防己　泽泻

5. 湿蒸气泄汗多。

于术　半夏　煨姜　茯苓　广皮　木瓜

6. 湿阻阳郁。

桂枝　杏仁　薏苡仁　茯苓　厚朴　木防己

7. 脉缓。

生于术　附子　煨姜　桂枝木　炙甘草　南枣

8. 风湿相搏，发热身痛。

杏仁　桂枝　木防己　米仁　茯苓　大豆卷

9. 脉弦，身热从汗泄而解，此属伏湿，恐其转疟。

杏仁　半夏　橘白　厚朴　茯苓　煨姜

10. 湿郁阳痹，形凛咳嗽。

玉竹桂枝汤。

11. 舌黄，脘中未爽，湿阻于中焦。

半夏　白术　广皮白　茯苓　干姜　枳实皮

12. 湿注䟗踵，针之易泄。

米仁　茯苓　木防己　泽泻　桂枝　粉萆薢

13. 一派风湿内郁，怕增腹痛喘急。

杏仁　连翘　木通　白桔梗　桑皮　橘红　赤芍　淡竹叶

14. 宣湿利气。

丝瓜叶　杏仁　米仁　白芦根　桑皮　通草

15. 舌黄脉缓，脾胃之气呆钝，湿邪未净，故不饥。

益智仁　半夏　橘白　厚朴　茯苓　干姜

16. 秽气混于募原，脘闷恶心。

藿香　杏仁　枳壳　厚朴　半夏　广皮

17. 热退脘痹，不饥不大便。

杏仁　半夏　连皮苓　厚朴　橘白　炒熟麦芽

18. 湿热未净，不饥妨食。

藿梗　谷芽　半曲　川连　木瓜　陈皮

19. 湿盛，飧泄便血。

茅术　炙甘草　茯苓　炮姜　木瓜　广皮

20. 舌白胸闷。

杏仁　藿香　半夏　厚朴　橘白　滑石

21. 湿邪阻于上焦，不饥少纳。

杏仁　苏梗　枳壳　厚朴　橘红　半夏

22. 湿伏，蒸热，下利。

木瓜　茯苓　陈皮　半曲　藿香　荷边　炙甘草　谷芽

23. 湿邪阻于中焦，蒸热，脘闷，腹膨，法宜苦辛开泄。

杏仁　藿香　豆蔻　槟榔汁　厚朴　半夏　广皮白

24. 湿阻不泄，脘痹不饥。

杏仁　半夏　茵陈　莱服子　厚朴　广皮白　茯苓皮　槟榔汁

25. 舌苔浊腻。

茵陈　半夏　厚朴　滑石　杏仁　橘白

26. 舌苔浊腻，色如松花，瘅热不渴，少腹隐隐痹痛。此阴湿着于募原，中阳怫郁不宣，切勿投以寒凉，恐成疟痢。

藿香　半夏　紫色厚朴　杏仁　橘白　连皮苓

27. 湿邪内郁，腹痛，便溏。

广皮　茯苓　藿香梗　厚朴　香附　砂仁壳

28. 酒客湿胜，中焦阳气素亏，易痞易溏，不饥不饱，皆清阳不肯转旋。况烦劳伤阳，亦属内症发热，非外感所致也。

杏仁　广皮白　煨姜　茯苓　厚朴　豆蔻　半夏　泽泻

29. 唐（五十六岁）　夏，足跗肌浮，是地气着入之湿邪，伤在太阴、阳明。初病失血，继而呕涎拒食，医不知湿伤脾胃，漫延乃尔。

五苓散去泽泻，加益智仁、厚朴、广皮、滑石。

30. 俞　秽浊缠染，口鼻吸受时序雨潮之湿，亦属不正异气。此芳香开气，淡渗利湿，一定成法。

豆蔻　藿香梗　嫩竹叶　杏仁　大豆黄卷　厚朴　滑石

31. 据述产育频多，产后两年，经水至今未来，此为病根，已属下元阴亏。长夏初患泄泻，必天雨地湿，潮雾秽浊，气由口鼻吸受，原非发散消攻可去，只因体质甚薄，致秽浊蔓延，充布三焦。上则咳痰不饥，下则二便涩少，非表有风寒，故无寒热见症。然气分壅塞，津化浊痰，入夜渴饮，胃汁消乏，求助于水，是本虚标实之病。夫肺位最高，与大肠相表里，清肃不行，小便不利矣。

芦根　米仁　通草　茯苓　桑叶　西瓜翠衣

冲入豆蔻末。

再诊。前议虚不受补，皆因夏令伏邪著于气分。夫肺主一身之气，既因气阻，清肃不行，诸经不能流畅，三焦悉被其蒙。前言攻邪不效，盖客邪由吸而受，与风寒感冒不同。乃氤氲虚空，聚则为殃耳。故取淡渗无味，气薄之品，仅通其上，勿动中下，俾虚无伤，伏气可去，稍佐辛香，非燥也，仿辟秽之义。

经霜桑叶　鲜枇杷叶　茯苓　蔻仁　米仁　芦根

32. 酒客中虚聚湿，口鼻吸受秽浊不正之气。初病头胀胸痞身痛，微汗不解，秽湿在募原内蒸，非伤寒之邪从表入里，及中道斜行，鼻受秽湿，皆蕴结于气分，治以芳香，邪气得开。奈不分气血、从热消导、清热攻下，邪混血分，成斑冒入膻中，神昏谵妄，内闭脏腑，外象肢冷大汗，势已危笃，仍以病根源秽邪逼迫心包络论，神气少清，冀其回生？

至宝丹四分，金汁一杯，石菖蒲汁一匙，研细和匀，炖温服。

33. 臭秽触入，游行中道，募原先受，分布三焦上下，头胀，脘闷，洞泄。以芳香逐秽法。

藿香梗　生香附　茯苓皮　豆蔻　飞滑石　炒厚朴　新会皮

34. 今年二三月，久雨阴晦，入山行走，必有瘴气湿邪着于脾胃，腹中胀闭，溏泻夹积，尿赤不爽，目眦肌肉悉黄。夫湿为阴邪，郁久必热，热自湿中而出，当以湿为本治。

生茅术　炒厚朴　猪苓　草豆蔻　新会皮　绵茵陈　泽泻
茯苓皮

木香汁磨入。

【按】茵陈五苓散。以其湿重胀闭，合平胃散以燥湿消胀。

35. 脉大弦缓，目黄，纳食后中脘滞痛，腹鸣泄泻。夏病至深冬未安，缘濒海潮湿久蒸，兼以怀抱少畅，脾胃之阳日困，所受水谷之气少运，清浊升降失度，外因六气未去，留连脾胃内伤。法当辛香调气醒中，阳气流行，湿郁可去，腥膻重味宜忌。

煎方：杜藿香　煨木香　生茅术　草果　陈皮　生香附汁
茯苓　厚朴

服十剂。

丸方：生于术　人参　益智仁　生茅术　砂仁　茯苓　小青皮　厚朴　新会皮

36. 此吸受秽浊，募原先病，呕逆。邪气分布营卫，热蒸，头胀身痛。经旬至神识昏迷，小溲不通，上中下三焦交病，舌白，渴不多饮。仍是气分窒塞。当以芳香通神，淡渗宣窍。俾秽浊气由此分消耳。

通草　猪苓　茯苓皮　米仁　淡竹叶　大腹皮　至宝丹

37. 舌白肢厥，语错，丹疹背多胸少，汗大出，此湿邪着于气分。邪郁气痹，故现外寒，非虚脱也。生地、阿胶滋清凉血，则气湿愈阻，此属邪郁，不但分三焦，更须明在气在血。

羚羊角　天竺黄　射干　川贝　米仁　茯苓　石菖蒲

38. 不饥不欲纳食，仍能步趋，长夏湿蒸，着于气分，阳逆则头中胀闷，肌色萎黄。与宣气方法。

西瓜翠衣　飞滑石　米仁　芦根　通草　郁金

39. 范升九　四肢乍冷，自利未已，目黄稍退，而神倦不语。湿邪内伏，足太阴之气不运。经言：脾窍在舌。邪滞窍必少灵，以致语言欲謇。法当分利佐辛香，以默运坤阳，是太阴里证之法。

生于术　草果　厚朴　木瓜　茯苓　泽泻

第二案　身体稍稍转动，语謇神呆，犹气机未为灵转，色脉非是有余，而湿为阴邪，不徒偏寒热已也。

生于术　石菖蒲汁　郁金　茯苓　远志　米仁

第三案　湿滞于中，气蒸于上，失降，不得寐，口起白疳，仍不渴饮。开上郁，佐中运，利肠间，亦是宣通三焦也。

生于术　寒水石　米仁　桔梗　广皮　猪苓　泽泻

第四案　湿胜中宫不运，易生痰饮，不欲食，须使神机灵泛，少佐疏滞。

外台茯苓饮去广皮，加天竺黄、石菖蒲。

第五案　人参　金斛　枳实　于术　茯苓　广皮

第六案　脾胃不醒，皆从前湿蒸之累。气升痰咳，参药缓进。

炒川贝　茯苓　地骨皮　米仁　郁金　淡芩

40. 酒客伏湿，脉数，汗多，咳嗽，食不易运，病在手足太阴。

茅术　扁豆　米仁　桑皮　杏仁　半夏　茯苓

41. 述胸脘胀痞，不饥不食，大便溏滑，已有五年。夫胸中乃清气转旋，清阳失运，浊气凝聚为患，水谷气蒸之湿，湿胜遂成五泄，阳气日微，宜脾阳，可使气机之运，气行湿自去耳。

生白术　益智仁　真茅术　厚朴　茯苓　荜茇　广木香　新会皮

42. 脉数重按无力，左腰胁痛不能转侧，舌苔白，边红，心中热闷，不欲饮，是湿邪滞着，经络阻痹，宜进气分轻清之药，庶几不伤正气。

薏苡仁　杏仁　川贝　佩兰叶　西瓜翠衣

又：脉数，左腰胁疼未止，舌苔黄，昨进芳香轻剂略安，仍不宜重药。

佩兰叶　浙茯苓　南沙参　薏苡仁　川贝

又：脉数无力，左腰胁疼未止，舌色转红，是病邪虽稍缓，却阴气已经不振，进清余热略兼养阴方。

川贝　淡芩　麦冬　阿胶　川斛　知母

又案：脉数无力，左腰胁疼未止，舌苔已退。虽病邪稍缓，但阴气仍然不振，议用清余热略兼养阴方。

川贝　淡芩　麦冬　阿胶　川斛　玄参

燥

1. 脉数无序，上焦肺气燥矣！胸臆隐隐痹痛，怕其咳吐痰血。

枇杷叶　瓜蒌皮　杏仁　北梨汁　苏子　川贝

2. 阴亏体质，近受燥火，咳呛，少寐，暂以甘寒肃其肺卫，续以培元为妥。

葳蕤　茯神　桑叶　南沙参　霍斛　梨肉

3. 燥侵作咳，但左脉弦数，恐络动失血。

桑叶　南沙参　嘉定天花粉　玉竹　川贝　麦冬

4. 形脉俱虚，不饥不食。积劳虚人，得深秋凉气外侵，引动宿邪，内蒸而为烦渴，已非柴、芩、半夏之症。急救津液，以清伏邪。

竹叶　生地　梨汁　连翘　麦冬　蔗汁

5. 不治失血，独取时令湿邪，得以病减。凡六气有胜必复，湿去致燥来。新秋暴暑铄津，且养胃阴，白露后可立调理方。

麦冬　人参　大枣　半夏　生草　粳米

6. 脉虚数，形寒，心中烦热，五更后气升咳呛。当秋分节燥金司令，大热发泄之余，皆能化燥。肺为娇脏，最处上焦，先受其冲，宜润燥以滋其化源。

冬桑叶　南花粉　生米仁　大沙参　玉竹　蜜炙橘红
用白糯米三合，淘净，滚水泡，取极清汤，代水煎服。

7. 夜来咳嗽略稀，即得假寐目瞑。夫温邪内热，津液被劫，已属化燥。而秋令天气下降，草木改色。肺位最高，上焦先受。大凡湿由地升，燥从天降，乃定理也。今皮肤甲错，肌肉销铄，无有速于是也。兹论气分主治，以上焦主气也。议用喻氏方，减去血药，以清燥专理上焦。

经霜桑叶　玉竹　甜杏仁　枇杷叶　甜梨皮　天花粉（将滤入生石膏末二钱）

8. 初秋咽痛发呛，是气交中暑热燥气从呼吸而入。肺位最高，清空失司，唯轻清可解。药过于苦辛寒，胃伤食减，而上焦仍窒。古人谓金空则有声，声嘶脉数，有肺痿之虑。

甜水梨　马兜铃　北沙参　川贝　诃子皮　蔗浆　甜杏仁
熬膏。

9. 朱（二十二岁）　夏热秋燥伤于气分，胸痞多嗳，大便燥结。凡上燥清肺，不取沉腻滋降。

大沙参　玉竹　苏子　桑叶　麦冬汁　蜜炒橘红

10. 汪　夏湿化热，清肃气分，已愈七八。湿解渐燥，乃有胜则复，胃津未壮，食味不美，生津当以甘凉，如《金匮要略》麦冬汤。

11. 金（枚墩，二十四岁）　瘦人易燥偏热，养胃阴，和肝阳，可以久服。

大生地　清阿胶　淡天冬　北沙参　麻仁　白芍

12. 汪　不以失血，独取时令湿邪，得以病减。凡六气有胜必复，湿去必致燥来，新秋暴暑铄津，且养胃阴，白露后可立丸方。

麦冬汤。

13. 陈（十六岁）　秋燥咳嗽。

桑叶　川贝　南沙参　南花粉　玉竹

14. 高（二十九岁）　向来阴虚热胜之质，夏至阴生，未能保摄安养，暑伏热气内迫，尤令伤阴。秋半气燥，热亦化燥，心中漾动失血，阳不下潜所致。

生地　麦冬　清阿胶　桑叶　知母　生石膏　生甘草

15. 吴　辛泄太过，肺胃津伤，咽喉干涸，出纳气阻。盖肺为出气之脏，姑进滋养上焦，以充化源。

生鸡子白　玉竹　麦冬　甜杏仁　生甘草

16. 中气素虚，形寒饮冷，遏伏暑湿之火，蕴于膻中，劫津耗液，尽从燥化，肺气不能下输，肠胃燥满不行。下之遂逼血下行，血既下夺，亦云竭矣。阴不配阳，汗从外泄，即为上厥。上厥下竭，肺经独受燥累，急进清燥救肺汤以回阴液。

枇杷叶　人参　麦冬　桑叶　阿胶　杏仁　生石膏　竹叶

继进方：

羚羊角　枣仁　茯神　山栀皮　黑豆皮　枇杷叶　麦冬　蔗汁　鲜菖蒲

再进方：

小生地　人参　阿胶　茯苓　黑豆皮　枇杷叶　青蒿　麻仁　麦冬

脉来和静，舌苔已退，但时或烦热，胸中未适，此皆燥邪未尽之征，是以神识尚未全复，究竟必以滋燥为先。

阿胶　枇杷叶　麦冬　川斛　山栀　北沙参　茯神　石菖蒲

邪脉悉退，微迟和缓，用平调营卫，胃气自复，复脉汤主之。

人参　麦冬　炙甘草　阿胶　茯神　白芍　麻仁　五味子　炒生地

17. 脉虚数，喉干舌燥欲咳，乃阴亏于下，燥铄于上，非客病也。

生地　熟地　天冬　麦冬　扁豆

18. 上燥治气，下燥治血，此为定论。今阳明胃汁之虚，因久痛呕逆，投以香燥破气，津液劫伤，胃气不主下行，肠中传送开合，皆失其职司。经云：六腑以通为补。岂徒理燥而已，仍议清补胃阴为法。

鲜生地　甜梨肉　天冬肉　人参　生白蜜

19. 诸（新开河桥，十六岁）　形瘦色黄，交阴身热，冲年夏热，真阴不生，秋燥加嗽，最有损怯之累。

竹叶地黄汤。

瘟痧　疹瘰

1. 久利盗汗，恶心形凛，肌发红点如瘾，虚中夹邪耳。

谷芽　木瓜　半夏曲　茯苓　广皮　荷叶蒂

2. 痧后咳呛，便溏，目痛。

黄芩泻白散。

【按】肺热尚盛，移于大肠。

3. 热蕴三焦，烦渴不寐，遍体赤斑，两脉搏数。

犀角尖　生地　连翘　银花　羚羊角　玄参　天花粉　菖蒲根

4. 营虚斑伏不透，咽痛呕恶，予《金匮要略》升麻鳖甲汤。

升麻（一钱）　归身（二钱）　川椒（三分）　鳖甲（四钱）　赤芍（一钱）

5. 痧不外透，火郁于肺，肺胀则喘。口渴频烦，热邪在上，况发厥如惊，尤属热象。辛寒解利郁热，从《内经》夏至后为病暑治。

连翘　杏仁　黄芩　山栀　芦根　牛蒡子　石膏　紫菀
木通

6. 病在暴冷而发，肌表头面不透，是外蕴为寒，内伏为热。肺病主卫，卫为气分，两解为是。

麻黄　牛蒡子　射干　桔梗　石膏　杏仁　生草　枳壳汁

7. 暴冷外加，伏热更炽，邪郁则气血壅遏，痧疹不肯外达。痰气交阻，神昏喘促，渐入心包，有内闭外脱之象。

连翘　射干　滑石　银花　菖蒲　通草
又：牛黄丸。

8. 温疹乃口鼻吸入秽浊之气，乃无形之邪，上窍阻塞，呛物不下。医不知有形无形，但曰清火寒降，至药直入肠胃，与咽中毫不相干。

牛蒡子　银花　马勃　连翘　射干　芦根

9. 沈（北城下，三十六岁）　温疹皆病气鼻口吸受，其秽邪是天地乖戾不正之气，无形之物，上窍阻塞，呛物不下，医不知无形有形，但曰清火寒降，至药直入肠胃，与咽中不相干涉。

连翘心（一钱）　射干（三分）　鲜芦（一两）　马勃（七分）　牛蒡子（钱半）　银花（一钱）

【按】两案重复，另案案语顺序不同，无姓氏与剂量，药物少一味射干。

10. 屈（二十二岁）　　长夏患痧胀，两三月渐渐腹大，入夜腹痛。凡痧是臭污秽气，留聚入络，变出肿胀。议以秽药宣通。

阿魏丸。

11. 痧是肺胃气分邪火，内迫津液，上焦受损，元未全复，更为夏热内蒸其血。不必为阴虚治，秋末入冬，用清燥意。

天冬　麦冬　知母　贝母　水梨肉

其他外感医案

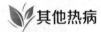 **其他热病**

1. 身热二载，咳嗽咽干。

玉女煎去牛膝。

2. 热伤胃阴，知饥妨食，头胀牙宣。

竹叶石膏汤去参、夏，加知母。

【按】阴伤气未损。

3. 左脉弦，瘅热，知饥，色黄。

青蒿　知母　丹皮　白芍　银柴胡　鳖甲

4. 午后背凛头晕，余邪未尽。

钩藤　金斛　茯苓　桑叶　广皮白　半曲

5. 劳伤伏邪，发热身痛。

当归　炙甘草　广皮　青蒿　白芍　茯苓　半曲　黄芩

6. 阴亏气热。

生地　粉丹皮　白芍药　泽兰　稽豆皮　柏子仁

7. 舌黄，渴饮，身热。

桑叶　竹茹　橘白　黑栀子　枳实　半夏

8. 伏邪发热。

杏仁　橘红　桑白皮　连翘　桔梗　川通草

9. 伏邪发热。

苏梗　橘红　杏仁　厚朴　天花粉　连翘

10. 伏邪发热头痛。

淡豆豉　杏仁　枳壳　桔梗　橘红　连翘

11. 伏邪发热，舌白。

桑皮　杏仁　通草　浙苓　米仁　芦根

12. 张（肛上，三十三岁）　烈日追呼，气伤热迫，保胃阴以养肺，益肾阴以固本。

生白扁豆　白玉竹　北沙参　甘草　麦冬肉　桑叶

【按】沙参麦冬汤由此。

13. 李（四十岁）　臭秽不正之气入自口鼻，着于募原，不饥呕逆，中焦病也。宜通浊痹为正，发散清寒为忌。

草果　槟榔　藿梗　厚朴　杏仁　豆蔻　半夏　姜汁

14. 姚（二十一）　述四月患蛾喉痹，必系温热犯上，温不尽解，留邪化热，肺津劫铄，喉燥痒呛，防有气损热炽，失血之累。甘寒润剂，不致伤胃。

绿豆壳　麦冬　生甘草　连翘　南花粉　银花　蔗浆半杯

又：浮热上炎，精走泄于下，致阴液阳津不肯上供。望色萎瘦，纳食不旺，摄阴恐妨胃口，况初夏曾患喉症，大暑热泄，阴难生复。先议水陆二仙丹，摄固精关。

人参　秋石　芡实　金樱子

膏丸。

15. 舒　口鼻触入臭秽浊气，蒙闭心包，遂心胸痛呕瘀血，且欲昏闭，即方书中恶之症。苏合香丸能辟秽恶之邪，若误认阴证，擅投桂、附，则抱薪救火矣。

苏合香丸二丸。

16. 前用生津养阴，已得咳停热退，可以渐入佳境不虞。发热较甚，三昼夜不减，口渴不饥，盖体弱肌疏，邪易侵袭，郁遏不宣，蒸燎如焚，质系金虚火旺。今遇炎威酷烈，相火内煽，暑热外侵，交相铄液，必致煎熬枯涸。欲进苦寒，奈虚火不堪直折，且虑徒伤胃气。议用海藏神术法，上解三阳，下安太阴。

白术　梨汁　防风　麦冬　甘草

17. 质瘦脉弱，交夏天暖，真气发泄，心热口渴，头痛胁疼，食下如噎，右耳气闭少聪，语言过多，齿戛寒噤，或巅胀面浮。皆津液因热而伤，致令浮阳动搏。议用甘凉生津和阳法。

北沙参　天冬　麦冬　麻仁　杏仁　桑叶　蜜水炒橘红

川斛煮汁泛丸。

18. 寒热虽减，脘中犹然不爽，非是食滞，乃气结所致，尚宜开上中之痹。

川连　干姜　淡芩　炒半夏　杏仁　豆蔻　枳壳　桔梗

19. 凡热甚而厥，其邪必在阴分，古称热深厥深。病中遗泄，阴伤邪陷，发表攻里，断难施用，和正托邪，是为稳法。

草果　黄芩　知母　人参　炒半夏

五更时服。

20. 病热，汗出复热而不少为身凉，此非痎疟，狂言失志。经所谓：阴阳交即是病也。交者，液交于外，阳陷于内耳，此属棘手症。

人参　生地　天冬

21. 目黄，舌刺，色赤，伏邪余热未尽。

鲜生地　麦冬　川斛　蔗汁　竹叶心　天花粉　鲜地骨皮

梨汁

22. 阳邪入厥阴之阴，呕逆二三日不止，腹痛便秘，发热口干，手足冷。

麦冬　蔗汁　枳实　沉香　川连　阿胶　代赭石　人参　韭

白　豭鼠粪

经方案

1. 发热，舌黄脘闷。

淡豆豉　黑山栀　枳壳　土瓜蒌皮　扁杏仁　桔梗

2. 凡三阳证，邪未入里归腑，尚在散漫之时，用承气汤误下之，则热不解而下利，神虚妄言见矣。拟苦清以通腑气，仍用葛根解肌开表，斯成表里两解之法耳。

葛根　黄芩　黄连　甘草

3. 脉浮缓，身热不止，汗出不为热衰。此风湿郁表，瘀热为黄。拟麻黄连翘赤小豆汤。

麻黄　杏仁　生梓白皮　生姜　连翘　细赤豆　甘草　大枣
天雨水煎。

4. 热邪入里，脘痞，按之痛，脉浮滑者，此邪结阳分。拟仲景小陷胸汤。

川连　瓜蒌实　半夏　杏仁　枳实

5. 王（四十二岁）　舌白不饥不渴，气急痰多，食入恶心欲胀，腹鸣，大便不爽，此寒热恶心，为阳伤气痹。

茯苓　半夏　桂枝　生姜　鲜薤白　炙甘草

6. 脉虚细无力，热止后汗多，心悸头晕，寐多惊恐，舌红，营阴受伤，理宜和阳存阴。

生地　麦冬　淮小麦　阿胶　人参　炒麻仁

外感后期调治案

1. 神识虽清，脉象殊数。

生地　生左牡蛎　龙骨　枣仁　茯神　淡天冬　建莲　柏仁

2. 留热未清，营液已耗，但论清邪，恐神索气夺，腻滞阴药，防余热痛疡。议理心之用，亦清补之意。

人参　麦冬　竹心　淮小麦

3. 脉数小，不饥，痰多，阴虚伏热。

滑石　麦冬　竹叶　连翘　杏仁　鲜生地

4. 久热五液全耗，阴伤非谬，频渴安受梨蔗。晡起寒热，倏然而至，验及舌色绛赤，显然由脏络之空隙，致阴反交恋其阳。按经义从下交合，难易速功，肝肾病必累及跷、维所致。

人参　知母　麋角胶　元武板

5. 热久伤阴，津液不承，呛咳，舌红罩黑，不饥不食，肌肤甲错，渴饮不休，当滋救胃液以供肺，唯甘寒为宜。

麦冬　南花粉　白沙参　冬桑叶　蔗浆

6. 脉象平和，热退头晕，宜调肝胃。

青蒿梗　丹皮　知母　半夏曲　橘红　茯苓

7. 时病后，不饥妨食，舌微黄，宜和胃气，以泄余邪。

大麦仁　半夏曲　大豆黄卷　金斛　白茯苓　广皮白

8. 寒热后不能寐，舌干，胃气不和耳。

竹茹　茯苓　木瓜　半夏　金斛　知母

9. 寒热却，脘中闷，疏其肝胃。

香附　茯苓　青皮　大麦芽　半曲　新会

10. 热减，妨食，神倦。

谷芽　川斛　陈皮　半曲　茯苓　知母

【按】余有痰、热。

11. 热久阴伤，津液不承，咳呛，舌红罩黑，不饥不食，肌肤甲错，渴饮不休，当滋胃汁以供肺，唯甘寒为宜。

麦冬　桑叶　蔗汁　天花粉　梨汁

12. 霍乱后中气未和，大便如溏如结，苦药不宜。

人参　谷芽　木瓜　茯苓　煨姜　陈皮

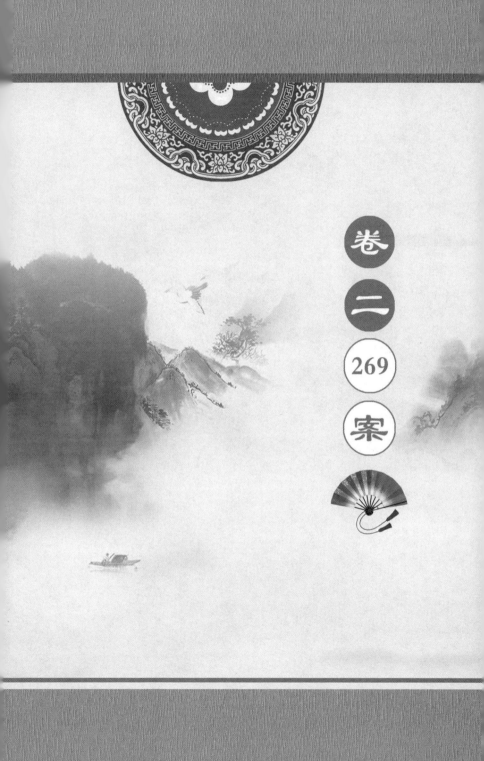

卷
二
269
案

感 冒

1. 夏月感冒，头重，壮热无汗，烦渴。伏暑新凉外束，治以辛香开表。

陈香薷　新会皮　厚朴　藿香　甘草　知母

2. 血症发后，体虚气弱，暑气外侵，而寒热腰痛，饥不欲食，虽咳嗽未减，当治其本，即急则治标之义也。

香薷　扁豆　木瓜　厚朴

【按】用香薷饮加味先治新感暑湿之本，再治血证咳嗽，体虚气弱之本。

3. 暑风未变成疟，欲呕，脘痹气喘，乃上焦受病，正气久虚，无发散消导，更通大便之理。此乃口鼻受气，与风寒停食不相侔者。

杏仁　天花粉　黄芩　苏梗　豆蔻　厚朴

【按】上中同病。太阳病重点是邪气在表，上焦病重点在肺、咽、卫，故而不用发散、消导、通便三法。

4. 脉弦紧，形凛发热，头胀恶心。

藿香　半夏　生姜　杏仁　橘白　厚朴

5. 舌白腻，咳嗽，入暮寒热，复感新邪耳。

杏仁　桔梗　桑白皮　藿香　橘白　老姜皮

【按】入暮出现寒热症状，此为阳退阴进之时，诸病加重。

6. 身热头胀。

杏仁　半夏　橘白　厚朴　苏梗　茯苓

7. 易感客邪，肺卫虚耳，而脉细涩，少阴肾精亦亏，当以培补为妥。刻下且以滋养柔金，清肃卫热。

生甘草　川贝　玉竹　南沙参　地骨皮　白糯米　桑叶

【按】卫出下焦。刻下先治卒病，后培补治其痼疾。

8. 温邪上郁，咳嗽头重。

杏仁　米仁　橘红　白旋覆花　蒌霜　桑皮

9. 温邪郁而不泄，头痛，咳嗽，脘闷。

杏仁　天花粉　桂枝　炙甘草　生姜　大枣

10. 温邪怫郁，咳嗽，形凛，发热。

瓜蒌桂枝汤去芍加杏仁。

11. 复受客邪，身痛脘闷。

苏梗　半夏　枳壳　橘红　杏仁　麦芽

12. 舌白，身热头胀。

杏仁　连翘　桔梗　苏梗　枳壳　橘红

13. 风火上郁，头目不清，暂以辛凉。

薄荷　桔梗　黑栀子皮　桑皮　象贝　连翘壳

14. 风痰郁于肺卫，咳嗽，鼻塞不利。

杏仁　桑皮　橘红　前胡　桔梗　姜皮

15. 此新受暑风，郁于腠理，与宿恙无涉。

细香薷　连翘　杏仁　飞滑石　橘红　川通

【按】滑石、川通渗湿于下。

16. 暑风头胀，口渴，身热，呕痰，脉弦，防疟。

香薷　天花粉　贝母　杏仁　苏梗　橘红

17. 阴弱，近受暑风，额痛，鼻塞，宜用轻药。

丝瓜叶　连翘　杏仁　川贝　桔梗　桑皮

【按】药性轻清上行，剂量轻，数沸取汁。

18. 咳嗽身热，脉弦数，阴虚夹邪，勿轻视之。

玉竹　麦冬　霍斛　川贝　南沙参　鲜地骨皮

19. 阴亏于下，气热于上，鼻塞不利，头目不爽，治以轻剂。

桑叶　天花粉　连翘壳　甘草　象贝　黑栀子皮

咳　嗽

 风咳

1. 复受风邪，嗽反甚，头反胀，暂以轻药肃其上焦。

经霜桑叶　南沙参　生甘草　葳蕤　大川贝
白元米四合泡汤代水。

2. 风邪作咳。

杏仁　南沙参　天花粉　桑叶　川贝　橘红

3. 风邪作咳。

旋覆花　苏子　川贝　杏仁　橘红　瓜蒌仁霜

4. 风侵作咳，身热。

杏仁　橘红　桑皮　苏梗　通草　桔梗

 寒咳

1. 阳微失护，客邪触饮，咳嗽呕逆，形寒身痛。

杏仁　茯苓　生姜　桂枝　炙甘草　大枣

2. 脉小，咳嗽，背冷。

杏仁桂枝汤去芍加米仁。

【按】夹饮。

暑邪咳嗽

1. 暑风作咳。

杏仁　芦根　通草　桑皮　象贝　米仁

2. 暑风作咳。

丝瓜叶　桑皮　杏仁　薏苡仁　橘红　芦根

3. 暑伤气，作之咳。

杏仁　天花粉片　桑皮　芦根　西瓜翠衣　川贝

🌿痰饮咳嗽

1. 风侵于肺络，咳嗽不已，渐成劳嗽。

白旋覆花　杜苏子　扁杏仁　瓜蒌仁霜　广橘红　海浮石

【按】痰伏肺络，有胶结之势。

2. 咳嗽痰多，交雨水节，血复溢。

旋覆花　扁杏仁　米仁　瓜蒌仁霜　冬瓜子　浙苓

3. 形浮，嗽逆痰血，宜降肺胃。

旋覆花　苏子　半夏　枇杷叶　米仁　茯苓

4. 痰饮咳嗽，终夕不寐，面浮如盘。昔徽宗宠妃病此，治用真蚌粉，新瓦上炒红，入青黛少许，用淡齑水，滴麻油数滴，调服二钱。

【按】验方。

5. 嗽逆不得卧，短气脉涩。

杏仁　粗桂枝　半夏　生白芍　茯苓　淡干姜　炙甘草　五味子

6. 水液上泛，形浮嗽逆，无如不独阳微，阴亦为之亏矣。用药之难以图功在斯。

茯苓桂枝五味子甘草汤。

【按】叶氏用苓桂味甘汤，接方于青龙，苓桂剂之后，温化敛肺。张氏从龙汤与此有异曲之妙！

7. 邪郁于肺，咳嗽痰稠。

桑白皮　杏仁　橘红　川贝　天花粉　桔梗

8. 湿饮内阻，焉得不咳！

杏仁　大半夏　粗桂枝　米仁　块茯苓　木防己

9. 饮邪咳嗽。

半夏　橘红　旋覆花　茯苓　米仁　枇杷叶

10. 有年阳衰饮干，咳嗽形凛。

杏仁桂枝汤去芍加茯苓。

11. 久嗽气逆。

茯苓桂枝甘草大枣汤。

12. 饮邪作咳。

茯苓　杏仁　炙甘草　桂枝　米仁　老生姜

13. 脉涩，咳嗽，背凛。

茯苓桂枝汤去芍加米仁。

14. 饮邪作咳。

苦杏仁　茯苓　白芥子　旋覆花　米仁　橘皮红

【按】本案重在宣降气机，与下案温化之不同处。

15. 饮阻咳嗽。

旋覆花　米仁　橘红　杏核仁　浙苓　白芥子

16. 沈（三十五岁）　此嗽是支脉结饮，治肺无益。近日嗔怒恹气，寒热一月，汗多不渴，舌淡白，身痛偏左，咽痒必咳。

玉竹　大沙参　米仁　生甘草　扁豆　茯苓

17. 潘（二十八岁）　咳嗽在先，肺病。近日凉风外受，气闭声音不出，视舌边绛赤有黄苔，寒已变为热。

越婢法加米仁、茯苓。

18. 夏（山塘，七十五）　立冬未冷，温热之气外入，引动宿饮。始而状如伤风，稀痰数日，继则痰浓咽干，是少阴脉中乏津上承，五液尽化痰涎。皆因下虚易受冷热，是以饮邪上泛。老年咳嗽，大要宜调脾肾，最忌发散泄肺理嗽，暂用越婢法。

麻黄　石膏　甘草　芍药　生姜　大枣

【按】越婢加芍汤。以生阴，以敛肺。

 ## 热咳

1. 温邪侵于肺卫，作之咳嗽。

杏仁　桑叶　川贝　天花粉　黄芩　南沙参

2. 温邪郁于肺卫，咳嗽音嘶。

射干　天花粉　生草　桔梗　玄参　象贝

3. 温邪上郁，咳嗽音哑。

薄荷　射干　连翘　桔梗　杏仁　象贝

4. 风热作咳。

杏仁　桑皮　芦根　橘红　桔梗　通草

5. 温邪咳嗽。
薄荷　连翘　黑栀子　天花粉　桔梗　生草

6. 温邪作咳，脉弦数，恐咳伤阳络失血。
桑叶　杏仁　天花粉　川贝　生甘草　南沙参

7. 温邪作咳。
桑叶　川贝　南沙参　杏仁　南花粉　大甘草

8. 温邪作咳。
玉竹　南沙参　竹茹　桑叶　川贝　杏仁

9. 温邪作咳。
玉竹　南沙参　生甘草　桑叶　川贝　天花粉

10. 脉细涩，咳嗽三月不愈，温邪伏于肺卫使然，渐延阴损劳怯。
玉竹　桑叶　天花粉　川贝　南沙参　梨肉

11. 身复发热，咳嗽转盛。
桑叶　川贝　杏仁　南沙参　橘红　天花粉

12. 温邪咳嗽，头胀鼻塞。
薄荷　象贝　桑白皮　桔梗　杏仁　生甘草

13. 温邪作咳形寒，曾失血，宜用轻药。
杏仁　桑叶　川贝　桔梗　橘红

【按】入微。

14. 肺热音嘶，咳呛痰血。
桑叶　南沙参　冬瓜子　川贝　马兜铃　南花粉

15. 脉弦数，咳呛失血。
淡黄芩　桑叶　川贝　真阿胶　南沙参　细生地

16. 脉弦数，咳嗽，头胀。
青蒿　南沙参　苦参　川贝　白花粉　橘红

17. 阴虚温侵作咳，痰血。
玉竹　南沙参　白花粉　川贝　霍斛　生甘草

18. 肺热，咳嗽痰血，宜禁火逼。
玉竹　竹茹　白扁豆皮　柿霜　川贝　霍斛

19. 阴弱，风温作咳，痰血。
玉竹　天花粉　白沙参　茯神　川贝　甘蔗汁

20. 左脉弦，咳嗽，阳气偏亢，温邪侵之，宜用甘药。
北梨肉　白花粉　青蒿　白沙参　霍斛　川贝
【按】阴亏体质，偶感温邪，标本兼顾。

21. 伏热作咳。
桑叶　川贝　杏仁　南沙参　天花粉　梨汁
【按】本案兼清，下案夹痰。

22. 热郁作咳，尿赤口渴，辛凉泄之。

薄荷叶　象贝　黑山栀　天花粉　连翘　苦杏仁

23. 热郁于肺，咳而咽干。

桑叶　杏仁　生甘草　天花粉　桔梗　川贝

24. 热伤气，作之咳。

桑叶　川贝　青蒿　南参　天花粉　骨皮

25. 嗽减，自汗口干。

玉竹　茯苓　南沙参　骨皮

白糯米泡汤代水。

26. 咳嗽盗汗，责之阴弱气浮，温邪乘虚袭之。

玉竹　南沙参　霍斛　茯神　川贝　地骨皮

27. 湿阻化热，咳嗽渴饮。

芦根　白通草　浙苓　杏仁　桑白皮　米仁

28. 吴　风温上受，饮邪上泛，卧枕则咳甚。饮，阴类也，先以轻扬肃上，再议理饮。

桔梗　马兜铃　米仁　茯苓　通草　象贝

急火煎服一次。

又案：轻可去实，恰当上受风温，但左胁引动而咳甚。经言：左升太过，右降不及。然非肝木之有余，雨水春木萌动，气升上冲，皆血液之少，不主配偶之义。

甜杏仁　玉竹　甘草　桃仁　炒麻仁

29. 肺热作咳，鼻衄。

黄芩泻白散。

30. 久嗽鼻塞，究属邪郁于肺。

泻白散。

31. 温邪郁于肺卫，咳嗽音嘶，脉微。

泻白散。

燥咳

1. 脉浮弦。

桑叶　天花粉　南沙参　川贝　杏仁　生甘草

2. 体弱夹邪，咳嗽头胀，怕其络松失血。

桑叶　川贝　南沙参　玉竹　北梨肉　天花粉

3. 久嗽，肺气燥劫，食下不降，得饮则适，有年致此，恐噎膈之患。

枇杷叶膏。

4. 咳嗽音嘶。

桑叶　南沙参　杏仁　川贝　天花粉　橘红

5. 右寸大，此金燥作咳，莫作饮治，宜以清润为主。

壮玉竹　南沙参　霍斛　川贝　白茯神　生白扁豆

6. 嗽甚喉痒。

经霜桑叶　生地　霍斛　天冬肉　上清阿胶　南沙参　麦冬

大麻仁

7. 脉数阴亏，气燥作咳。

桑叶　川贝　白沙参　葳蕤　天花粉　地骨皮

8. 燥侵咳嗽。

桑叶　川贝　天花粉　杏仁　南沙参　橘红

9. 咳嗽少寐，阴亏气燥所致。

玉竹　南沙参　茯神　川贝　霍斛　地骨皮

10. 阴亏燥侵，嗽甚。

玉竹　川贝　麦冬　霍斛　南沙参　茯神

11. 阴弱气燥咳呛，宜用甘药以养胃之阴。

葳蕤　麦冬　霍斛　南沙参　北梨肉　炒黄川贝

12. 体质阴亏，燥侵作咳。

桑叶　白沙参　玉竹　川贝　天花粉　生甘草

13. 阴亏气燥咳嗽。

玉竹　桑叶　南沙参　川贝　天花粉　扁杏仁

湿咳

因湿作咳，疮疡。

桑皮　米仁　橘红　姜皮　杏仁　前胡

🌿 气逆气痹

1. 动怒气逆，作咳脘闷。
枇杷叶　苏子　钩藤　广橘白　茯苓　桑叶

2. 气痹，脘闷，咳嗽。
杏仁　枇杷叶　化橘红　枳壳　白桔梗　白茯苓

3. 肺胃不降，咳嗽，呕恶。
枇杷叶　橘红　桔梗　杜苏子　杏仁　桑皮

4. 气逆作咳。
杏仁　桔梗　白芦根　桑皮　通草　枇杷叶

5. 嗽而呕恶，肺胃不降耳。
枇杷叶　橘红　茯苓　旋覆花　杏仁　竹茹

6. 邪未尽泄，肺气不降，咳逆短气。
枇杷叶　苏子　橘红　瓜蒌仁霜　浙苓　杏仁

7. 气痹，咳嗽，脘闷。
枇杷叶　杏仁　枳壳　白桔梗　橘红　桑皮

8. 朱（唐市，三十一岁）　农人冷雨淋身，在夏天暴冷包热，原非大症。木鳖有毒，石膏清散，攻攒触之气闭塞，咳久咽痛。轻剂取气，开其上壅，若药味重，力不在肺。
射干　生甘草　牛蒡子　麻黄　米仁　嫩苏叶

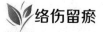络伤留瘀

咳嗽失血，左脉犹弦，此努力络伤为病。

生地　牛膝　穭豆皮　珠菜　茜草　鲜嫩藕

虚咳

1. 嗽而脉数，脏阴亏矣，金水同治。第参之色脉，恐延损怯。

熟地　甜北沙参　麦冬　茯神　川斛　天冬

2. 脉数而软，嗽逆暮甚。

贞元饮加茯神、葳蕤。

3. 咳嗽，梦泄，内热，金水同治。

熟地　川斛　扁豆　茯神　北沙参　麦冬

4. 久嗽用肺药不应，脉数，金水同治。

熟地　生地　北沙参　天冬　麦冬

5. 脉弦劲，咳嗽，宜摄脏阴。

北沙参　阿胶　熟地　天冬　麦冬　茯神

6. 嗽久，形凛，心悸。

贞元饮。

7. 咳嗽失血，脉涩，下焦不纳，春深气泄使然。

生地黄　白茯神　穭豆皮　真阿胶　天冬肉　鲜藕汁

8. 嗽久不已，病不在肺，而在少阴矣，且左脉弦数，法宜摄阴。

熟地　鲜莲肉　茯神　川斛　左牡蛎　天冬

9. 热止嗽盛。

熟地　茯神　北沙参　川斛　麦冬　鲜芡实

10. 久嗽，失血。

熟地　扁豆　甜北沙参　川斛　茯神　炒松麦冬

11. 营阴枯槁，气燥作咳。

熟地　天冬　稽豆皮　阿胶　茯神　鸡子黄

12. 左脉弦，阴亏阳浮不潜，咳嗽，盗汗。

生地　阿胶　天冬　茯神　川斛　牡蛎

13. 脉数，阴液内耗，气燥化热，舌红苔黑，咳嗽渴饮。

生地　麦冬　甘蔗汁　阿胶　知母　霍斛

14. 脉弦涩，嗽逆。此阴亏气浮使然，非客邪可散，先以胃药。

北沙参　霍斛　扁豆　麦冬　茯神

15. 曹（二十一岁）声出于肺，全赖元海之气旺，俾阳中之阴承载于上，而声音自扬。据吃柿饼遂呕，考其性甘寒而清肺热，欠嗽气散不受，参、芪甘温，亦有见效者。若五旬男子，下元日亏，金水同出一源，形色黄萎少泽，全是下虚上实，所幸纳谷，不致骤凶，经年累月，焉有速功。

阿胶　天冬　黑豆皮　鸡子黄　大生地

二十剂后服六味加五味子、川斛。

16. 左脉数，咳嗽耳聋。

熟地　天冬　川斛　茯神　稽豆皮　牛膝

17. 下虚气逆，作咳内热。

熟地　天冬　知母　茯神　麦冬　川斛

18. 阴伤，气阻脘闷，嗽逆气急。

熟地　茯神　丹皮　牛膝炭　川斛　牡蛎　泽泻　稽豆皮

19. 咳呛频多，必呕吐涎沫。明理者，当知咳呛自冲脉气冲，不司收摄，为肝肾阴气不足。咽喉久痛者，缘少阴、厥阴脉循喉，阳气刻刻扰动无制，多属阴亏。脉形细动，不受温补肺药，久进必伤胃口。

熟地炭　女贞子　湘莲肉　茯苓　芡实　川斛　炒山药

20. 老人久嗽，古人但以温养脾肾，未必以肺药，见病治病贻害。但身小质薄，络脉单弱，桂、附雄猛，液枯必犯肺痈。此温剂通纳为无弊耳。

姜汁制熟地四两　补骨脂一两五钱　枸杞二两　怀牛膝一两五钱　茯苓四两　五味子一两五钱　胡桃肉霜三两　淡苁蓉一两　车前子一两五钱　角沉五钱

蜜丸，淡盐汤送下。

【注】角沉，即沉香。

21. 久嗽失音，咽痛火升，足冷，属少阴不潜耳。

熟地　萸肉　北五味子　丹皮　山药　茯苓　苦黄柏　知母　桂心　泽泻　青盐　牛膝

22. 久嗽腹膨，宜理少阴。

六味汤加车前、牛膝。

23. 色苍肉瘦，形象尖长，木火之质，阴液最难充旺，春间咳嗽，虽系风温外邪，但既属阴亏，冬藏先已不固，因咳逆震动，浮阳上冒，清空自阻。用药宜取沉静质重，填阴镇阳方是。阅方辛气居半，与磁石相阻，苁蓉阴中之阳，亦非收摄，不效宜矣。

大熟地　灵磁石　萸肉　五味子　丹皮　云茯苓　阿胶　怀山药　泽泻　龟板

24. 少阴不纳，冲气咳嗽，咽干。

都气丸。

25. 下焦不纳，咳嗽气逆。

都气汤加牛膝、川斛、青铅。

26. 久嗽，脉数。

都气丸。

27. 嗽减，尿频。

都气丸。

28. 子后咳逆嗽甚，汗多脉细。

都气丸。

29. 客邪咳嗽，今脉右弦数，嗽盛汗泄，上病延及下焦矣，是以音渐失也。

都气丸。

30. 脉弦，嗽逆不得卧，属下虚不纳，乃虚证也。

都气丸。

31. 脉微数，脏阴伤矣，冲气不纳，作为劳嗽。

都气丸。

【按】都气丸，收纳散失之气。

32. 陈（六十四岁）　据述三年前因怒，寒热卧床，继而痰嗽，至今饮食如常，嗽病不愈。思人左升太过，则右降不及，况花甲以外，下元必虚，龙相上窜，嗽焉得愈？古人谓：老年久嗽，皆从肝肾主议，不当消痰清燥。议用都气丸，加角沉香、紫衣胡桃肉。

33. 行动气逆，咳嗽痰多。

附都气丸。

34. 唐（四十七岁）　肾虚不纳，久嗽。

附子七味丸（三钱）。

35. 伍（蔚门，二十二岁）　上年秋冬，经漏带淋，初用震灵丹，继进参、茸，升阳佐温摄而安。自夏五月咳嗽，已至秋分，咳甚必呕。腰脊如坠，问经闭已两月，显然下虚冲气，天明欲便，乃瘕泄之渐。

附都气丸（三钱）。

36. 饮冷伤阳，下体怯冷，气逆嗽血，法宜温纳。

桂七味丸。

37. 咳嗽从肺治者，以外邪必由皮毛而入，内合乎肺。然六气皆令火化，散之未解，清之润之即愈。若内因之嗽，由别经干连及肺，当明其因，徒治肺无益。夫肾为先天，坎中真阳内藏，而主封蛰。奇经得司其间，冲阳由前直起，且少阴脉循喉咙，挟舌本，阴乏上承，阳独自灼，故阴上阳下则寿，反则死。八味丸阴中之阳，似乎有理。然肉消形瘦，桂、附仍属刚燥，宜温养柔剂，取乎血肉有形之品。议用斑龙，峻补玉堂关下，但鹿角任督升顶，有过升之弊，加以青盐，引入下元，斯为合法。

鹿角胶 鹿角霜 熟地 菟饼 白茯苓 青盐 补骨脂 柏子仁

38. 嗽不减，左脉弦。

玉竹 川贝 南沙参 地骨皮 生草
白糯米泡汤代水。

39. 嗽逆脉数，肺阴耗耳，恐延肺痿。

北参 霍斛 茯神 麦冬 白扁豆皮

40. 阴亏内热，咳嗽咽干。

北沙参固本汤。

41. 左脉弦数，阴亏气热，咳嗽，口燥。

生地　茯神　麦冬　川斛　天冬　鲜莲肉

42. 肺阴已伤，热邪尚炽，咳嗽音哑。

补肺阿胶汤。

43. 脉弦数，咳嗽虽缓，尚宜谨慎调摄。

生地　川斛　知母　阿胶　川贝　麦冬

44. 嗽咳胸引痹痛，小溲频数，肺阴渐涸矣。

麦冬　甘草　地骨皮　北参　玉竹　川贝

白元米煎汤代水。

45. 张（蠡墅，四十七岁）　　两月昼热夜凉，咳嗽喘急，是中年劳碌伤气，忌酒发汗，甘温益气。

人参　炙甘草　薏苡仁　白及　蜜水炙黄芪

46. 脉细如丝，形神尫羸，嗽而气逆，下焦阳气颇衰，最虑喘脱，延至春和日暖，始可无虞。

茯苓　炙黑甘草　制附子　桂枝　北五味子　胡桃肉

47. 嗽逆，冲气不纳，形浮。

茯苓　桂枝　北五味子　炙甘草

48. 久嗽气逆。

茯苓桂枝五味子甘草汤。

49. 嗽逆冲气不得卧，此属下焦不纳，水饮上泛使然。

桂苓五味子甘草汤。

50. 久嗽，形寒身痛，脉浮弦。

茯苓桂枝五味子甘草汤。

51. 下焦不纳，冲逆咳嗽，烦劳则精浊。

茯苓　炙甘草　胡桃肉　桂枝　北五味子

52. 冲气嗽逆，宜治少阴。

茯苓桂枝五味子甘草汤。

53. 脉弦，饮逆作咳。

桂苓五味子甘草汤。

54. 高年阳衰，饮逆冲气咳嗽。

茯苓五味子桂枝甘草汤。

55. 陆（水关桥，二十三岁）　久嗽，入夜气冲，失血，肾逆必开太阳。

桂苓甘味汤。

56. 张（大马坊）　脉沉细，久嗽，五更阳动，咳频汗泄，阳不伏藏，肾气怯也。

茯苓　甜桂枝　炙甘草　五味子

57. 张（刘真巷，三十七岁）　上年五个月已小产二次，再加冬季服侍病人劳乏，产虚在阴，劳伤在阳，咳嗽吐黏浊沫，咳逆上气必呕食。凡食入胃传肠，此咳是下虚不纳，气冲涌水上泛，奈何庸医都以消痰清肺寒凉，不明伤损阴中之阳，必致胃倒败坏。

桂苓甘味汤。

58. 久嗽失音，脉小，痰冷，冲气，入暮为重。此肺虚气馁，不易骤愈，酒家有饮邪。

桂苓甘味汤。

59. 流贞巷（三十七岁）　上年五个月，小产二次，再加冬季服侍病人。产虚在阴，劳伤在阳。此咳嗽吐黏浊，气逆呕食之由来也。凡食入胃传阳，此咳是下虚不纳，气冲涌水上泛，胃乏运行，食亦继出。奈庸工不明伤损阴中之阳，仅仅消痰清肺，一派寒凉，必致胃倒败坏。

桂苓甘味汤。

60. 下焦不纳，冲气咳逆。
茯苓桂枝五味子甘草汤加胡桃肉。

61. 久嗽伤营，形瘦，食减。
小建中汤。

62. 久嗽，恶风，寒热。
小建中汤。

63. 沈（三十三岁）　初春时候尚冷，水涸开湖，挑脚劳力，居于寒湿冷处，是脱力内伤气弱，嗽加寒热，大忌发散清肺。

小建中汤。

【按】脱力、内伤、气弱是着眼点。

64. 少年面色青黄，脉小无神，自幼频有呕吐之症，明是饮食寒暄不调，以致中气不足。咳嗽非外感，不宜疏泄。小建中汤主之。

小建中汤。

65. 黄家巷（廿七）　色夺脉促，寒露、霜降嗽甚，风冷形肌凛凛，卫阳疏，气易泄也。

小建中汤。

66. 顾（三十二岁）　气候渐冷，冬至收藏，阳浮气泛，嗽甚哕多，前议柔药固肾方不谬，早上仍用，不宜更张，佐以镇胃安脾，中流有砥柱，溃决逆行之势，可望安澜。晚餐宜早，逾时用冬白术三钱、大黄精五钱，煎服。

67. 韩（新开湖，四十五岁）臭气入喉，呛咳失血，缘肾脉上循咽喉舌下，是肾虚气逆也。风药治表，清寒降气，无识者皆然。病患说病来必先寒冷，阴中阳虚不收摄。

人参　枸杞　茯苓　沉香汁　坎气　建莲肉　人乳粉

68. 着左卧即咳甚，是脏阴血液伤极。用益气甘药者，缘有形生于无形耳。

人参　黄芪　当归　白芍　南枣　炙甘草

69. 同里（廿）　夏令热气伤阴失血，冬藏气降，血证必然不来。肉瘦精亏，嗽不肯已，但宜滋培脏阴，预防春深升泄。不可以药理嗽，固本法加五味子。

人参　熟地　生地　麦冬　天冬　五味子

70. 嗽而呕恶，胃气弱也。

白扁豆　北沙参　霍斛　川贝　麦冬肉　块茯苓

71. 殷（十九岁）　先天禀薄，及长真阴不充，完姻精气下泄，春深入夏，阳气陡升，阴弱少恋，血痰上溢，着枕嗽甚，乃阴中龙相，有如电光闪烁，倾盆大雨，其光芒仍炽，是身中阴枯阳亢，日进凉药无用。明明肝肾为病，医投肺药，希图缓嗽，嗽必不效，胃口必减食，形瘦。莫如绝欲，静处林壑，养精血，增谷食，既损难遭，静养渐复。

水煮熟地　茯神　山药　女贞子　萸肉　芡实　湖莲　川斛

🌾久嗽劳嗽

1. 咳嗽，音嘶，痰多。
熟地　牡蛎　丹皮　山药　茯苓　川斛　泽泻　牛膝

2. 久嗽腰痛，行动气逆，脉细失血。
熟地　山药　麦冬　川斛　茯神　北参

3. 久嗽音嘶，失血。
糯稻根须　玄参　鸡子白　金钗石斛　川贝　南沙参

4. 久嗽食减。
北沙参　麦冬　扁豆　茯神　霍斛

5. 久嗽，左脉弦。

生地　川贝　麦冬　霍斛　南沙参　真阿胶

6. 劳嗽音哑，咽痛，胃强能纳，庶几带病撑持。

熟地　茯神　糯稻根须　天冬　麦冬　川金石斛

7. 左脉弦数，内热，咳嗽，痰血，脏阴暗耗，阳动不潜使然。

熟地　川斛　天冬　阿胶　茯神　麦冬

8. 左脉弦数，嗽逆，气急，盗汗。

河车　龟板　川斛　芡实　天冬　茯神　熟地　牡蛎　五味子　阿胶　山药　湘莲

9. 久嗽痰浓，胃中伏湿耳。但形神憔悴，脉微，最不易治。

生白扁豆　真川贝　燕窝　霍斛　白茯神　米仁

10. 久嗽音哑，咽痛。脏阴损矣，恐不易复。

熟地　玄参　霍山石斛　人中白　天冬　糯稻根须

11. 咳嗽，盗汗，鼻衄，脉数，阴亏气浮使然，葆真为要，否则延怯。

熟地　石斛　白扁豆　茯神　北参　麦冬

12. 朱（靖江，二十五岁）　自春季失血，血止痰嗽，左脉细数，是阴虚劳嗽。幸胃纳不减，可填补真阴。肺药理嗽，必伤胃气，但精血药不能生长，加慎保养，冀交春不致血来，屡发则难治矣。

熟地　黄肉　云茯苓　山药　天冬　五味子　麦冬　阿胶
龟板　黄柏

13. 吴（关上）　　气泄，用阳药固气，庸医治嗽滋阴，引入
劳病一途。

黄芪建中加人参。

14. 沈（湖州，二十九岁）　　病伤不复元，壮失保养，延为
劳嗽，胃气颇好，可与填精固下。

都气法去丹、泽，加水陆二仙、胡桃肉。

15. 何（王家巷，二十七岁）　　色夺脉促，寒露霜降嗽甚，
风冷形肌凛凛，卫阳空疏气泄，群医不识，是为瞽医。

小建中汤。

16. 吴（三十五岁）　　据述咽中气冲，即起咳嗽。经年调
治，渐致食减力乏，此皆不分外因，徒受治痰治嗽之累。凡久恙
当问寝食，参视形色脉象，越人谓下损及胃是已。

建中法。

变证

1. 温邪作咳，误以辛温表散，音失咽痒。
补肺阿胶汤。

2. 杨（二十六岁）　　脉虚数，久嗽呛血，劳则寒热。
虎潜丸（四钱）。

3. 咳嗽肉消，老弱肾病，食入腹胀，大便稍利，势减兼之，昼甚夜轻。据是气分阳腑失宣，徒执虚治不效。经云：二虚一实者，偏治其实。开一面也，据经以疏方。

米仁　茯苓　泽泻　杏仁　寒水石

失音　嘶哑

1. 禀性豪爽，木火炎炎，柔金被侮，音低渐失，而已经一载，且年又花甲，肺阴日消。恐不易复，当忌炙煿厚味为要。

上清膏。

【按】上清膏多苦寒清火之品，仅为权宜，后当补助肺阴以固本。

2. 陡然失音，究属少阴阴亏，不能上供使然。法宜滋阴，以肃肾系。

生地　南沙参　糯稻根须　玄参　川贝　小真绿豆皮

【按】少阴阴亏，久病致变。

3. 阴亏气燥音嘶。

玉竹　桑叶　南沙参　川贝　天花粉　北梨汁

4. 沈（长善浜，二十岁）　殴詈大声用力，气逆失音，虽阴虚脑泄，亦宜以轻扬肃上。

桑叶　枇杷叶　生甘草　象贝　米仁　大北沙参

【注】殴詈，即打骂之意。

5. 徐（三四）　声音不宣，痰出鼻窍，上焦肺气窒塞，经营着急伤肺，酒热熏蒸亦主伤肺。宜辛凉以宣之，薄味以清之，每日吃淡豆腐花一杯。

枇杷叶　薄荷叶　桑叶　杏仁　牛蒡子　甘草

午前服。

【按】金实不鸣，肺气本已壅滞，更加情志郁愤之火，酒热熏蒸，实其实。淡豆腐花含石膏，为清淡膳食。午前服药是阳时清火，病在上食前服。药用辛凉清宣，面面俱到之治。

6. 音哑者，阳邪搏于三阴。少阴之脉循喉咙，太阴之脉连舌本，厥阴之脉出咽喉故也。然阳邪搏阴之候，正未易治。

甘草　桔梗　瓜蒌皮　麦冬　川连　杏仁　丹皮　生蒲黄
生地

肺　痿

1. 此肺痿为嗽，音嘶，莫作损怯治。

补肺阿胶汤加桔梗。

2. 气痹不宣，胸膈不爽。

枇杷叶　桑叶　苏子　化橘红　杏仁　瓜蒌皮

3. 痛偏在右，肺气不宣。

鲜枇杷叶　紫苏子　土瓜蒌皮　甜北沙参　广橘红　白旋
覆花

4. 戴（枫桥，五十二岁）　喉咽管似乎隘窄，一身气降，
全在于肺。由胃热升，肺失司，年纪日多，气结痹阻，薄味肃清
上焦，用药以气轻理燥。

枇杷叶　苏子　米仁　桑叶　降香　茯苓

5. 莫（无锡，四十六岁）　易怒，气火逆行，脘中微窒，
气阻妨食，先开上痹，瘦人脉数弦，勿投香燥。

枇杷叶　降香末　黑栀子皮　土瓜蒌皮　杜苏子　新会皮
（去白）

6. 郭（四十岁）　咽中气阻至脘，物与气触则呕，病及一
年，大便由渐窒塞。夫气降通行，全在乎肺，气阻必津液不流，
上枯下燥，肺在上焦主气，当清气分之燥。

枇杷叶　土瓜蒌皮　桑叶　赤苏子　苦杏仁　黑山栀

肺　痿

1. 何（三十二岁）　酒客大便不旺，奔走劳动失血，乃酒

色之伤。止血理嗽药味，无非清降滋润，声音日哑，肺痿气馁，为难治之症。

人参　茯苓　米仁　炙甘草　白及　黄精

2. 钱（嘉善，三十三岁）　肺痿失音，形肉枯瘪，气损甘药调和，不宜辛散滋寒矣。

白及　米仁　黄芪　茯苓

3. 沈（南浔，三十三岁）　凡外邪入肺而咳嗽者，可用表散肺气。若内伤累及肺致咳者，必从内伤治。汗之则泄阳气，肺痿食减音低，显然药误。

黄芪　米仁　黄精　白及

4. 俞（五一）　久嗽失音，饮食仍进，自觉淹淹无力，此是内伤劳倦。夏月泄利，是暑湿气感，不在本病之例。食减肉消，治嗽无益，以肺痿论。

白及　生黄芪　炙甘草　薏苡仁　黄精

5. 吴江陈（三十八）　酒客脾胃自来不旺，大便不实，奔走劳动，失血乃形色之伤。止血理嗽，无非清滋，声音日哑。肺痿气馁，难治之症。

人参　茯苓　米仁　炙甘草　白及　黄精

6. 嘉善（三十二）　肺痿失音，形枯气损，用甘药调和，不宜辛散、滋寒矣。

黄芪　白及　米仁　茯苓

7. 南浔（廿三）　　凡外热入肺而咳嗽者，可用表散药。若内伤累及肺而致咳者，必从内伤治。汗之则泄阳气，肺痿音低，显然药误。

黄芪　黄精　枣仁　白及

8. 舟里（五十）　　肺痿声哑，胃减食入不安，难治之虚损。

戊己丸。

9. 王（用直，五十岁）　　肺痿声哑，胃减食少不安，难治之症。

戊己汤。

10. 唐（江宁，二十九岁）　　病人述：上年夏五月，住直隶白沟，河北省不比南地，雨湿热蒸，夜坐寒侵，即寒热亦是轻邪，医用滚痰丸下夺，表邪结闭，肺痿音哑，喉痛咽物艰难，仿徐之才轻可去实，有气无味之药。

射干　生甘草　大力子　滑石块　麻黄苗　蝉蜕　连皮苓杏仁

肺　痈

1. 肺痈。

苇茎汤加旋覆花、瓜蒌仁。

2. 邪阻肺痹，痰腥，渐延肺痈。

苇茎汤。

3. 邪壅于肺，日久络痹嗽痰，胸中痹痛，恐延肺痈。

鲜枇杷叶　苏子　杏仁　鲜冬瓜子　旋覆花　米仁

4. 嗽痰胸痹。

苇茎汤。

5. 咳嗽痰血气腥，邪陷于肺络。

苇茎汤。

6. 咳引胁痛。

旋覆花　薏苡仁　桃仁　冬瓜子　橘红　青葱

哮

1. 哮症交夏宜针。

2. 寒暖不调，邪阻肺卫，哮喘，痰血。

旋覆花　米仁　橘红　瓜霜蒌仁　苏子　浙苓

3. 李（三八）　哮喘久发，小溲频利，此肾虚气不收纳，痰饮从气而上。初病本属外邪，然数年混处，邪附脏腑之外廓，散逐焉得中病？宿哮不发时，用肾气丸三钱。喘哮坐不得卧，议用开太阳之里。小青龙汤去麻、辛。

4. 江（通州，四十四岁）　痰饮哮喘，遇寒劳怒即发。
小青龙去麻黄。

5. 哮止，阴亏内热，气逆。
都气丸。

6. 下焦空虚，冲气不纳，遇寒则哮喘，非汤药所能治。
桂七味汤。

7. 哮逆不得卧，脉弦。
桂苓五味子甘草汤。

8. 冷热不调，阳伤哮喘。
桂苓五味子甘草汤加杏仁、干姜。

9. 哮喘遇劳即发，发则大便溏泄，责在少阴阳虚。
真武丸。

10. 王（杭州，二十一岁）　据述遗精频至，哮喘病发必
甚，此肾虚失纳不固，真气散越冲急。少年形瘦，难用温法，当
导引入任脉阴海以固之。

龟腹板　人参　芡实　金樱膏　坎气　紫衣胡桃　五味子
黄柏

11. 痰哮由外邪而发，坐不得卧，肾病为多。以风寒必客太
阳，体弱内侵少阴耳。若夫暑湿热气，触自口鼻，背部疡疖，乃
鼻窍应肺，是手经受邪，辛凉气轻之剂可解。以肺欲受辛，其象

上悬，气味沉重，药力下走而肺邪不解。然夏病入冬，气候迭更，热邪久而深入，气血日被损伤，滋清如胶、地，搜逐如鳖甲煎丸，无如不独阴亏，八脉气衰，如寒为热，病形渐延损怯，喉痛，火升上热，缓必下热，此刚药难投，柔温之养，佐通奇脉定议。

生鹿角霜（三钱）　炒黑枸杞（钱半）　茯苓（钱半）　炒黑归身（钱半）　熟地炭（三钱）　生沙苑子（一钱）

12. 顾　幼稚哮喘，由外来风寒，必从肺治，因过食甘腻，必兼理胃。久发不已，病气蔓延，不独在肺胃间矣，故因劳致发，遇冷而发，乃卫阳已虚，烦动火升面赤，皆肾阴内怯。虽非色欲之损，然因病致虚也。须知病是有余，体属不足，不可徒用攻痰逐气，取快一时。当未发之时，病机潜伏，只宜培土以运痰，土旺则肺气充，壮水纳气以益肾，子气充长，母气自强，此为子母相生之治。守之日久，发作自缓，况宿病无急攻之法，或寓攻于补，或攻补互施，然寒暄饮食之调摄，于此症尤当加慎。

早上服：补纳肾气方。

姜汁制熟地　生白芍　淮山药　丹皮　云苓　紫衣胡桃肉咸秋石　泽泻

蜜丸桐子大。

午后服：健中运湿方。

人参　熟半夏　新会皮　茯苓　枳实　地栗粉

金斛汤泛丸。

13. 杭州（廿一）　据述遗精频致哮喘，病发必甚。此肾虚失纳，真气散越之疾，少年形瘦，难用温药，治当导入任脉阴海以固之。

人参　龟腹板　坎气　五味子　紫衣胡桃　黄柏　芡实　金樱子膏

喘

1. 阳微，阴浊泛逆，先为咳喘，继而腹满便溏，所谓喘必生胀是也。

真武汤。

2. 下焦不纳，嗽逆喘急，最虑春半气泄，宜慎调护。

桂苓五味子甘草汤加紫衣胡桃肉。

3. 脉微细。

茯苓　熟淡附子　粗桂枝　炙甘草　紫衣胡桃　北五味子

4. 下焦空虚，厥气上逆，喘急短气。

桂都气丸。

5. 方　面肿气喘，呛不止，音渐哑，周身之气降，全在乎肺。酒客久蓄之湿，湿中生热，气必熏蒸及上，肺热为肿为喘，声音闭塞矣。按《内经》云：湿淫于内，治以淡渗，佐以苦温。

渗则湿从下走，酒客恶甘，宜苦温以通湿，湿是阴邪耳。

活水芦根　米仁　厚朴　滑石块　浙茯苓　杏仁

6. 汤（四十六岁）　是肾虚精夺于里，阳失内交，阳泄为汗，肾脉循咽，元海不司收摄，冲气升腾，水液变痰，升集壅阻而为喘促。夏月阴内阳外，忌寒属阳虚。究其源头，精损于先，乃阴分先亏，损及乎阳也。

天真丸去黄芪，加鹿茸、补骨脂、紫衣胡桃肉。

7. 贺（四十八岁）　肾水脂液，变化痰饮，每遇寒冷，劳动身心，喘嗽吐涎即至。相沿既久，肾愈怯，里气散漫不收，此皆下元无根也。

人参　茯苓　于术　白芍　熟附子　五味子

【按】着眼于"每遇寒冷，劳动身心，喘嗽吐涎即至"，拓展了其背恶寒的意义，附子汤加五味子。

8. 刘（五十岁）　春夏地气上升，人身中阳气发泄，不论男女，中年后下元先馁。人应天地气交，此喘嗽气冲，入夜欲坐难眠，皆肾衰不足摄纳真气。脉小弱，非外客邪，治其本。

肾气去桂、牛膝，加沉香、五味子。

9. 周（二十三岁）　形羸瘦，色枯悴，身略动必喘息气急，此皆下焦精血已枯，肾气不收，散漫沸腾。凡肝由左升，肺由右降，肾精交夺，升多降少，右背胸胁高突，不得着卧，当此地位，乏前哲成法可以却病。早上饮人乳，接服附子七味丸。

10. 陆（五二）　服肾气汤得效，是下焦阳微，致神气冒昧，吸不得入为喘。温补收纳，一定成法。

人参　熟附　茯苓　车前　紫衣胡桃肉

11. 面肿气喘，咳呛不止，音渐哑。酒客久蓄之湿热，必上熏及肺，为肿为喘，声音闭塞。按《内经》湿淫于内，治以淡渗，佐以苦温。

芦根　薏苡仁　滑石　赤苓　杏仁　厚朴

12. 牙宣春发，继以喘促，乃肾虚不能纳气归元。戌亥阴火，寅卯阳动，其患更剧。阅古人书，急则用黑锡丹、养正丹之属，平时以温暖下元方法。

人参　熟地　五味子　胡桃肉　熟附子　舶茴香

13. 老年冬季喘嗽，是元海不主收摄，冲阳升举，饮邪上泛，阻遏流行，喘嗽愈甚。阅古都主八味肾气，温养坎中之阳，收纳散失之真，不主消痰清肺，意谓非因六气所致。奈体质不受桂、附，年前议进柔阳通摄，若以建立上中之阳，乃心脾甘温之剂，与下焦不纳无谓。

紫衣胡桃肉　茯苓　补骨脂（另用胡挑肉拌蒸晒炒）　鹿茸（切薄片，盐水浸一日烘燥）　肉从蓉　五味子　远志肉　青盐　柏子霜

蜜丸。

14. 向来下部赤疥，湿热下注，本乎质薄肾虚，秋冬微感外邪，肺气失降，气遂为壅。水谷气蒸，变湿气阻，横渍经脉，膀

胱气痹，小溲不爽，不司分别清浊，湿坠大肠便稀，痹塞自下，壅逆及上，喘息气冲，坐不得卧，俯不喜仰。甚于夜者，湿与水皆阴邪，暮夜阴用事也。夫膀胱为肾腑宜开，则水通浊泄。初因外感，太阳先受。治不得其要领。孟子谓：水搏激过颡，在人身逆而犯上射肺，则肺痹喘息矣。仲圣凡治外邪致动水寒上逆，必用小青龙汤为主。方与《内经》肿胀开鬼门取汗，洁净腑利水相符。宗是议治。

麻黄八分　桂枝一钱（去皮）　　白芍一钱　杏仁十五粒（去皮）　茯苓三钱　甘草三分（炙）　　淡干姜一钱（同五味子一钱，捣，罨一夜）

上午服。

15. 发热痰喘，胸满身痛，左边睾丸不时逆上，痛不可忍。肝脉弦急，肺脉独大。此肺肝受邪之故也。肝为木脏，其化风，其生火，风火合邪，旺于本位，则为热为痛。乘于肺金，则为痰为喘。法宜滋达肺金，兼疏肝木。

瓜蒌仁　紫菀　半曲　川贝　桔梗　枳壳　杏仁　苏子　柴胡　秦艽

16. 来安县（四十六）　病起痰饮，渐为嗽喘。外寒遇劳倦即发，发必胸膈气胀，吐出稀涎浊沫，病退则痰浓，气降乃已。凡饮邪皆阴浊凝聚。两年之久，渐渐腹中痞闷妨食，肛门尻骨坐则无恙。行动站立，时时气坠。若欲大便，显系肾虚不能收摄。惑于在前见痰治嗽，苟非辛解，即属寒降，乃致酿成痼疾。

肾气汤加紫衣胡桃、沉香汁。

其他肺系医案

1. 宣肺降胃，以理气逆。

半夏　黑栀子　枇杷叶　橘红　茯苓　土瓜蒌皮

2. 肺气不宣，阳明少降，胸闷时作时止，所谓上焦如雾耳。

杏仁肉　米仁　广橘红　豆蔻　茯苓　枇杷叶

3. 郁气不宣，胸闷噫气。

郁金　枇杷叶　半曲　枳壳　广橘红　茯苓

4. 肺气窒痹，胸闷咳嗽，不忍谷食。

旋覆花　橘红　杏仁　冬瓜子　苏子　薏苡仁

5. 右寸独大。

黄芩泻白散。

6. 开肺不应，从阳失流行治。

桂枝　茯苓　白蜜　煨姜

7. 气阻，胸闷，脘痛。

枇杷叶　枳壳　橘红　杏仁　桔梗　茯苓

8. 气郁胸闷。

枇杷叶　橘红　杏仁　土瓜蒌皮　桔梗　通草

9. 气阻脘痹。

枇杷叶　杏仁　枳壳　苏子　橘红　桔梗

10. 钱（五十四岁）　外邪窒闭肺窍，用轻剂治上，食可下咽，水入必呛，此喉气有阻，仍以辛润。

杏仁　桑叶　米仁　紫菀　浙茯苓　川通草

11. 沈（北城下）　辛气开上，肺气降可效。

芦根　豆蔻　杏仁　米仁　浙茯苓　厚朴

12. 陈（南城下，五十岁）　海风入喉侵肺，久着散之无用，议缓逐以通上窍。

马勃　射干　蝉蜕　麻黄

为末，以葶苈子五钱，大枣十个，煎水泛丸。

13. 口齿骨骱不开，咽喉痰壅，尿阻肌浮，是皆气分闭塞。经言：诸气膹郁，皆属于肺。肺象空悬，凡重剂竟走肠胃，故久治不效。

麻黄　杏仁　滑石　牛蒡子　马兜铃　生甘草　射干　马勃

14. 脉虚涩，咽中时痹，不妨食物，大便干燥，此肺中气不下降，不主运行。消渴心热，皆气郁为热，非实火也。

枇杷叶　苏子　蜜炙橘红　马兜铃　茯苓　川贝

15. 脉转劲，舌干赤，嗳气不展，状如呃忒。缘频吐胃伤，诸经之气上逆，填胸聚脘，出入机逆。周行脉痹，肌肉着席而痛，转加平昔辛香燥药不受，先议治肺经，以肺主一身之气化耳。

炒香枇杷叶　苦杏仁（去皮，炒）

二味水煎一杯许，冲入桔梗、枳壳汁。

16. 天气下降则清明，地气上蒸则晦塞，上焦不行，下脘不通，周身气机皆阻，肺药颇投者，肺主一身之气化也。气舒则胃醒食进，不必见病治病，印定医人眼目。

炒香枇杷叶一两　桔梗一钱　紫菀茸三钱　炒杏仁三钱　米仁三钱　白通草一钱

上药煎清汤一杯。

17. 凡经脉直行，络脉横行，经气注络，络气还经，是其常度。今络脉窒塞，闪烁为痛，但在云门上焦，犹是清气流行之所，务取轻扬宣气，亦可无碍，湿痰便血。《灵枢》所谓：上焦如雾。

桑叶　芦根　冬瓜子　米仁　桃仁炒

随时服，卧服威喜丸三钱。

18. 身热解堕，恶风汗出如雨，喘渴，不任劳事，《内经》谓：漏风症。此饮酒汗出当风，邪留腠理也。

白术　泽泻　鹿衔草　新会皮

19. 积劳阳动，气蒸上咳，已三四年，仍然经营办事。夏四月，地中阳升，途失血，咽痛，音低。男子五旬以外，下元先亏，此显然五液不充，为久延不愈之沉疴，见血见嗽，与寒降清肺，是夯极者。

生地黄　清阿胶　鸡子黄　云茯苓　麦冬　桔梗

20. 粮船（四十）气塞填胸阻喉，不知不食。问病起嗔怒，寅卯病来，临晚病减。凡气与火，必由少阳之木而升，故上午为剧。

瓜蒌皮　黑栀子皮　薄荷梗　神曲　新会皮　青蒿梗

21. 枫桥（五十三）　咽管似乎狭窄。一身气化全在于肺，因胃热熏肺，肺职失司，年纪日多，气结痹阻，以薄味肃清上焦，药宜气轻理燥。

鲜枇杷叶　杜苏子　米仁　桑叶　降香末　茯苓

22. 南京（三十七）　外邪窒闭肺窍，用轻剂治上，食可下咽。水入必呛者，此喉气有阻也，仍以辛润。

杏仁　紫菀　桑叶　茯苓　米仁　通草

【按】桑杏苡甘汤变方。

23. 汪　日前议味淡轻扬，少佐微辛，正合经言肺欲辛之旨。然发表之辛则升，开泄之辛则降。夫肺主一身之气，清空之体，义不受浊。前云秽瘴上入，肺位最高，受戕最先，因失治而漫延中下。《内经》色诊谓：从上病者治其上，斯源清流洁矣。

水芦根　白通草　山茵陈　生薏苡仁　浙茯苓　桑皮

研入豆蔻末。

卧时服威喜丸二钱。

又：湿阻经络为痛，初在虚里穴，渐延肋背附骨，日来背部发现湿证，微微红色。此湿邪由气及于血分，丸药攻滞，仅走肠中，未能引经宣通，所用气分肺药，咳喘浊痰已缓，今经络久痛，当以《三因》痹证参看。

制蒺藜　通草　木防己　炒焦半夏　生薏苡仁　浙茯苓　炒熟石膏

卷

三

46

案

心悸 怔忡

1. 心悸形凛，不时遗泄。

茯苓　炙甘草　桂枝　大枣

2. 气血不调，心悸脘闷，法宜温之。

当归　白芍　焦术　炙甘草　枣仁　茯神　陈皮　柏仁

【按】归脾汤化裁，甘温补养。

3. 心悸，食不甘味，舌苔颇浊，宜和阳明。

北沙参　麦冬　茯神　扁豆　霍斛

4. 五志内燔，心悸舌糜，宜存阴泄阳，第脉弦涩，不宜过于苦寒。

生地　川连　新灯心草　茯神　丹参　赤麦冬

5. 形丰脉微，阳气自薄，进以六味地黄，纯阴碍阳，是以心悸、阳痿。议用通阳以消阴翳。

人参　远志　鹿茸　菟丝子　附子　细辛　茯苓　粉萆薢

6. 营虚心悸，神倦，身痛。

熟地　枸杞　柏仁　归身　茯神　杜仲

7. 诊脉软，心悸不耐烦，营虚气怯甚矣。

淮小麦　茯神　炙甘草　炒白芍　枣仁　建莲

8. 烦劳伤营，心悸，脘痛。

人参　当归　桂心　煨姜　茯神　白芍　炙甘草　南枣

9. 心肾不交，心悸内怯，阳痿不举。

淮小麦　枣仁　远志　柏仁　龙齿　建莲

10. 脉涩，心悸，内热。

生地　白薇　柏子仁　条芩　稽豆　茯神　左牡蛎　白芍

11. 营血暗耗。心悸，食减。

淮小麦　生白芍　枣仁　白茯神　炙甘草　柏仁

12. 风动心悸，嘈杂。

淮小麦　炙甘草　桂枝　牡蛎　茯神　南枣　龙骨　枣仁

13. 营阴暗耗，心阳不宁，怔忡渐至。

生地　龙骨　丹参　天冬　茯神　柏仁

14. 刘（三十七岁）　操持用心，心阳扰动，暗耗脂液，上则悸怔气怯，下则肠枯便难，视色苍肉瘦，温补不受，先仿徐之才滑可去涩。

柏子仁　松子仁　郁李仁　冬葵子　杜苏子　麻仁

【按】色苍肉瘦，木火体质，五仁丸变方。

15. 陈　心虚忡悸，君相多升。

生地　天冬　茯神　柏子仁　枣仁　炙甘草

胸　痹

1. 血瘀胸痹，恐暴涌汗泄则脱。

半夏　茯苓　闽姜　延胡索

2. 阳失流行，胸背痹痛。

桂枝　茯苓　姜汁　白蜜

3. 劳伤阳气，胸背痹痛。

瓜蒌薤白白酒汤加半夏、杏仁、茯苓。

4. 胸痹。

薤白　白茯苓　生姜汁　半夏　杏仁

5. 气不宣达，胸痹，大便不行。

枇杷叶　紫菀　枳壳　土瓜蒌皮　杏仁　桔梗

6. 胸痹。

小半夏汤加茯苓。

7. 气郁痰滞，胸痹不舒。

枳壳　槟榔　檀香　乌药（四味磨汁）

8. 刘（淮安，二十六岁）　有物有形之滞，从胃入肠，当心胸之下，皆阳气游行之所，因初起停食几年，疑惑其实，阳不旋转，而致结痹。

栝蒌薤白白酒汤。

9. 孙（二十二岁）　胸中乃清阳游行之所，少年气弱，操持经营皆扰动神机，病名胸痹。仲景轻剂通上焦之阳。

薤白　桂枝　半夏　生姜　茯苓　白酒

10. 汪（五十七岁）　胸痹是上焦清阳不为舒展，仲景以轻剂通阳。

桂枝瓜蒌薤白汤。

不　寐

1. 用泻白散颇效，但不能寐，舌心辣痛，阴亦亏矣。
生地　川贝　玄参　麦冬　茯神　灯心草

2. 嗽减不寐，心中热。
温胆汤。
【按】痰热咳嗽病程中，有时见不寐，此为继发证，温胆汤加丝瓜络效佳。

3. 脉弦涩，心营暗耗，心阳不宁，寤多寐少，心悸怵惕，静养为主。
淮小麦　柏子仁　丹参　酸枣仁　建莲子

4. 阴亏阳浮不潜，暮热不寐。

生地　柏仁　左牡蛎　阿胶　茯苓　料豆壳

5. 暑侵少寐，心阳不宁耳。

朱砂拌麦冬　酸枣仁　灯心草　细根小生地　鲜莲肉　茯神

6. 阳浮不潜，寤多寐少，神烦汗泄。

生地　茯苓　天冬　川斛　牡蛎　柏仁

7. 食减，少寐。

谷芽　枣仁　半曲　茯苓　建莲　橘红

8. 情志怫郁，心阳与肾真不交，少寐，阳痿。体质多湿，柔腻之品不合，宜用王荆公妙香法。

人参　茯苓　龙骨　茯神　炙甘草　湘莲　远志　朱砂　广木香　益智仁

9. 蔡（南濠，四十三岁）　操持太过，肝肾浮阳上冒，寤不成寐。

《金匮要略》酸枣仁汤。

【注】两案重复。

10. 汤（四十五岁）　阳升巅顶，上虚下细，心有狐疑动多，阳不下潜，入夜心事交集，寤不成寐。潜阳益阴主治。

淮小麦　炙甘草　知母　生地　茯苓　丹参

11. 右脉平和，左寸关弦动甚锐，面色带赤，体质清癯，得木火之形，禀多动之性，加以操持烦虑，五志之阳无有不炽，宜乎寤多寐少，内风不息，眩晕自生。经云：阳气下入阴中，阴跷满乃得寐。谋虑不决，则火动伤阴，肝阳独行，乏阴和协，而魂不藏则寐不安。总以益阴、和阳为主治，议加味补心丹兼和肝阳。

人参　生地　玄参　桔梗　川连　茯神　天冬　丹参　枣仁
远志　羚羊角　琥珀　麦冬　白芍　杏仁　石菖蒲

炼蜜丸。

12.《灵枢》云：人身阳气不纳入阳跷穴，则寤不得寐，饮以半夏汤。今宗之。

半夏　秫米

13. 阳不交阴，寤不成寐，内风乘巅，髓出鼻窍腥浊，必绝欲经年，可以却病。乃下焦病根，归脾汤永无效期，仿丹溪法。

淡菜　阿胶　熟地　龟板　茯神　天冬

14. 陕西（四十七）　痰饮乃阴浊所化，以渐有形，阻碍阳气，不得入于阴。阳跷穴空，夜不熟寐。《灵枢》用半夏秫米汤，谓通阴交阳，痰饮不聚也。天王补心丹一派寒凉阴药，转为浊阴树帜矣，护阳为要着。仲景云：凡痰饮当以温药和之。

小半夏汤加秫米。

【注】两案重复，另案列出药物（半夏、秫米、茯苓）。

其他心系医案

1. 心阳内燔。

导赤散加赤苓。

2. 心虚，笑不休。良由曲运神思，心营暗耗，心阳化风内鼓，恐延心风病。以病论之，何必读书！

人参　淮小麦　建莲　炙甘草　茯神　龙齿　枣仁　朱砂

3. 曹（西山）　炎日远行，热入络动血，入冬间发，乃身心不安逸，阳亢阴虚。

天王补心丹。

4. 何（淮安，十九岁）　性情固执，灵慧气钝，大凡心藏神，肾藏精，少年先病，精神不易生旺有诸。宜用六味加远志、石菖蒲，开导心窍肾精，两相交合。

5. 惊自外触，恐自内起。《内经》论惊必伤肝，恐则伤肾。丹溪谓：上升之气多从肝出，谓厥阳暴升莫制，则气塞于上。阴不上承，即天地不能交泰而为痞塞。至于梦扰筋缩，乃精气不能护神，神无所依。用药当镇其怯，益其虚，渐引导以致二气之交合，是为医之能事。

妙香散。

6. 悲惊不乐，神志伤也，心火之衰，阴气乘之则多惨戚，拟大建中汤。

桂枝　人参　蜀椒　附子　饴糖

7. 闺中室女，忽然神志时惑，遂月事不来，正《内经》谓二阳之病发心脾也。盖气逆血菀，经纬紊乱，日加郁痹，焉得聪明清旷？情怀致病，草木药饵都属无情，所以不易奏功。议以上清心窍以通神，下调奇脉以通经。

琥珀末五钱　丹参一两

鲜菖蒲捣汁泛丸，朱砂为衣。

回生丹为小丸，早服一钱，另以大黑豆一两炒赤，置竹篮盖内，以无灰酒淋热豆，取酒服药。

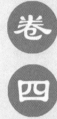

卷

四

455

案

脾 胃

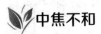
中焦不和

1. 脘爽便泄，宜和中焦。

半曲　木瓜　谷芽　茯苓　广皮　香附

【按】"爽"字当作违和解，即胃脘不适。

2. 九窍不和，皆属胃不能和。

大麦仁　鲜莲肉　半夏曲　白茯苓　广皮白　宣木瓜

3. 知饥不纳，宜摄胃气。

大麦仁　茯苓　广皮　金斛　半曲　木瓜

4. 贫病饥寒，不能调摄，用药有何益耶？

谷芽　新会皮　木瓜　煨姜　茯苓　半曲

5. 色黄，腹膨，形寒。

谷芽　茯苓　米仁　半曲　新会皮　木瓜

6. 钱（淮安，二十二岁）　露姜饮止疟，是益中气以祛邪，虚人治法皆然，脾胃未醒，忌腥酒浊味。

大半夏加橘红、益智仁，姜汁泛丸。

【按】大半夏加橘红、益智仁，辛甘温，醒脾和胃，姜汁泛丸，以丸者缓也，虚人当缓治。

7. 李（寿星桥，五十七岁）　寒湿伤阳，痞满妨食，脉沉色黄，是脾胃病。议辛温通中焦之阳。

生益智仁　荜茇　檀香末　姜汁　茯苓　炒焦半夏

8. 顾（三十岁）　体质是阴虚，夏季时热，必伤胃口，不易饥，进食恶心，皆胃口不和，不宜荤浊。

炒扁豆　茯苓　广藿香　生谷芽　广皮　金斛

9. 胃病治法
小川连三钱，盐水炒　鹿角霜一两　炒当归一两　淡姜五钱
生香附二两　生晒茯苓二两　炒黑小茴香一两　山楂肉二两，
炒　生川楝肉一两
水泛为丸。

【按】川连小量反佐，苦寒以健胃，妙！

10. 枫桥（十八）　春正月，寒威未去，吸受寒气，先伤胸膈胃脘之阳。食已，嗳噫陈腐酸浊之气，是清阳不为转旋。忌进黏腥厚味，暂用蔬食数日。

荜茇　益智仁　砂仁壳　土瓜蒌皮　生姜

【按】药用辛温，阳气展，陈腐去。

寒

1. 寒起四末，舌白脘闷，温其脾阳。

草果　制附子　生姜　白茯苓　乌梅肉　广皮

2. 温理阳明。

吴萸五钱　川椒三钱　茯苓一两五钱　附子一两　干姜七钱

3. 吕（北濠，二十八岁）　暑邪先受，饮瓜汁水寒，胃口再为冷湿凝着，此症是脾胃病。舌白背寒，从里证治。

杏仁　荜茇　广皮　厚朴　草果　豆蔻　桔梗　枳壳

4. 王（陆家浜，三十六岁）　纯阳气分药见效，则知病人酒肉冷物乱食，湿内聚伤阳，若不慎口必危。

生白术　炒黑生附子　茯苓　泽泻

【按】湿气内聚，困伤阳气耳，温阳利湿可也。

 虚

1. 知饥，食下膜胀，脾钝胃强使然。

焦术　茯苓　神曲　炙甘草　广皮　川连　白芍　麦芽　山楂肉炭　青皮

【按】脾钝夹食积。

2. 脾呆胃钝，湿热内蒸，小溲浑浊，下溢白沃，当从中治。

焦术　川连　麦芽　荷叶蒂　神曲　广皮　木瓜　炙甘草

3. 脾弱少运，食下膜胀。

焦术　广木香　人参　茯苓　广皮　砂仁壳

【按】三静三动。

4. 疟伤脾阳，脘闷少运，脉细，法宜温理中焦。

焦术　神曲　广皮　茯苓　谷芽　煨姜

5. 劳伤阳气，食减腹膨。

生于术　茯苓　广皮　半夏曲　厚朴　煨姜

6. 脾阳不振，食少神倦。

焦术　陈皮　谷芽　归身　茯苓　半曲　炙甘草　白芍

7. 脉弦虚。

人参　益智仁　广皮　茯苓　木瓜　半曲

8. 知饥少运，脾阳困矣。

益智仁　茯苓　砂仁壳　谷芽　广皮　半夏曲

9. 阳微少运，脘不爽利，转气则舒，腑阳以通为用明矣。

茯苓　厚朴　附子　于术　泽泻　干姜

10. 色黄，腹痛便溏，脾弱不运耳。

人参　焦术　广皮　神曲　茯苓　炙甘草　白芍　麦芽

【按】归芍六君子，便溏不用当归。

11. 脾阳困顿，涎沫上泛。

生白术　半夏　枳实　益智仁　茯苓　干姜

12. 便溏，下血，议用理中法。

13. 气弱湿阻，便溏下血。

人参　广皮　炙甘草　茅术炭　茯苓　木瓜　炮姜　地榆炭

14. 气弱神倦，知饥妨食。

人参　谷芽　宣州木瓜　茯神　霍斛　鲜莲子肉

15. 脾呆胃钝，水谷之湿内阻，食下神倦。

资生丸。

16. 脾弱少运，腹鸣且胀。

益智仁　茯苓　大腹皮　青皮　广皮　砂仁壳

17. 气弱少运，耳鸣，便泄。

六君子汤加木瓜、荷叶蒂。

18. 究属肾病，肾为胃关，是以食少形倦，自宜温纳下焦为主，但右脉弦而有力，虚中之实，未必无是理也，先宜疏胃益脾。

人参　广皮　谷芽　半曲　厚朴　姜渣

19. 色脉皆不妥，胃强能纳，庶几望其痊可。

人参　益智仁　炒谷芽　茯苓　广皮　宣木瓜

【按】有胃气则生，无胃气则死。色脉渐和，可望渐愈。

20. 脾阳呆钝，食下少运。

焦术　生谷芽　广皮　小青皮　木瓜　炒米仁　茯苓　炒神曲

21. 脉弦胃减，是以脘闷，食下䐜胀，便溏不爽。良由脾阳呆钝，不能默运水谷之湿滞。脾主升，胃主降，升降之机得宜，湿滞自宣，中脘自爽，莫谓体弱即投以腻滞补药。

人参　茯苓　橘白　半曲　厚朴　谷芽

22. 大建中法。

桂枝　川椒　饴糖　煨姜

23. 劳伤阳气，神倦，便溏。

人参　于术　茯苓　附子　干姜

【按】经云：阳气者，烦劳则张；阳气者，精者养神。今过劳，脾肾阳气大损，故神倦，便溏。其证当有恶寒，故附子汤去白芍阴柔，代以干姜辛温，而复阳气！

24. 潮热耳聋，有似阳邪。诊得脉空大，自利不渴，舌上粉苔，形枯色槁，岂是实证。议以劳倦夹湿，从脾胃病治。

人参　广皮白　茯苓　炮姜　生益智仁　泽泻

【按】劳倦伤脾，阴火内炽，故见证似是而非。东垣从脾胃治，先生亦从脾胃治。然东垣参芪风药升提，先生以参苓淡渗治其粉苔。

25. 交夏形瘦食减，气怯欲寐，世俗谓之疰夏。后天脾胃不和，热伤气也。

人参　白术　炒楂　砂仁　桔梗　茯苓　广皮　神曲　川连　米仁

26. 深秋曾诊，拟议此病为暑湿食瓜，辛甘寒分利，奈何脾阳又受辛寒之累，致浊阴聚形，频遭食复，阳属受戕。凡身中脾阳宜动，动则运；肾阳宜藏，藏则固，斯为命根。《局方》大建脾丸、仲淳资生丸，多以补虚通滞，芳香合用，取其气通浊泄，人参辅正之力得矣。

人参　陈皮　厚朴　益智仁　茯苓　木香

27. 王（淮安，二十九岁）　平昔好饮，脾气已伤。醉后便溏不实，夫酒性湿而动血，聚湿必伤脾胃之阳。三年失血，食大减少，恶酒如仇，全是脾胃受困。世俗医者见血见嗽，以滋降清肺治法，滋必滞腻，理嗽清寒，此中阳久困不苏，坠入劳损矣。

异功散。

【按】王道无近功，需徐徐缓图，不可躁进。

28. 高（江宁，二十一岁）　食已少顷，酸水涌呕，但饥时不食，仍不安适。久病致胃虚，阳不运行，浊阴乃聚。春季以开导气分，辛温不效，思虚中夹滞，泄浊温通，必佐养正。苟不明避忌，食物焉能取效。

川连　吴萸　茯苓　淡熟川附　淡干姜　熟半夏　人参

【按】左金丸、附子汤、大半夏汤互复成方。

29. 陈（东仓，三十三岁）　脉小缓涩，自胃脘胀至少腹，大便已溏，泄肝苦辛，小效不愈，少壮形色已衰，法当理阳宣通，虑其肿浮腹大。

人参　木瓜　广皮　炮姜　益智仁　茯苓

【按】“虑其肿浮腹大”者，恐成土溃水泛之势。

30. 李　积劳伤阳，腹膨仍软，脉弦，无胃气，形衰废食，理中宫阳气之转旋，望其进食，延久无能却病矣。

人参　淡附子　谷芽　茯苓　益智仁　广皮

31. 张（官宰弄，三十一岁）　酒客多湿，肠胃中如淖泥，阳气陷，血下注，昔王损庵以刚药劫胃水湿。

理中汤加木瓜。

32. 王（三十二岁）　湿去八九，前议运脾安肾，治本既乏人参，双补未合，况屡见黄色，仍以脾胃之法。

生于术　生杜仲　泽泻　茯苓　米仁　川斛
水泛丸。

33. 郭（谈家巷）　凡滋味食下不化，嗳出不变气味。盖在地所产粱肉，成形者皆阴类。宜食飞翔之物，以质轻无油膘浊凝。医用妙香，谓香能醒脾，不致燥烈伤肾。

人参　茯苓　茯神　石菖蒲　檀香末　生益智仁

34. 齐（四十八岁）　四五月暴暖，雨湿泄泻，是劳烦气弱，易受时令之气。今见症脾胃不和，乃长夏热泄元气，胃津伤，口必不辨五味子。

人参　砂仁　桔梗　米仁　乌梅　豆蔻　橘红　谷芽

35. 宋（五十岁）　《内经》曰：中气不足，溲便为变。不饥口苦，脾阳不得旋转运行胃津，脉络久已呆钝，乃劳伤气分，暑邪虚实药中，议缩脾饮。

人参　广皮　乌梅肉　煨姜　益智仁　茯苓

36. 罗（六十三岁）情怀内起之热，燔燎身中脂液，嘈杂如饥，厌恶食物无味，胃是阳土，以阴为用，津液既穷，五火皆燃，非六气外客之邪，膏、连、苦、辛、寒不可用。必神静安坐，五志自宁，日饵汤药无用。

人参　知母　茯神　甘草　生地　天冬　鲜莲子

37. 周（十三岁）凡交夏肉瘦形倦，气短欲寐，俗谓疰夏病，是后天脾胃不旺，时令热则气泄也。

人参　茯苓　藿香　南楂　白术　神曲　川连　麦冬　砂仁　广皮　桔梗　米仁

是丸方。

38. 程（四十七岁）肌色淡白，脉右弦左缓弱，大便久溏，嗳噫哕声不已。日前谓吐蛔起见，以酸苦和胃理肝，病人述用药不饥脘闷，乃中宫阳微，味多酸浊。酸苦属阴，不中病矣。议运行中焦之阳气，辛可以胜酸。

人参　茯苓　益智仁　生姜　葫芦巴　厚朴

39. 李（三十岁）农人，入夏必烦倦，饮酒者脾胃必弱，建中益气法。

熟于术　益智仁　茯苓　木瓜　广皮　生白扁豆

40. 顾（盘门）向饥时垢血通爽，饱时便出不爽，此太阴失运矣。首方理湿热，继用固肠滑，皆不效，议辛甘运阳。

理中汤去参，加桂圆肉。

41. 东垣谓：疟痢皆令脾伤，以为寒为热之邪，由四末蒸犯中焦也。盖头形象天，清阳不旷，故面目诸窍不和，形寒汗泄，将来浮肿腹大，已了然在目矣。

人参　茯苓　熟附子　淡干姜　厚朴　泽泻

42. 秋深曾诊，拟议此病为里湿，更伤瓜果。辛、甘、寒分利，脾阳又受辛寒之累，致浊气聚形，频遭食复，阳屡被戕。凡身中脾阳宜动，动则运。肾阳宜藏，藏则固。斯为病根，《局方》

大健脾丸，仲淳资生丸，多以补虚、通滞、芳香合用者，取其气通浊泄，人参补正之力得矣。

人参　茯苓　益智仁　煨木香　厚朴　新会皮

43. 饮入脘膈鸣响，唇干，漱不喜饮，脐腹微痛，昼欲寐，夜不寐。是脾胃未和，阳气不得下交于阴，宜通气分，宗仲景腹痛必加芍药以和阴。

人参　白芍　谷芽　半夏曲　黑芝麻　霜桑叶　茯苓　陈皮

【按】宣通气分，合桑、麻，大便秘也。

44. 脾胃久虚不复，泄泻呕逆，不欲食，喘促，腹膨，烦渴，无寐，是虚中夹暑，最虑慢惊。宜和补中土，兼清暑热，必得呕止泻缓，寝食得宜，庶不致变。

人参　广皮　木瓜　大腹皮　川连　炮姜　乌梅　茯神

45. 陈升葵弟　劳病先伤阴气，继而阳伤，夏季脾胃不和，膜胀腹鸣，晨泄。凡阳虚外寒，阴虚热蒸，皆虚不肯复元之象，非草木可为。病人述腹中气通小愈，用药当宗此旨。

人参　谷芽　茯苓　白芍　炙甘草　新会皮

46. 四十二岁，右脉涩，左脉微，饮食不能健运，嗳呕，间或溏泄，此中宫阳气欲寂，当用辛温以补之。

人参　干姜　茯苓　淡吴黄　葫芦巴

47. 脉右涩左微，色悴不华，食减不能健运，嗳呕溏泄，此中宫阳气欲寂。法宜辛温通补，失治酿成中满难调。

人参　泡吴黄　茯苓　炮淡姜　胡葫巴

【按】大辛温通补，比之48案，病深则药重矣。

48. 病伤久不肯复，食入不运，脾胃之阳日困，与治中法。

煨益智仁　茯苓　于术　广皮　白芍　煨姜　南枣

49. 脉左大坚弦，肝风震动，脾胃络脉不和，不知饥，不安寐，口流涎，右肢肿。当兼理中焦之络，议用茯苓饮法。

茯苓　枳实　人参　炙甘草　半夏　广皮　远志炭

【按】胃不和则卧不安且不知饥，脾不运则水饮停。

50. 气弱少运，食减脘闷。

生谷芽　半曲　木瓜　茯苓片　广皮　川斛

51. 知饥少纳，脾气弱也。

谷芽　半夏曲　木瓜　煨姜　茯苓　陈皮　炙甘草　南枣

52. 呛而欲呕，口干。

北参　扁豆　麦芽　茯神　霍斛

53. 口干食减，宜养胃阴，不必理痰。

扁豆　川贝　莲肉　茯神　霍斛

54. 清养胃阴。

知母　麦冬　川贝　霍斛　甜竹茹　嘉花粉

55. 脾阳下陷，便溏肠红。

补中益气汤。

56. 周（金匮，十九岁）　夏伏暑湿，秋季如疟，邪不尽解成疮，能食不化，腹中有形，脾胃不和，用东垣法。

57. 吴（三十二岁）　脾胃最详东垣，例以升降宜通，忌腻浊物，味补必疏，欲降浊必引申清气，皆平调和法，几年小效未平，仍是脾阳胃阴。

南楂肉　九蒸于术

干荷叶煮汤一杯泛丸。

【按】枳术丸变方，妙极！

58. 食下䐜胀，饥则尤甚。

熟地　白茯苓　枸杞炭　沙苑子　紫石英　牛膝炭

临服磨入沉香汁。

【按】肾精不足，无以化气，不能煖土，土虚不运，自是胀满。补肾精以图本，然中焦有湿者不宜。沉香汁不唯纳气暖肾，且香可醒脾也。

实

1. 脉涩，食下拒纳，宜理胃阳。

半夏　吴萸　延胡索　山楂　茯苓　高良姜　广橘红　麦芽

2. 劳伤中气，口苦妨食，小溲不利。

茯苓　白术　厚朴　广皮　泽泻　猪苓

【按】虽云中气伤，然则饮患为急。

3. 食下䐜胀脘痞。

半夏　茯苓　枳实　干姜　橘红　肉桂

4. 阳困不宣，脘胀少运，二便不爽，法宜温理中阳。

厚朴　橘白　生干姜　半夏　茯苓　大枳实

5. 腑阳不宣，腹膨尿短。

大针砂丸。

6. 严（仓前，三十三岁）长夏湿邪，治不按法，变疟不尽泄其邪，痛泻不爽，不能受食，勉强与食即呕吐，是脾胃运行之阳，久为苦寒消克所致。

苏合丸。

 气

1. 气痹不宣，食不运。

半夏　枳实　橘白　姜汁　茯苓　厚朴

2. 辛以宣气，苦以降逆。

四磨饮。

3. 知饥少运，宜理脾气。

谷芽　半夏曲　广橘白　茯苓　宣木瓜　煨生姜

4. 气钝失运，食下则胀，大便不爽。

香砂枳术丸。

5. 且和胃气，补中姑缓。

谷芽　半曲　益智仁　茯苓　广皮　宣木瓜

6. 气阻脘痹。

枳壳　茯苓　厚朴　半夏　橘白　杏仁

【按】脘中气机郁滞，半夏厚朴法，橘枳姜法；气滞必津停，茯苓杏仁甘草法也。

7. 气阻脘痹不饥。

枳壳　炒麦芽　半夏曲　橘红　老苏梗　白茯苓

8. 气阻脘痹。

苏梗汁　香附汁　枳壳汁　桔梗汁

【按】诸药取汁，气浮味清，流动也。心思巧妙。

9. 脾呆，腹膨。

厚朴　茯苓皮　广皮　麦冬　大腹皮　砂仁壳

10. 阳虚体丰，夏热耗气，胃弱不纳不饥，此九窍不和，都胃病矣。法当镇逆理虚，略佐苦降，以胃为阳土，气下为顺耳。

人参　淡干姜　川连　代赭石　茯苓　生白芍

11. 杨（三十八岁）胃伤食减，形倦舌赤，此系脾病。

四兽饮。

12. 金（麒麟巷，五十九岁）平日操持，或情怀怫郁，内伤病皆脏真偏以致病。庸医但以热攻，苦辛杂沓，津枯胃惫，清气不司转旋，知饥不安谷。

大半夏汤。

 变证

1. 经云：脾气散精，上输于肺，地气上升也；肺主治节，通调水道，下输膀胱，天气下降也。愤郁戕肝，肝气拂逆；忧思伤肺，肺气失降。左右二脏既乖，上下不交而否象成，中宫亦不和畅，至晨夕嘈杂，食少无味，下脘如纳粗物。病久胃汁枯，四肢无力，显然脾病。右胁少腹作痛，升降有声，寅卯病进，午后病退，是清阳之气闭结。若仍勤劳家政，深秋关格是虑。

香附　延胡索　黑山栀　归身　柏子霜　桂圆肉

2. 汪　长夏湿气，主伤脾胃中阳，湿是阴浊之气，不饥泄泻，湿滞气阻，升降不利，咳声震动而血溢。医知风寒火颇多，而明暑湿燥绝少，愈治愈穷，茫茫无效。到吴已易三方，病减及半，推原和中为要。

生谷芽　茯苓　白芍　炙甘草　米仁　北沙参

3. 席（东山，二十九岁）　问病已逾年，食饱腹膨，微痛便溏，久嗽痰多，凡越几日，必熇熇身热，此劳伤，由脾胃失运，郁而来热，痰多，食不相和，则非地黄滋滞者。

米仁　南枣　生麦芽　桔梗　胡连　茯苓　白芍　广皮

木乘土

 肝胃病

1. 脉弦且出鱼际，木火郁而不泄，阳明无有不受其戕，是以食下稍有不适，则为膜胀，饥则嘈杂难耐。自宜肝胃同治，肝木宜疏，胃腑宜降，乃其治也。

归身　焦术　陈皮　柴胡　神曲　白芍　茯苓　炙甘草　香

附　麦芽

【按】逍遥散合越鞠丸法。

2. 脉沉弦，脘胀噫气，口燥不寐，宜和肝胃。

川连　茯苓　枳实　淡干姜　半夏　橘白

3. 泄木安中，令其升降自如，则木不为之曲直矣。

人参　半夏　广橘白　吴萸　茯苓　枳实　淡干姜　川连

4. 木郁胃困。

黑山栀　神曲　茯苓　大麦芽　青皮　橘红

5. 哕逆脉弦，胃虚木乘使然。

半夏　木瓜　川斛　茯苓　谷芽　广皮白

6. 有年气弱，食下少运，左脉弦劲，肝邪僭逆，将来恐有关格之患。

煨姜　宣木瓜　人参　茯苓　半夏曲　陈皮

7. 肝邪扰中，阳明不宣，妨食䐜胀，苦辛泄降为主。

香附　川芎　半曲　橘红　黑栀子　白芍　茯苓　麦芽

8. 肝逆犯胃，呕恶脘痛。

川楝子　吴萸　半夏　桂枝木　黄连　茯苓

9. 肝郁乘中，中脘按之有形且痛，食下䐜胀，肠红易怒。

加味逍遥散。

10. 疏肝宣胃。

川楝子　大麦芽　茯苓　生香附　小青皮　橘红

【按】先生以"柴胡劫肝阴"之故，每于疏肝时，以金铃子代柴胡。推原当是肝阴亏虚，不任柴胡疏达耳。故舌瘦小质红少苔，脉细者，柴胡慎用可也！

11. 气郁脘闷噫气，病在肝胃。

竹茹　熟半夏　橘红　枳实　白茯苓　川连（吴萸泡汤拌炒）

12. 苗（三十六岁）　痛起寒月，胃脘贯及右胁，腹鸣攻至少腹，少腹气还攻胃口，呕吐酸浊，或食或不食，三年之久。病由胃络逆走入肝，肝木复来乘胃土，主以辛热，佐以苦降。

吴萸　高良姜　茯苓　川楝子　延胡　蓬术

13. 汪　到吴诸恙向愈，金从两和脾胃。近日家中病人纠缠，以有怫郁，肝胆木火因之沸起。气从左胁上撞，即丹溪上升之气自肝而出，木必犯土，胃气为减。

人参　茯苓　炙甘草　生谷芽　木瓜　川斛

14. 吴（三十四岁）　操家烦冗，兼有嗔怒，肝脾不和，䐜胀由胁至脘，木犯中土，必妨食不饥。理气舒郁，和其中宫。

南楂　生香附　神曲　茯苓　钩藤　橘红

15. 徐（北马头，十八岁）　非但经水不来，食下脘中即痛，是肝胆气热逆乘，致胃气亦逆。问大便渐溏，木侮土位，且形瘦内热，凡理气多属辛燥，明理，欲治病先理体质之宜忌。

白芍　炙甘草　新会皮　生谷芽　炒焦丹皮　炒桃仁　茯苓
山楂肉　生香附　蓬术

16. 胡（二六）　疾走作劳，身前胁腹闪气，上下串痛。交正月，寒战气冲，呼吸皆阻，腹胀，脐上横梗，有形作痛。自痢已两月，思劳必伤阳，春令病加，是木旺侮土，中阳困惫，浊气充塞，正气全伤，大肉尽削。述食入逾时，必加呕噫，后天生化之源大困，议急理中土之阳。

人参　茯苓　公丁香柄　川椒　乌梅肉　炒黄干姜

17. 杨（四一）　肝风化热犯胃，恶心痞闷，食入作胀，口渴，议养胃制肝。

人参　金斛　乌梅肉　麦冬　新会皮

18. 姚　脉左弦，肝风犯胃，水谷下咽即呕，经月不愈，胃气大虚，泄木必兼安胃。

人参　川连　黄柏　川楝子　川椒　桂皮　乌梅　生白芍

19. 脉弦，舌白，吐涎，食入膈上即涌出。自述由动怒得之，春病至霜降不愈，心中反痛。以肝病犯胃治法。

金铃子　延胡索　良姜　茯苓　炒半夏　砂仁壳

20. 厥阴犯胃，则阳明空虚。仲景云：入谷则哕，与吴萸汤。泄肝救胃，即史书围魏救赵同旨。

吴萸　淡干姜　炒白芍　云茯苓　人参

21. 味过于酸，肝木乘胃，呕逆心痛，用大建中法。

人参　淡干姜　茯苓　桂木　炒黑川椒　生白蜜

22. 李云生　咳甚呕血，吐食。肝病犯胃，阳气升逆所致。

代赭石　新绛　茯苓　丹皮　旋覆花　黑山栀

23. 凡久病必入络脉，医但写药凑方，不明入络之理，药由咽入，过胃至肠而已。此症由肝络而来，过膈入胃，胃翻呕吐。致吐致胀之由，从肝而出也。偏胜病起，务以急攻。用药如用兵，直捣中坚，使病溃散，然非入络之方，弗能效矣。议于病发之时，疏理肝木，病缓再安胃土。

人参　厚朴　茯苓　熟半夏

磨入蓬莪术五分。

🌿 风木火

1. 脘闷不爽，不时头胀发热，此木火内郁，升降之机不泄，肝胃同治。

丹皮　半夏曲　钩藤　茯苓　黑山栀　橘红

2. 脉弦而涩，肝阴颇亏，中气亦弱，肝胃同治。

何首乌　茯神　制白蒺藜　桑椹子　川斛　枸杞　浙江黄菊
建莲肉

3. 陡然呕吐，继作头眩，身若溶溶如坐水中。是下焦空虚，入春气泄，厥阳直冒，不克交入阴中，乃虚侯也。第病已一月，犹然脘闷不饥，食不甘味，阳明胃气受肝戕贼，困顿不能升降致此，且两和之。

旋覆花　代赭石　人参　白茯苓　广橘白　半夏

【按】"阳明胃气受肝戕贼，困顿不能升降。"此点睛之笔。腑阳宜通，故药用下沉。

4. 胃虚木乘，气逆吞酸，头眩腰痛。

北参　左牡蛎　川斛　茯神　淮小麦　稽豆皮

5. 左关弦，来去躁疾，右细涩，食减，阳明困顿，血液暗耗。日久恐有偏枯之累，此刻当理阳明。

金斛　茯苓　半曲　橘红　钩藤　桑叶

6. 虚风内煽，上扰阳明，呕哕涎沫，口耳牵引，肝胃同治。

旋覆花　代赭石　人参　半夏　茯苓　干姜

7. 此肝风夹阳，上逆为厥，得之恼怒惊忧，属七情之病。厥阴肝脉，贯膈乘胃，是以脘中不饥，不思纳谷，木犯土位也。其头晕目眩，亦肝风独行至高之地，而精华之血不得营矣。前用苦降、酸泄、辛宣，病有半月不愈，议兼重镇主之。

川连　吴萸（炒）　白芍　乌梅　淡干姜　生牡砺

变证

1. 左脉弦数，头重，味酸，肢冷。病后致此，乃脾阳困顿，木火顺乘，阳明少降使然。东垣谓补脾胃必先远肝木，良有以也。

人参　茯苓　黄连　新会皮　青皮　白术　半曲　白芍　生干姜

2. 嗽逆，呕逆不得卧。经谓：嗽而呕者属胃咳也，此由嗽伤阳明之气，厥阴肝邪顺乘使然。凡女科杂症，偏于肝者居半，即如是病，经一阻则遂剧矣。非泛泛咳嗽之比。

人参　旋覆花　白芍　茯苓　代赭石　南枣

3. 左脉弦数，肝阴不足，切勿动怒，他日恐有失血之患。近今妨食恶心，暂和肝胃而已。

生谷芽　茯苓　半曲　宣木瓜　白芍　陈皮

4. 自八月中经止，即食入呕吐，医认怀娠恶阻治，延至小寒节，头巅痛，心中热，吐清涎浊沫。水药仍受，粒米食物下咽即吐，欲寐洒然惊惕，肌表及足寒，晡刻头面热，腹胀，心腹皆痛。初病嗔怒而来，确是肝木犯胃，最怕暴厥急至。

金铃子　黑山栀　炒半夏　生姜汁　延胡索　炒香豉　茯苓

5. 杜（凤阳，三十八岁）　疟后脾弱肝乘，中气不舒，易生嗔怒。

生益智仁　檀香末　茯苓块　新会皮　枳实皮

为末，水泛丸。

6. 胡（十四岁）　性情执拗，郁勃气逆，粒米入脘即痛。父训即若痴呆，由胆肝木横来劫胃土。上年入冬自愈，秋金肃降，木火不主威，非狗肉温浊之功能，乃适逢其时耳。

夏枯草　生香附　川贝　土瓜蒌　黑栀子皮　化州橘红

7. 叶（十七岁）　冲气自下而起，丹溪谓上升从肝而出。木侮胃，食少呛逆，不得着枕卧眠。夏热时风迎胸痛，艾灸稍安。久羔阳微，须用甘温。前法皆以疏通不效，本虚无疑，《金匮要略》见肝之病，必先理脾胃，防患于克制耳。

人参建中汤。

8. 程（二八）　摽梅逾期，病由情志郁伤，庸医不究病因，朝暮更方，病延日久。《内经》谓二阳之病发心脾。盖思伤心，郁伤脾，二脏有病，不司统血。笄年莫重于经水通调，今经闭半载，呕吐清涎，腹痛泄泻，心热皮寒，显是木郁乘土，胃口渐败，生气曷振？病成干血劳怯。考古通经等丸，难施于胃惫乏谷之体。姑议安胃和肝，俟秋深时再议。

人参　白芍　川楝子　生淡干姜　川连　乌梅　粗桂枝　炒焦归身

【注】摽梅，意为梅子成熟落地，比喻为女子已到结婚年龄。

9. 诊脉左数微弦，寸、尺、关虚数。阅五年前，病原左胁映背胀痛，不能卧席。曾吐瘀血凝块紫色。显然肝郁成热，热迫气逆血瘀，虽经调理痊愈，而体质中肝阴不充，肝阳易动。凡人身之气，左升主肝，右降主肺。今升多降少，阴不和阳。胃中津液，乏上供涵肺之用。此燥痒咳呛，吐出水沫，合乎经旨：肝病吐涎沫矣。肝木必犯胃土，纳谷最少而肢软少力，非嗽药可以愈病。此皆肝阳逆乘，实系肝阴不足。仲景云：见肝之病，先理脾胃。俾土厚不为木克，原有生金功能。据述凡食鸡子，病必加剧，则知呆滞凝涩之药，皆与病体未合。

北沙参　生扁豆　麦冬　玉竹　桑叶　生甘草　蔗浆

10. 寅卯少阳内动，络中血溢，寒热呕逆，骤然泄泻，不能卧。盖阳木必犯阴土，胆汁无藏，少寐多寤，土脏被克，食减无味。宜补土疏木。

人参　山药　炙甘草　白术　扁豆　丹皮

11. 气郁单胀，中空无物，卧则气塞，浊饮上冲，渐有不得安卧之象。问其起病之由，多是恼怒动肝，为肝木郁伤脾土，脾失健运，气阻成胀。延及百日，正气愈虚，浊更坚凝，逆走攻肺，上咳气逆欲喘。脘中蕴热，咳出脓血。病根固在脾，今已传及肺部。丹溪曰：养金制木，脾无贼邪之害；滋阴制火，肺得清化之权。目下至要，务在顺气，胸中开爽，寝食不废，便可从容论治。不然，春分节近，更属难调矣。宜先用通上焦法。

紫菀　杏仁　瓜蒌皮　郁金　厚朴　大腹皮　桑皮　茯苓皮　黑山栀

两剂后，早服肾气丸，晚服四君子汤。

12. 惊则动肝，肝气上逆；忧则伤肺，肺气失降。升降失司，中焦不运，气聚成形，风扰鸣泄。仲景论上升吐蛔，下坠狐惑，都从胃虚起见。风木相侮，阳土日困，食减便溏有诸，由惊忧偏逆致病。因病失治延虚，最难奏效。用药不过生化克制之理，培其受侮，平其冲扰；补阳明以宣腑，泄厥阴以平逆，如是而已。至于拔病根，在乎居恒颐养，当医药外求之。

人参　干姜　川椒　川楝子　茯苓　桂枝　白芍　乌梅

13. 凡有痔疾，最多下血，今因嗔怒，先腹满，随泻血，向来粪结，近日便溏，是风木郁于土位。气滞为膨，气走则泄，议以理中汤，泄木佐之。

人参　附子　茅术　醋炒柴胡　炮姜　地榆炭　厚朴　醋炒
升麻

14. 陈　诊脉左带微数，右关微弦，胸脘痞闷，右眼角赤，
皆是肝木乘坤土。经旨有肾藏志，脾藏意。今梦寐惊惕，是见不
藏之象。倘调养失宜，内有七情之扰，外有六淫之侮，再经反复
药饵，无过树根草皮，焉能有济？故重言以申其说。

人参　半夏　枳实　茯苓　干姜　小川连

第二案　六脉略和，舌苔已退，胸脘稍宽，渴饮至胃，微觉
呆滞，大便干燥。势见阴枯阳结，通阳之中，佐以润燥，亦属至
理。至于调养静摄工夫，不必再赘。

柏子仁　苁蓉　归须　炒桃仁　块茯苓　桂心

第三案　立夏日诊脉，气和病情减。清晨微觉气闷，阳气尚
未全振。再论人身中，阴阳二气每相眷顾，阳病久必伤阴，阴病
久必伤阳，故病久之体，调养失慎，必至反复。谆谆至嘱，进苓
桂术甘汤以宣上膈之阳。

第四案　年过五旬，肾气本弱，病缠日久，脾土亦馁。肾恶
燥，脾恶湿，经旨昭昭。若欲平稳，宜乎分治为妥，是将来调补
丸药章旨。今上膈已宽，且进下焦调补为法。

苁蓉　归身　枸杞　茯神　小茴香　柏子仁　天冬　巴戟
牛膝

第五案　病减六七，唯纳食不易运化，饮汤不易下趋，口中
味淡，时或作酸，大便燥艰，乃脾阳不振，肾阴未复，故润剂之
中，佐以辛香，有合经旨辛甘化风之意。

柏仁　小茴香　苁蓉　车前　茯苓　牛膝　归身　桂心

第六案　脉神俱安，大便艰涩不爽，脐间隐隐作痛。高年肾阴暗亏，血液不能灌溉四旁，肠中枯燥，更衣颇觉费力。拟进通幽汤方法以润之。

当归须　红花　郁李仁　柏仁　麻仁　生地　升麻

第七案　两日连次更衣，脐间疼痛已止，胸膈之间，略觉不和，则知病缠日久，不独血液受亏，气分亦为之不振。拟温填药饵，佐以通阳，庶几中下两顾。

苁蓉　茯苓　枸杞　小茴香　柏仁　牛膝　人参　巴戟

15. 春夏阳升，肝木乘胃，呕吐，吐不已，寝食减废，气失下降，肠中不通，病乃怀抱抑郁。两月之久，不敢再以疏泄为治。

人参　川连　乌梅　川楝肉　生白芍

16. 脉沉右小，左虚大，脐上有动气，膜胀不嗜食，艰于大便。此中气大虚，肝气内变，忌用攻伐消导，宜泄肝和胃。

茯苓　益智仁　郁金　谷芽　乌梅

17. 茹素胃弱，向系肝阳热炽，今微眩，耳鸣，心怔。议甘以养胃缓热，少佐酸味。

酸枣仁　柏子仁　炙甘草　鲜白藕汁　大生地　甜细真北沙参　大麦冬　云茯苓　黄肉炭

胃 脘 痛

肝逆

1. 肝逆脘痛，右关独弦。

川楝子　茯苓　半夏　香附汁　高良姜　青皮

2. 动怒肝气上逆，脘痛有形攻触。

川楝子　麦芽　茯苓　青皮　香附　橘红

3. 脘痛脉弦。

吴萸　桂枝　延胡索　茯苓　白芍　川楝子

4. 肝气不疏，脘痛，呕恶。

川楝子　延胡索　香附　青皮　川连　大麦芽　橘红

5. 钱（嘉善，三十六岁）情志不和，病起于内，由痛吞酸呕吐，卧着气冲，必是下起。议泄木安土。

吴萸（泡）　人参　茯苓　川楝肉　干姜　半夏（炒）

寒

1. 冷物伤中，脘痛呕恶，大便如油。

丁香饼　半夏　吴萸　淡附子　茯苓　干姜

2. 食物失宜，冷着于中，胃痛复作，先宜理之。

半夏　茯苓　麦芽　煨姜　橘红　苏梗

3. 脘痛得热饮则止，胃阳困耳。

高良姜、延胡索、红枣皮煎汤丸。

【按】延胡索代香附，红枣以和胃。

4. 李　劳久伤阳，胃痛吞酸，痰多。

熟半夏　延胡索　葫芦巴　高良姜　老生姜　川楝子　块茯苓

5. 龚（茜泾，六十八岁）　心下胃口之上，痛有两月，问酒客往昔肠血，每痛发，食进，其痛始缓，食进多痛即立至，据说饮热酒脘中爽然，则知浊凝厚味，皆助阴伤阳，宜戒。

荜茇　红豆蔻　乌药　苏梗　高良姜　延胡索　生香附

6. 王（山塘，二十四岁）　八日间痛发一次，日来不饥，大便不爽。凡痛呕出黄浊，水难下咽，浊气自下上涌，即有呕吐之状，肠中滞气不行，胃中涎沫不泻。半硫丸，每服一钱二分。

7. 封（泰兴，三十七岁）　十年前因夜食过饱，凝滞闭气，遂胃脘痛，呕吐。病发腹大如怀妊，得气后泄而胀消。经准不孕，来必腹痛。久病焉有速效，病根全在气分，用药开气为主，必兼祛血分寒凝，乃合病机。

吴萸　秦椒　川楝子　高良姜　延胡索　蓬莪术　生香附

南山楂

生姜捣汁泛丸。

【注】两案重复，案语略有差别，调整归为一案。

 热

1. 木火郁于中焦，脘痛，嘈杂。

越鞠丸。

2. 陈　脘中宿病，痛发呕吐黑水，五六日方止。诊脉左大而弦，肝木犯胃，浊气厥逆，大便数日不通，久病必在血络，久郁必从热化。用苦辛泄降，少佐通瘀。

川连　金铃子　山栀　延胡索　半夏　橘红　桃仁

 虚

1. 黄（六十九岁）　凡食腥油浊物，胃脘必痛，老人运行之阳已衰，浊味皆阴凝内痛，必以取气阳药。沉香、豆蔻破泄真气，误用则刺其凶。

人参　小熟附子　生姜　白蜜　桂枝　茯苓

2. 朱（带城桥，二十三岁）　阳虚胃痛，用辛温见效。街衢往来，秽气内入伤阳，痛再作，先驱秽浊。

苏合香丸。

3. 脉缓弱，脘中痛胀，呕涌清涎，是脾胃阳微，得之积劳。午后病甚，阳不用事也。大凡脾阳宣通则运，温补极是，而守中及腻滞，皆非通腑，勿佐用之。

人参　半夏　淡干姜　生益智仁　茯苓　生姜汁

大便不通，间服半硫丸五分。

【按】间服半硫丸，非仅虑便闭，而命火衰弱亦当看重。

实

1. 积着于胃，脘中痹痛，高年宜和不宜攻。

姜渣　麦芽　茯苓　厚朴　延胡　半曲

2. 肝积攻逆，脘痛肢冷。

吴萸　桂枝　小青皮　茯苓　麦芽　川楝子

3. 冷物伤中，脘痛脉沉。

杏仁　藿梗　半夏　厚朴　枳壳　橘白

4. 丁　脉右弦，脘痛映背，得呕痛发，气鸣痛缓，乃胃气少降。寒暄七情，皆令痛发，病属肝胃，议河间金铃子散。

金铃子　延胡索　炒半夏　姜汁　茯苓　橘红

5. 杜　酒客胃中酿热，嗔怒，亦令肝阳犯胃，今纳谷脘中微痛，乃阳逆失降。酒家忌用甘腻，辛苦清降，平肝和胃治之。

川连　吴萸　半夏　姜汁　茯苓　橘红　竹沥

【按】前案两和肝胃，是肝气横逆中土。此案酒客，湿热夹肝气，病深一层，是主以左金、竹茹苦辛清降，二陈仍是降胃。

气

1. 华（南京，三十二岁）　通中焦气血，痛缓，呕食，是胃虚气逆。

旋覆代赭汤。

【注】两案重复。

2. 陈（四十八岁） 遇烦劳必脘中气窒噎痛，望五年岁，不宜有此。

桂枝瓜蒌薤白汤。

3. 王（六十三岁） 色苍瘦，目黄脉弦，向来气冲脘痛，今痛缓气冲至咽，是左升肝气太甚，右降肺气不及，大旨操持运机致病。

枇杷叶　黑山栀　川贝　苏子　降香木　新会红　炒桃仁

4. 陈（六二） 酒湿热气，气先入胆，湿着胃系，痰聚气窒，络血瘀痹，痛在脘，忽映少腹，气血交病。先和少阳阳明之阳，酒客恶甜，治以苦辛寒。

土瓜蒌皮　半夏　枳实　川连　生姜

血

1. 胃痛过于辛热开泄，致尿血淋，今转为浊，茎尚痛。欲其两顾，苦无成法可遵，姑理下焦。

黑珀散。

2. 气血不谐，脘痛，经不宣达。

归身　香附　苏梗　丹皮　白芍　茯苓　黄芩　山楂炭

3. 脉弦，胃痛年久，病在于络。

桃仁　归须　闽姜　茯神　柏仁　延胡

【按】久病入络，病及血分，须理血。闽姜者，姜糖片也。

4. 胃痛四年，因郁怒而起。经落不调，瘕聚腹胀，欲呕便泻。久病入络，兼理血分。

金铃子肉　桃仁　五灵脂　炒延胡索　生蒲黄　生香附

5. 华（南京，二十二岁）　胃痛已久，呕水，大便结燥，药已不可用。

桃仁　姜汁　茯苓　延胡　半夏　广皮白

6. 钮（湖州，二十八岁）　五六年胃痛，发必呕吐不便。

桃仁（炒）　麻仁　墨汁　延胡索　当归须　南楂（炒）

加韭汁十五匙。

7. 曹（三十四岁）　痛久必留瘀聚，屡次反复，以辛通入络。

桃仁　归须　麻仁　柏子仁　降香汁

8. 王（三十一岁）　劳力气血逆乱，内聚瘀血，壅阻气分，痛而呕紫滞形色。久病只宜缓逐，不可急攻。

桃仁　茺蔚子　延胡索　当归尾　南楂　漏芦　青葱

9. 秦（二十二岁）　据述久逗客邸，情志不适，致脘中两胁按之而痛，大便久不爽利，脉形弦坚，面色不华，纳食已少，虚中有滞，以宣通腑络。

熟桃仁　海浮石　土瓜蒌　熟半夏　橘红　枳实皮

10. 曹　辛温芳香，开气舒郁，呕出血饼，呕吐顿减。盖气阻血凝，堵塞脘中升降之路而痛，自服药以来微微欲饮，而大便结燥，知不专于辛温矣。

青葱　桃仁　当归尾　麻仁　郁李仁　冬葵子

又：瘀尽，嗳气间呕，此陈腐未扫，乃无形之聚，用辛芳凉滑治之。

鲜省头草五钱，滚水泡汤，和入竹沥五钱，分三次服。

11. 徐（二十）　久病气血胶结，络中不和，攻补皆不去病，仿古五积治例，每以疏通缓逐为法，不必峻剂。

鸡内金　海浮石　蛤粉　归须　桃杏仁　半夏　瓜蒌实　枳实　山楂

【按】今仿五积治法，以寒、湿、气、血、痰为治，然究竟以痰血为主。

12. 瘀浊久留，脾胃络中，黑粪自下，肌色变黄，纳食渐减，脘中时痛，不易运化，中宫阳气日伤，新血复为癖阻。夫脾脏主统血而喜温暖，逐瘀鲜效。读仲圣太阴九条，仅仅温下一法，但温后必以温补醒阳，否则防变中满。

浔桂心　煨木香　生桃仁　制大黄

【按】桃桂承气汤变法。

13. 厥逆初平，胃口下脘，触着便痛，小便自利，大便黑黏不爽。前者经来暴止，血海恐有凝瘀。议以轻缓通血方法。

丹皮　泽兰　桃仁　料豆皮　小生地　姜汁

昨日用交加散法，黑血略下，痛缓下移，此瘀浊停留，皆为痉厥，以致紊乱气血，奇经失和矣。但心悸，舌赤，阴分自亏。宣瘀之药，多辛善走，择其辛润者，进商回生丹，量进半丸，亦对证稳药。

细生地　姜汁　归须　丹皮　小茴香　桃仁　料豆皮　茺蔚子

14. 劳伤胃痛。
熟桃仁　延胡索　柏子仁　归尾　炒丹皮　漏芦

🌱营虚络痹

1. 喜饮热酒，胃络积热血瘀，中脘痹痛，谷食渐减，脉来弦涩，年已望五，最虑营枯气结，他日有关格之患。
半夏　延胡
酒法丸。

2. 中脘痛痹，不时有形攻逆，且频频遗泄，此营虚气结络痹，法宜益虚和之。
当归　桂心　炙甘草　茯苓　白芍　新会皮

3. 脉涩胃痛，此营阴枯槁，络气不疏使然。
柏子仁　新绛　延胡　桃仁　青葱　麦芽

4. 营枯气阻，胃痛。
当归　新绛　柏子仁　延胡　桃仁　桂圆肉

5. 胃痛便艰，脉涩，营虚络痹，恐延关格。

旋覆花汤加柏子仁、瓜蒌皮、桃仁。

6. 胃痛数载，脉虚而涩，经事先期，此属营虚气痹，不宜过于辛燥。

旋覆花汤加柏子仁、茯神、橘红。

7. 脘痛，经事淋漓，腹胀，此气阻络痹，辛以润之。

旋覆花汤加柏子仁、橘红、归须。

8. 黄（嘉兴，五十三岁）　情志内郁，心痛如绞，形瘦液枯，不可气燥热药。

炒桃仁　柏子仁　延胡索　炒丹皮　小胡麻　钩藤

【注】两案重复。

9. 吕（同里，四十五岁）　心痛得食反缓，是积劳营虚，大忌破降气药。

桃仁　桂圆肉　炒黑芝麻　归身　柏子仁

【注】两案重复。

10. 张（包衙前，四十五岁）　自胃痛起，咽食又噎，近加涌泛黏涎，经营劳悴伤阳，清气不司转旋，上不知饥，大便不爽，九窍不和，都属胃病。

人参　熟半夏　茯苓　葫芦巴　荜茇　老姜汁

11. 吴（通关坊，四十四岁）　劳伤治不以法，反受药伤，络血涸而为痛，食入痛来，病在胃络，以甘缓肝急以救胃。

桂圆肉　炒桃仁

12. 怀抱抑郁，营血受伤，入暮脘痛喜按，乃伤阴络，非实痛也。

　　柏仁　桂圆　茯神　远志　广皮

13. 精气不足体质，再加思虑郁结心脾，营血受伤，口味甜，血随溢，稍过饥，脘中痛。营主中焦，宜以归脾养营之属。

　　人参　大枣　远志　茯神　甘草　归身　白芍　桂圆

 变证

1. 据述久有胃痛，当年因痛吐蛔，服资生丸，消补相投；用八味丸，温润不合。凭脉论证，向时随发随愈。今病发一月，痛止不纳，口味酸浊。假寐未久，忽躁热，头汗淋漓，口不渴饮。凡肝痛，必犯胃腑，且攻涤寒热等药，必先入胃以分布。药不对病，更伤胃气。胃司九窍，清浊既乱于中，焉有下行为顺之理？上下不宣，状如关格，但关格乃阴枯阳结，圣贤尤以为难。今是胃伤困乏，清阳不司旋运，斯为异歧。不必以寒之不应而投热，但主伤在无形，必图清气宣通，则为善治程法。金匮大半夏汤。

　　大半夏汤。

2. 形盛脉微，阴浊内盛，阳困不宣之象。食下䐜胀。中脘时作胀痛，阳以通为运，阳气流行，阴浊不得上干矣。所谓离照当空，阴霾消散是也。而久痛非寒，偏于辛热刚愎又非所宜，唯和之而已。

　　外台茯苓丸。

腹 痛

 虚

1. 脉弦腹痛，便泄不爽。此下焦阳微，阴浊僭逆使然。

葫芦巴　萆薢　桂心　巴戟　青皮　茯苓

2. 腹痛得食则安，梦泄。

炙甘草　归身　茯神　白芍　南枣

【按】梦泄，疏泄过也，桂、姜辛通有余，不相宜，故去之。

3. 阴伤腹痛。

黄芩　茯神　白芍　知母　牡蛎　丹皮

4. 气弱不能运，腹痛由自而来。

人参　菟丝子饼　茯苓　姜炭　焦术　益智仁　新会皮　谷芽

5. 阳微形寒，腹痛，下利。

人参　炮姜　焦术　茯苓　炙甘草　桂心

6. 杨（三十三岁）　阳气为烦劳久伤，腹痛，漉漉水声，重按痛缓，非水积聚，盖阳乏少运，必阴浊凝滞，理阳为宜，大忌逐水攻滞。

生白术　熟附子　泽泻　左牡蛎

水泛丸。

7. 腹痛便泄，暂和中焦。

谷芽　半曲　陈皮　茯苓　木瓜　煨姜

实

1. 湿积脾困，便溏腹痛。

厚朴　陈皮　砂仁壳　茯苓　麦芽　陈神曲

2. 色晦，脘闷腹痛，此冷湿内着，阳气怫郁使然。

杏仁　藿香　茵陈　厚朴　茯皮　橘白

3. 脾胃不和，腹膨痛，夜自汗，先疏利气滞，保和丸、焦锅巴、陈茶，姜汤下。

【按】疏利气滞，非是行气，去其食滞，则气自行也。

寒

1. 阴寒下着，腹痛形寒。

吴萸　桂枝　茯苓片　泡淡生干姜

2. 积寒腹痛。

吴萸　白茯苓　半夏　干姜

【按】此案用半夏，当有浊气上逆，以致吐逆之症。上案用桂枝，盖取辛温止痛之力。

热

1. 腹痛尿赤，大便不爽。

香附　青皮　麦芽　黑栀子　赤苓　山楂肉

2. 下焦热甚，阴阳气泄，腹痛未止，与和中坚阴法。

熟地　炒归身　黄柏　炒楂　炒白芍　萆薢

气

1. 腹痛已止，左脉尚弦。

人参　茯苓　橘红　小川连　山楂肉　白芍　青皮　吴萸
使君子　麦芽

2. 肝郁不疏，腹痛至脘。

川楝子　吴萸　生香附　青皮　延胡索　川连
【按】金铃子散合左金丸加味。

3. 吴（三十九岁）　夏季用苦润，通小肠火腑。病人说大
便仍不爽，肛门下坠，里急后重，始而脐旁，渐及胃脘，按之而
痛，食入胀加，遇嗔怒病甚，姑以解郁和中之药。

生香附　乌药　苏梗　茯苓　新会皮　生益智仁

4. 顾　腹痛，气上下行动即缓，从腑阳治。

人参　生谷芽　茯苓　煨姜　新会皮　砂仁壳

血

1. 金（三十六岁）　脐间冲气上逆，自觉垒攻及脘中，痛

胀兼作，若响动下行，痛胀始缓，嗳多呕沫，大便艰涩。十年宿病，图效颇难。

桃仁　延胡索　郁李仁　川楝子　火麻仁　冬葵子

肿胀　胀满

寒

1. 五日前胀满已在脘间，兼中下寒冷不暖。议参、附、川乌，驱阴寒之凝结，非补虚方也。十九日阴雨天冷，正阳气不生之象。况日久胃气已疲，腥浊入胃即吐，确是阳微见症。王先生主通阳极妙，若得阳气通调，何患水湿不去。

人参　熟川附子　大茴香　生淡干姜　茯苓　川楝子　川椒

和入童便杯许。

2. 寒湿损伤脾阳，遂成中满之症，乃淡泊不堪所致。

附子　干姜　茯苓　白芍　葫芦巴

【注】淡泊不堪，不能承受淡泊。

虚

1. 沈（湖州）　农人单腹胀，乃劳力肌饱失时所致，最难见效。

肾气丸。

2. 李（五十六岁）　少腹满胀，必在夜卧而甚，晨起肠泄浊气，白昼仍可办事。延及几年，气冲胃脘，高突而冷，舌根亦胀痛，自胸及于舌。医用吴萸、川楝子，苦、辛、温佐苦、寒降泄不安，则知有年，下元已虚，气散漫不为下归摄矣。

八味丸（三钱）。

3. 苏　老年阳气日微，浊阴自下上干，由少腹痛胀及于胃脘，渐妨饮食，痞散成鼓矣。法当适阳以驱浊阴。倘昧此旨，徒以豆蔻、沉香破泄，耗其真气，斯胀满立至。

熟附子　生干姜

水煎，滤茶盏内七分，调入生猪胆汁一枚，以极苦为度。

4. 管（六七）　少腹有形，六七年渐加胀满，述临暮纳食，夜必腹鸣瘕泄。盖老年坎阳日衰，坤土不运，浊阴下聚。凡冷滞肥腻食物宜忌，勿预家务，怡悦情怀，以为却病之计，若徒恃医药，非养生之法矣。

人参　菟丝子　葫芦巴　茯苓　舶茴香　上肉桂　补骨脂
砂仁　金铃子　肉果

山药糊捣丸。

5. 秦　老年肿胀，四肢俱冷，皆阳气衰惫，浊阴僭踞。盖脾阳主运，肾阳司纳，今食入愈胀，二便不爽，中下之阳消乏，岂可小视此病？

炮黑附子　淡干姜　生白术　生厚朴　茯苓　泽泻

6. 腹中如有水状，行则腹鸣濯濯。经言：肺移寒于肾，水气客于大肠，如囊裹浆，按之不坚，属火衰阳虚，不得转输于膀胱，谓之涌水。

人参　附子　茯苓　白术　干姜　炙甘草

【按】如囊裹浆，类于腹重如带五千钱。参、附合苓姜术甘汤（肾着汤）。

7. 肾阳虚则乏纳气之权，浊阴凝痞，少腹渐觉有形为胀。脾阳虚则健运失司，食少易滞。受病既属内伤，固以理脏真为最要。益火暖土，使中下之阳得安，迄今图治，至冬至一阳来复，必获全效。

川椒　附子　白芍　茯苓　甘草

8. 四十九　积劳伤阳，腹膨仍软，脉弦无胃气，形肉衰削，理中宫阳气之转旋，望其进食，无能却病矣。

人参　淡附子　谷芽　茯苓　益智仁　广皮　炙甘草

9. 腹胀色萎，脉弦气急，非胃腑病，乃下焦阳衰也，与前胀满迥异。

少阴附子汤。

实

1. 湿阻为胀满，小溲不利，议开太阳。

带皮茯苓　泽泻　寒水石　桂心　生于术　椒目　木防己
厚朴

2. 食物宜节，否则恐延胀满。

谷芽　半夏曲　米仁　广皮　茯苓　宣木瓜　炙甘草　砂仁

3. 中脘胀而高凸，阳痹湿阻使然。

厚朴　杏仁　橘白　茯苓　枳实　干姜

4. 湿延中满，宜温太阴。

姜渣　茯苓　广皮白　厚朴　肉桂　枳实皮

5. 脉沉属水，初因食物之滞，继为下夺太速，脾阳顿伤，气窒湿聚，为肿胀矣。

大腹皮　茯苓皮　厚朴　猪苓　泽泻　老姜皮　新会皮　甜葶苈　杏仁

气

1. 食物不调，脘胀噫气。

杏仁　厚朴　苏子　枳壳　麦芽　橘白

2. 脉弦，腹膨，气逆动怒致此，肝邪冲逆阳明也。切勿嗔怒，势恐变幻，慎之！慎之！

川楝子　茯苓　化橘红　大麦芽　青皮　砂仁壳

3. 马（齐门，十五岁）　纯阳之体，脉来濡，腹大按之不坚，脉象非阳。述食时不适意，郁伤在脾，法当辛温通补。

人参　厚朴　煨姜　益智仁　茯苓　煨木香

4. 骤然惊骇，经腑气乱，有失常度之流行，是以肿胀无定所，饮食如常，病不在里，何得纷纷杂治？调其气血，以候营卫宣通。

桑枝　远志　归身　桂枝　钩藤钩　白蒺藜

血

1. 尤　由肝气升举犯胃，胃逆不降，幽门不通，旁趋为胀，数月久延，气分已入血分。

桃仁　郁李仁　降香　当归须　川楝子　山栀

2. 胁痛，咳则更甚，渐次腹大坚满，倚左，不能卧右，此闪气致闭。便溏尿利，已非腑实，乃络病也。

桂枝木　炒厚朴　新绛屑　生牡蛎　旋覆花　青葱管　生香附　鸡内金

变证

1. 韩（海州，四十五岁）　单单腹大，脉得右弦空，左渐弱，乃积劳阳伤之胀，久病之变，难望其愈。

大针砂丸三钱。

2. 浦（二十二岁）　阴虚受暑，如饮腹满。

小温中丸二钱五分。

3. 湿从下受，肿由足起，延及腹满。食下胀痛，便溏不爽，脉来弦涩，其源起于三阴，而募原腑络痹不疏，宜从先治标之旨议法。

大针砂丸。

4. 脉左弦右浮涩，始由脘痛贯胁，继则腹大高凸，纳食减少，二便艰涩不爽。此乃有年操持，萦虑太甚，肝木怫郁，脾土自困，清浊混淆，胀势乃成。盖脏真日漓，腑阳不运。考古治胀名家，以通阳为务，若滋阴柔药微加桂、附，凝阴汩浊，岂是良法？议用局方禹余粮丸，暖其水脏，攻其秽浊，俟其小效，兼进通阳刚补，是为虚症内伤胀满治法。至于攻泻劫夺，都为有形而设，与气伤之病不同也。

禹余粮丸。

5. 由夏季目黄神倦，渐至中焦胀满，延至霜降，上吐瘀血，下便污浊。按脉弱细不调，视色神采不振，兼以呼吸带喘。素有寒疾气逆，其宿饮之蓄已非一日。当夏三月，脾胃主令，天气热，地气升，人身气泄，加以饥饱劳役，而遂减食胀满，是皆病于中，绵延上下矣。夫六腑以通为用，不但腑不用事其间，经脉络中，气血皆令不行，气壅血瘀，胀势愈加。古人以胀病专以宣通为法而有阴阳之殊，后之攻劫宣通，如神佑、舟车、禹功等方。值此久病淹淹，何敢轻试？议以专通三焦之阳气，驱其锢蔽之浊阴，温补兼进。若不阳气渐苏，难以拟投。引用仲景白通汤。

去须葱白四枚　　干姜（切片，盐水泡三十余次，去辣味）三钱
猪胆汁十匙　　淡附子（去皮脐，再用包火煨）一钱

再诊。脉神如昨，胸满胀更急，不思纳食，鼻尖冷甚，热汗出，自吐瘀，便垢至今，神衰吸短。古人谓上下交征，当理其中，但阳微浊僭，格拒不通，理中守剂，不能理烦治剧。此护阳

通阳，仍掺苦寒，俾浊阴泄得一分，其阳复得一分。安谷之理在焉，不及缕述。

前方去葱白，加人参三钱。

6. 寒热咳嗽，初起必有外邪，邪陷入里，则阳气伤，阴浊扰乱，延为肿胀。述腹胀大，上实下坚，浊自下起，逆气挟痰上冲，暮则阴邪用事，着枕咳呛更甚。本草云：诸药皮皆凉，子皆降。降肺气，疏胃滞，暂时通泄，昧于阴邪盛，为肿为胀，大旨形寒吐沫，阳气已寂，汤药以通太阳，续进摄纳少阴，考诸前哲，不越此范。

早服济生肾气丸，晚进桂苓甘味姜附汤。

7. 汪介臣　鼻冷涕泪，腹胀仍空，形色衰夺，脉微而涩。阳气已惫，浊阴日聚，为胀满不食，危期至速，勉议通阳方法。

人参　茯苓　淡附子　淡干姜

痞

---

1. 胀后成痞，清阳失旷，饮邪内阻耳。

苓姜术桂汤。

2. 丁（四十八岁）　平日酒肉浊物助阴，脘中凝结有形，此皆阳气流行之所。仲景陷胸、泻心皆治痞结，谓外邪内陷治法。今是内伤，与阳气邪结异例。

萆薢　高良姜　乌药　川乌　红豆蔻　香附　茯苓

3. 唐（三五）　　病是劳伤阳气，阳衰不主流行，清浊升降不得自如，是为虚痞之结，《内经》谓劳者温之，此"温"字，乃"温养"之称。若吴萸大热开泄，仍是攻克，与劳伤元气相反。

苓桂术甘汤。

4. 方　脉形濡弱，形寒汗出，频吐涎沫，三日来痞不能痊。此胃中虚冷，阳气困惫，法当温中，佐以运通。宣导寒凉，断勿轻投。

丁香皮　益智仁　半夏　茯苓　广皮　煨姜

5. 通下下通，脘中仍结，上下格拒者，乃上热下寒。古人用麻沸汤煮凉药以解上，浓煎温补以治下，使阳气不脱，郁热自罢，今仿之。

黄芩　小川连　枳实
上三味入滚水中煮五十沸即滤。

人参　淡附子　干姜
上三味煎浓汁一杯和入前药服。

6. 阳明湿热，痞结心下，拟苦降辛泄，则邪自解耳。

炮干姜　半夏　桔梗　杏仁　川连　厚朴　枳实　豆豉　至宝丹

7. 常山（四十三）　　食入脘闷，嗳气呕吐觉爽，少焉仍然痞闷。视形躯充伟，按脉形小濡。中年阳微不运，即为不足，泄降气分，攻痰是为有余治法，非脉症所宜。

治中法。

噎膈　反胃　关格

 虚

1. 噎格脉弦，胃气空也。乏力用参，如之何图功？
半夏　煨姜　旋覆花　茯苓　南枣　代赭石

2. 格不能食，幸大便溏泄，且治少阴。
金匮肾气丸。

3. 高年少腹气冲脘下，心肋时痛，舌底流涎，得甜味或静卧少瘥，知饥不食，大小便日窒，此皆阴液内枯，阳气结闭。喻西昌有滋液救焚之议，然衰老关格病，苟延岁月而已，医药仅堪图幸。

大麻仁　柏子仁　枸杞　苁蓉　紫石英　炒牛膝

4. 中年饱食，虚里穴痛胀，引之吐出，痛胀势减，必起寒热，旬日乃已。夫脾主营，胃主卫。因吐动中，营卫造偏周行，脉中脉外参差，遂致寒热。且纳物主胃，运化在脾，皆因阳健失司，法当暖中，用火生土意，再以脉沉弦细参论，都系阴象，有年反胃格胀，清阳渐弱，浊阴僭窃为多。症脉属虚，温补宜佐宣通，守中非法。

生淡干姜　茯苓　人参　熟半夏　白粳米

5. 费　脐下有形攻触，气上则呕吐，降下则矢气胀消，胀中必有浊滞阻塞。椒附难投，仅能开无形阴浊。老年阳衰，不可遽投攻下，用半硫丸一钱，俾腑阳流通，滞浊自去。

6. 阳微，呕吐，不饥。

人参　半夏　茯苓　白芍　淡附子

7. 十九岁，翻胃三月，粒米不存，左脉大空虚，右脉细小虚涩，纳食少停，即涌出口，面白神悴，大便燥结。此阴血枯槁，阳气郁结，已成膈症。勉拟补中纳下法。

人参　于术　麦冬　苇茎　牛涎　半夏　益智仁　茯苓

8. 武进（四十六）　阳伤胃反。

熟附子　淡干姜　桂枝　黄连　厚朴　茯苓

实

1. 已成关格大症，又乏力用参，难延岁月矣。

白蜜　半夏　生姜汁

2. 噎膈难治。

半夏　茯苓　生姜汁

3. 食下格拒，痰涎泛溢，脉来歇，此阳气不宣，痰浊上阻使然。

小半夏汤。

4. 食下拒纳，此属噎膈。

小半夏汤。

5. 脉细，食下格拒，宜理阳明。

小半夏汤。

6. 脉弦涩，阴液渐次枯槁，清阳势欲上结，脘膈不利，咽喉如梗，乃噎膈之象，切勿动怒。

枇杷叶　半夏　姜汁

7. 周（六十岁）　气血已衰，噎膈反胃，每每中年以后。盖操家劳悴，必伤心脾之营，营液日枯，清气日结，而食管渐渐窄隘，郁久痰涎内聚，食入涩沫迎涌，而致反胃，此乃气分之结。萸、地、枸杞，滋养肝肾，胃先觉其腻滞，焉得肝肾有益？

大半夏汤。

8. 萧（五十三岁）　面色萎黄少采，脉来小濡微涩，此皆壮盛积劳，向衰阳弱，病至食下咽，气迎阻挡，明明反胃格拒，安静快活，可延年岁。

大半夏汤。

9. 诊脉百至，左小涩结，右部弦大。缘高年中焦清阳已微，浊阴渐阻，致脘中窒塞日盛，物不能纳。下焦阴液枯槁，肠中气痹，尿少便涩。虞花溪云：噎膈反胃，阴枯阳结为多。衰老之象，最难调理，诚情志偏胜，无形之伤也。若夫痰气瘀血积聚，亦有是病，有形有象即易为力矣；唯无形致伤，以有形之药饵施治，鲜有奏效。当以阴阳二气推求，在上为阳，在下为阴，通则流通，守则呆钝，古人成法，宜遵其言。居恒颐养，不在药饵中矣。议宣通之味，以冀小效。

大半夏汤加枳实、姜汁、川连。

10. 胃逆不降，食下拒纳，大便不行。

熟半夏　川连　枳实　白茯苓　橘皮白　干姜

11. 食下拒纳，胠痛脘胀。

川楝子　半夏　川连　吴萸　茯苓　青皮汁

12. 偶（关上，五十九岁）　瘦人液枯，烦劳动阳，气逆冲气，渐如噎膈，衰老之象，安闲可久。

枇杷叶　杜苏子　柏子仁　火麻仁　炒桃仁

 寒

1. 食下拒纳，完谷少运。

吴萸　淡川附　干姜　茯苓

2. 痰饮内阻，清阳失旷，脘痛拒纳，乃噎膈之象，开怀为要。

半夏　吴萸　茯苓　干姜

3. 高（七一）　老年逆气右升，脘阻妨食，涎沫上涌，此属反胃。夫阳气结闭，为无形之伤，前药小效，未几反复，以老人生阳不至耳。

人参　生淡干姜　炒黑附子　猪胆汁

4. 曹（四六）　述去冬因恼怒时食厚昧，遂致不饥，嗳气脘痹，食物不下，视舌上布苔如粉，不渴饮，大便通调。议从太阴脾阳为寒痰浊气凝遏，辛温定法。

厚朴　草果　姜汁　荜茇　生益智仁　广皮白

又：前因阳结浊聚，舌苔白厚，不渴饮，用芳香辛温得效。近日食物不慎，水谷气凝，清阳再窒为呕，舌苔犹未净，便下白腻如冻，腑阳亦衰。

公丁香柄　荜茇　茯苓　生益智仁　厚朴　生干姜

5. 频频劳怒，肝气攻触胃脘，胃阳日衰，纳食欲吐，胃不主降，肠枯不便。仿仲景食谷则哕，用吴萸汤。

人参　黄连　茯苓　干姜　吴萸

 热

1. 关格者，经言脉数俱盛四倍，阴阳结邪相离，而不复相管，赢不及于天地之精气则危矣，极言关格之不可治。前贤拟方，亦皆未尽善。愚意离愁郁结，病属七情，果难措手。今此症由甘肥积热，酒性慓悍，致伤脏腑津液，治以清通清滋，或尚可希冀。

川连　生甘草　瓜蒌皮　玄参　枳壳　胆南星　苦丁茶　柏

子仁　玄明粉

等分，蜜丸。

气

1. 食饮下咽，必咳逆，方爽能纳，属噎膈之渐。

枇杷叶　苏子　瓜蒌仁霜　旋覆花　茯苓　广橘红

2. 食下拒纳，左脉弦数，此属噎膈。

旋覆花　半夏　姜汁　代赭石　茯苓　川连

3. 咳呛，拒纳，此肝阳上逆，肺胃不降，病属胃反，治之非易。

旋覆花　人参　半夏　代赭石　干姜（川连三分泡汤浸炒）

4. 食下拒纳，此属反胃。

旋覆花　半夏　吴萸　代赭石　茯苓　川连

5. 壮年而成关格，定属木火上亢，柔金被劫，失宣降之司耳。

枇杷叶　苏子　土蒌　紫菀须　橘红　杏仁

6. 气火上郁，食下噎膈。

枇杷叶　瓜蒌皮　橘红　桔梗汁　杜苏子　米仁

7. 钱（五一）　中年食入，涎沫上壅吐食，此属反胃。姑以淡薄滋味，清肃上气，平昔饮酒恶甜，药不宜重以损胃。

鲜枇杷叶　杜苏子　降香　橘红　芦根　薏苡仁

8. 食下脘中噎阻，背胁气逆而痛，脉右寸独大。据述由嗔怒致病，当与清金制木，形瘦津少，勿用破气燥血。

枇杷叶　桔梗　紫降香汁　川贝　苏子　生香附汁

血

1. 此属血格，当宣其络。

枇杷叶　桃仁　瓜蒌皮　枳壳　降香汁　苏子　郁金汁
紫菀

2. 脉细而涩，脘痛，食下拒纳，乃血格之候，症重。

枇杷叶　苏子　桃仁　郁金汁　橘红　茯苓

3. 食下气噎胸痛，脉涩。此血阻气痹，乃高年噎膈之渐，未易调理。

苏子　枇杷叶　土瓜蒌皮　桃仁　广橘红　降香浓汁

4. 脉弦，胸胁痹痛引背，曾吐瘀，食下拒纳，此属血格。

红花　桃仁　旋覆花　橘红　生葱管　柏子仁

5. 钱（同里，五十六岁）　酒热入血，瘀呕盈盆，越六七年变成反胃妨食，呕吐涎沫，问大便仍通，结闭在脘中，姑以通瘀开闭。

韭白汁　桃仁　延胡索　京墨汁　生蒲黄　片子姜黄

6. 王（五十一岁）　血枯，脘痹便艰，虑格拒妨食。

麻仁　桃仁　郁李仁　苏子　柏子仁　当归梢

7. 谢（六十一岁） 《内经》论诸痛在络，络护脏腑外邪，逆气攻入络脉为痛，久则络血瘀气凝滞，现出块垒为瘕。所吐黑汁，即瘀浊水液相混。初因嗔怒动肝，肝传胃土，以致呕吐。老人脂液日枯，血枯则便艰。辛香温燥愈进必凶，渐成反胃格症矣。肝性刚，凡辛香取气皆刚燥，议辛润柔剂，无滞腻浊味，以之治格，不失按经仿古。

炒熟桃仁　青葱管　炒黑芝麻　归须　桑叶　冬葵子

8. 邹（五三） 酒客食管窄隘，向有脘痛，今多食即反胃。气阻日久必致瘀凝，食物宜淡薄，以上、中二焦宣通气血治。

桃仁　蒲黄　降香末　苏梗　香附　橘红

9. 苏 早食暮吐，大便不爽，病在中下。初因劳伤，胃痛痰瘀，有形之阻。

桃仁　半夏　韭汁　枳实　制大黄

10. 据述左胁痛引背部，虚里穴中按之有形。纳食不得顺下，频怒劳烦，气逆血郁。五旬以外，精力向衰，延久最虑噎膈。议宣通气血，药取辛润，勿投香燥，即有瘀浊凝留，亦可下趋。

当归尾　京墨汁　桃仁泥　延胡索　五灵脂　老韭白

11. 同里（五十六）酒热深入血分，瘀呕盈盆，越六七年，病变反胃妨食，呕吐涎沫，问大便仍通，结闭止在中脘，先通瘀开闭。

韭白汁　京墨汁　生桃仁　生蒲黄　延胡索　片姜黄

变证

1. 脉细，脘痛暮盛，吐出食物未化。此胃阳受戕，失宣降之司，所谓痛则不通是也。良由得之饥饱烦劳使然，以脉论之，日久恐有关格大患，未可不早为图之。

人参　开花吴萸　淡附子　茯苓　真四川花椒　淡干姜

2. 叶（东山，五十岁）　酒肉生热，因湿变痰，忧愁思虑，气郁助火，皆令老年中焦格拒阻食，姜、半之辛开，蒌、连之苦降，即古人痰因气窒，降气为先。痰为热生，清火为要。但苦辛泄降，多进克伐，亦非中年以后，仅搏目前之效。议不伤胃气，冬月可久用者。

甜北梨汁（五斤）　莱菔汁（五斤）
和匀熬膏。

3. 孙（五十九岁）　食入气冲，痰升阻塞咽干，此为反胃。病根起于久积烦劳，壮盛不觉，及气血已衰有年，人恒有此症，未见医愈，自能身心安逸，可望久延年月。

黑栀子　半夏　橘红　茯苓　金斛　竹沥（一两）　姜汁（三分）

4. 王（四六）　望五年岁，真阳已衰。纳食逾二三日，反胃涌吐，仍有不化之形，痰涎浊水俱出，大便渐秘。此关格大症，阴枯阳结使然。

人参　半夏　茯苓　泡淡吴萸　生淡干姜
夜另服半硫丸一钱五分。

5. 宿癥脘胀，似乎气滞，从小产后失调病起，三年不愈。病伤日虚，不思纳谷，经候如常，及立夏、小满，经候不来。食下即吐，汤饮下咽，脘中胀痞，腹满脐突，大便旬余始解。始而畏寒，令渐怕热，呕吐先出有形之物，继以痰涎白沫，味必酸浊。参诸经旨，全是厥阴肝经受病，阳化内风，乘犯阳明胃土，胃不主乎顺趋达肠，遂成反胃之症。治宜理肝木以安胃土，但气逆沸腾，阳药不能，下膈势必随涌。议分治方法于下。

左金丸盐水煮，蒸饼和丸。

左金平肝，苦辛气味，尤虑下行未速，加盐味令其下行。宗内经、本草，咸苦之味入阴，厥阳浊气退避，胃乏中流砥柱，势必风阳再逆。议坐镇中宫，木火庶不乘土。服左金丸，逾二时继用代赭石、化州橘红，饭和丸，煎大半夏汤，加姜汁送下。

再诊。昔人云：吐中有散，谓多呕多吐，诸气升腾而散。《内经》以阳明经脉主束筋骨以利机关。今为厥阴风木久侵，中虚困穷，清空溃散，致浊蒙蟠聚，不徒胸腹胀满，腰痹肌膜亦令浮肿。左金泻肝止呕吐，谓肝家郁勃上冲，大苦寒降其逆，大辛热泄其气。丹溪制方之义，以相火内寄于肝胆，上升之气皆从肝出，气有余便是火。此非有余，因数日不食，阳明胃土伤疲已极，中无砥柱，木横浊攻。历考治胀诸贤，河间分消三焦，戴人必攻六腑，此皆有余治法。今乃虚证，若呆钝补阳，适助其胀。议通阳明，兼泄厥阴法。

人参　川楝子　延胡索　麻仁　茯苓　茺蔚子

6. 褚　晨起未纳饮食，吐痰致呕减谷，胃阳伤也。由多进知柏所致，其苦寒胃先受伤矣！先用小半夏汤加秫米。

7. 阳气结闭，已成关格，病属不治，姑用进退黄连汤，上下合法。

黄连　白芍　桂枝　人参

噫　嗳

1. 噫气脉弦长，此木火上逆刑金，清降之司失职，延久有噎膈之患，开怀为主。

枇杷叶　黑山栀　橘红　杜苏子　香附子　茯苓

2. 噫气嗽逆，当降肺胃。

枇杷叶　半夏　广橘红　青竹茹　茯苓　白粳米

3. 陆（宝山，十八岁）　春正气候，寒威未去，吸收寒气，先伤胸膈胃脘之阳，食已嗳噫酸浊陈腐之气，乃清阳不至旋转运用，忌进腥黏，始用蔬食，病去胃口不得乱药。

荜茇　生益智仁　生姜　砂仁壳　土瓜蒌皮

4. 詹（四十三岁）　食入脘闷，嗳气，呕吐觉爽，少焉仍然痞闷，形躯充伟，脉形小濡，中年阳微不运，是为不足。泄降气分攻痰，有余治法。

治中法。

呕　吐

1. 阅病原，望色萎黄，参脉微细，此中阳困顿之候也，是以烦劳病呕尤甚，法宜温之。

人参　吴萸　熟附子　半夏　茯苓　淡干姜

2. 腹膨呕逆，当温通阳气。

附子　吴萸　茯苓　干姜

3. 肺脾气失肃降之司，食下呕逆，吐出瘀浊，气宣血自和。

枇杷叶　苏子　紫菀须　降香汁　枳壳　白桔梗

4. 食下拒纳，必呕出完谷方爽，味酸，二便不爽。此肝邪上逆，阳明不降使然。

人参　茯苓　干姜　半夏　枳实　川连

5. 呕恶，拒纳，口苦。

旋覆代赭汤。

6. 近日呕恶脉弦。先宜降胃。

鲜枇杷叶　半夏　竹茹　大人参须　茯苓　橘白

7. 胃逆不降，食下呕恶。

吴萸　茯苓　半夏　川连　枳实　干姜

8. 痿躄，食下呕恶，脘闷，当理阳明。

金斛　茯苓　橘白　半夏曲　木瓜　谷芽

9. 呕恶妨食，宜养胃气。

半夏曲　谷芽　麦冬　川斛　茯神　广皮白

10. 咳而呕逆，脉虚弦，宜益肝胃。

人参　旋覆花　淮小麦　茯苓　代赭石　大南枣

11. 呕伤胃络血来，莫作失血治。

鲜莲子肉　茯神　木瓜　鲜扁豆叶　霍斛　半夏曲

12. 呕恶，气乱于胸，如便不爽，议苦辛开泄。

枇杷叶　豆蔻　半夏　橘皮白　杏仁　茯苓

13. 脉弦呕恶，肝胃同治。

旋覆花　半夏　川连　代赭石　茯苓　干姜

14. 食下呕恶。

温胆汤。

15. 湿痰上阻，胃逆不降，胸闷欲吐。

金斛　茯苓　枳实　半夏　橘白　杏仁

16. 脉虚软，晨起恶心，胃阳薄也。

旋覆代赭汤。

17. 先理肝胃之逆。

旋覆花　人参　茯苓　代赭石　半夏　姜汁

18. 李（无锡，三十三岁）　呛呕，下焦寒冷。

薛氏八味丸。

19. 王（双林，二十六岁）　早食呕吐酸水浊涎，心口痛引腰胯，此阳微浊阴犯络，例以辛热。

乌头　高良姜　延胡索　川楝子　红豆蔻　茯苓

20. 钱（娄门，十七岁）　少年面色青黄，脉小无神，自幼频有呕吐，是后天饮食寒暄，致中气不足。咳嗽非外感不宜散泄。小建中汤法主之。

21. 胡（二十二岁）　肾虚遗精，上年秋冬用填阴固摄而效。自交春夏遗发，吞酸不饥，痰多呕吐，显然胃逆热郁，且以清理。

川连　桔梗　广藿梗　薏苡仁　橘白　豆蔻

22. 王（五十八岁）　气恼而起，肝木犯胃，胃气逆翻呕食，其涎沫即津液蒸变。仿仲景，胃虚则客气上逆。

旋覆代赭汤。

23. 吴（枫桥，二十五岁）　药气味杂乱恶劣，胃口久受其苦伤，致食即呕吐，非反胃也。穷其起病根由，原系心境愁肠，气热内蕴，血液日干。若此年岁，久不孕育，多以见病治病未着，未适调经理偏之旨。今入冬小雪，从液亏不主恋阳，预诊春木萌动，转焉发病之机。

阿胶　人参　生地　杜仲　茯神　天冬　枸杞　桂圆肉　桑

寄生　大麻仁

另用乌骨鸡一具，去毛血头翅足肚杂，漂洁，用淡水加无灰酒一碗，米醋一杯许，煮烂沥去肉骨，取汁捣丸。

肠　痹

1. 张（横泾，三十七岁）　劳伤虚质，胀病初愈，因动怒气郁不食，二便皆阻。论肠痹，从丹溪开肺法，以肺主一身之气化。

杏仁　紫菀　瓜蒌皮　苏子　桑叶　桃仁

2. 杨（二十二岁）　心事闷萦，胸膈痞痹，多嗳吐涎，述脐左及小腹有形而坚，按之微痛，大便亦不爽适，此属小肠部位，腑病宜通。

枳实　桔梗　蓬莪术　青皮　槟榔　芦荟

葱汁泛丸。

3. 李隆吉　客寒入于肠络，欲大便必先腹痛，便解痛已，旬日无尿，气下泄，此属肠痹。

公丁香柄　柴胡　木香　白芍　乌药　川楝子

化入更衣丸五粒。

便　闭

1. 高年病后，脉歇知饥，营血枯矣，勿以便艰而攻涤。

制何首乌　火麻仁　苁蓉　白茯神　枸杞　白牛膝

2. 高（陆墓，二十岁）　少壮，脉小涩属阴，脐左起瘕，年来渐大而长，此系小肠部位。小肠失司，变化传导，大便旬日始通，但脾胃约束津液不行。古人必用温通缓攻，但通肠壅，莫令碍脾。

麻仁　桂心　桃仁　大黄

蜜丸，服二钱。

3. 钱　腑阳不通，肝失疏泄，至腹痛便难，咽阻目赤。此酸苦泄热以通阳窍，仿前贤龙荟遗意，阳和风化，肠垢始下。脉虽小安而舌干少寐，阳明胃汁未充，仍宜甘寒为主，以性躁肝急，脾胃易亏也。

生地　阿胶　麻仁　炒麦冬　生白芍　茯神

4. 屡进润血燥、息虚风药，诸症向安。入夏四月，苦于便难，寒热。此夏令阳气大泄，阴液更耗，虚风动灼为秘。古人每以辛甘化风主治，因体瘦不受温补，复以咸、苦味入阴之意。

鲜生地　胡麻　制何首乌　天冬　柏子仁　枸杞　茯神　肥
知母　川斛膏

5. 沈（东山，二十九岁）　　食入吐，久不化，胃中无阳，
浊气逆攻，不贯注入肠，大便坚痹，用半硫丸钱半。

6. 沈（三十四岁）　　六腑阳气不行，浊凝便艰，浊结则痛，半
硫丸，热药中最滑，入肠泄浊阴沉滞，胃阳当未醒复，薄味相宜。
　　炒生川附　生淡干姜
　　葱白汁泛丸。

7. 周　　病小愈，即食腥滞黏腻之物，胃阳尚弱，秽浊痞结，
中焦不运，阳气不行。大便七八日不更衣，舌自涎涌，鼻觉气
秽，清浊混乱，所服之药半系辛寒，不究阳伤，致缠绵逾月。先
用来复丹，每服一百粒，姜汤送下。

8. 经以肾司二便，若肾无藏液，下窍气不运化，肠中即不能
通水液之燥，水火吸消为多。议知、柏苦寒滋其水源，龟甲性潜
以通其阴，人中白咸重以入下，苁蓉咸温以通便，少佐肉桂化肝
风以制木，是为稳当方法。
　　黄柏　知母　龟甲　苁蓉　人中白　肉桂
　　蜜丸。

9. 服威喜丸稍安，用凉润剂不适。想过进辛寒，辛则伤肺，
寒则伤胃，食入不化，嗳气甚多，咯痰气闪欲痛，大便涩少不
畅，流行既钝，必清阳转旋，得向愈之理。
　　蜜炙生姜　茯苓　炙甘草　南枣　桂枝　米仁

呃

气逆呃忒，宜降肺胃。

茯苓　半夏　枇杷叶　橘白　枳壳　旋覆花

吞酸　嘈杂

1. 脉出鱼际，吞酸神倦，此木火内郁，阳明受戕，所谓壮火食气是也。

川连　茯苓　枳实　吴萸　半夏　干姜

2. 吞酸，脘胀。

人参　制半夏　吴萸　枳实　茯苓　淡干姜　广皮　川连

3. 杨（五十二岁）　气从左升，自肝而出，酸水涌上，食入呕出。胃中乏阳运行，木来克土。当此年岁，反胃妨食，乃大症也。

人参　茯苓　吴萸　干姜　葫芦巴　炒黑川椒

4. 沈（五十三岁）　吞酸嘈杂，不化食味。

藿香　橘白　川连　金斛　茯苓　黑栀子皮

5. 胃弱，肝气不和，口中吞酸作苦，食物无味。拟进加味温胆汤法。

温胆汤加人参、川斛。

6. 江宁（廿一）　食已夕顷，酸水涌呕，饥时不食，又不安适。此久病胃虚，而阳乏运行，浊阴凝聚使然。春季以辛温开导气分不效，思虚中夹滞，泄浊温通必佐养正。苟不知避忌食物，焉能取效？

吴萸　淡干姜　茯苓　熟川附　小川连　熟半夏

7. 双林巷（廿六）　早食呕吐酸水浊涎，心口痛引腰胯。此阳微浊阴犯络，例以辛热。

川乌头　高良姜　延胡索　川楝子　豆蔻　茯苓

8. 阊门（三十四）舌粉白，心中寒，呕酸不止，理胃阳必佐泄肝逆。

吴萸　生川楝子　炒黑附子　高良姜　延胡索　云茯苓

泄　泻

 虚寒

1. 脾阳困顿，飧泄腹痛。

丁香　荜茇　白茯苓　炮姜　广皮　益智仁

2. 下利半月，脉涩，此阴暑伤中。

荜茇　厚朴　茯苓　丁香　益智仁　广皮

3. 脉涩下利，少腹啾唧，此阳微积着使然，法当温通。

焦术　菟丝子饼　肉桂心　葫芦巴　沉香汁

4. 陈（关上，十九岁）　瓜水辛寒伤阳，渴泻腹鸣。

公丁香柄　诃子皮　官桂　生广木香　茯苓　炮黑姜　茅术
新会皮　厚朴

5. 陶（木渎，十三岁）　夏季泄泻，秋半腹膨仍痛，问饮
瓜汁水寒，脾胃阳伤，气呆乃胀。疏通带补，必佐温以复阳。

人参　茯苓　公丁香　甘松　厚朴　广皮　木瓜　南山楂肉

 暑

1. 暑湿下利，左脉弦，鼻衄。

藿香　木瓜　炒扁豆　川连　赤苓　广皮

2. 暑湿内陷下利。

益智仁　砂仁壳　木瓜　广藿香　白茯苓　广皮

3. 伏邪下利，脉弦，法宜和之。

藿梗　广皮　泽泻　麦芽　茯苓　香附　猪苓　大腹皮

4. 下利，身热。

藿香　防风　广皮　厚朴　茯苓　煨姜

湿

1. 病后荤酒太早，脾阳受戕，湿伏成泄，湿胜则濡泄是也。

茅术炭　砂仁壳　广皮　厚朴　块茯苓　大腹皮　猪苓
泽泻

2. 湿积，下利腹痛。

茅术　广皮　益智仁　茯苓　厚朴　广木香

3. 水湿外侵，阳郁不宣，腹痛下利，症恐转重。

吴萸　附子　丁香　茯苓　干姜　广皮

4. 湿阻泄泻。

藿梗　苓皮　大腹皮　麦芽　厚朴　广皮　泽泻　猪苓

5. 治利不利小溲，非其治也。

五苓散。

6. 湿阻，下利腹痛。

厚朴　广皮　香附　藿香　茯苓

7. 湿邪内阻，腹痛下利，参之色脉，正气殊虚，勿忽视之。

五苓散加厚朴。

8. 刘（山西）　泄泻二年，食物不减，胃气未损，脾阳已弱，水湿阴浊不易输运。必须慎口，勿用寒滑厚味，议用暖中佐运法。

生茅术　生于术　炒香菟丝子　茯苓

9. 吴文生　胃中不和，痛泻。

茅术　厚朴　广皮　木香　炮姜　茯苓　猪苓　泽泻　砂仁

 虚

1. 脉歇，阳伤阴干，便泄腹膨，宜节食物。

真武汤。

2. 久利，脉涩，腰酸。

鹿角霜　川续断　禹余粮　紫巴戟　赤石脂　椿根皮

3. 脉微，久泻，瘕聚。

四神丸。

4. 久泄腹满，下焦怯冷，经数载余。述起产后，此伤在冲任矣，用药自以温纳，唯恐病深难复。

鹿茸　淡附子　人参　赤石脂　川椒　葫芦巴　炮姜　补骨脂　桂心　茯苓片　肉蔻　菟丝子

5. 下利日久，腰痛气坠。

鹿茸　菟丝子饼　葫芦巴　人参　补骨脂　云茯苓

6. 下利后，时有头晕神迷，利伤下焦之阴，厥阳有上冒之机，法宜摄阴。

六味去萸肉加牡蛎。

7. 瘕泄下冷热升，议通摄任、督之散越。

鹿角霜（三钱）　熟地炭（五钱）　补骨脂（盐水先煎百沸，

八分）　败龟板（刮光，炙，脱研，三钱）　云茯苓（钱半）　石壳建莲（连壳勿研，十粒）

8. 唐（二十三岁）　脉动，泻后利纯血，后重肛坠，乃阴虚络伤，下元不为收摄，必绝欲经年，肾精默充可愈。

人参　熟地炭　炙甘草　五味子　禹余粮

9. 颜　病已半年，夜寐易醒，汗泄，自觉元海震动，腹鸣晨泻。年岁望六，不仅经营烦劳伤阳，肾真亦渐散越，仍议固下一法。

人参　赤石脂　禹余粮　五味子　炮淡干姜

10. 王（四五）　阳结于上，阴泄于下，晨泄多因肾虚，阴伤及阳，胃口自惫。舌畏辛辣，不受桂附之猛烈。虚肿虚胀，先宜固剂。

人参　禹余粮　赤石脂　五味子　砂仁末

11. 袁　脉濡，面赤，呃，呕吐自利。此太阴脾阳受伤，浊阴逆侮。高年不可纯消，拟用理中法。

人参　炒黄干姜　厚朴（姜汁炒）　炒半夏

又：中下阳微，呕呃下利，温中不应，恐延衰脱。夫阳宜通，阴宜守，此关闸不致溃散。春回寒谷，生气有以把握，候王先生主议。

人参　附子　炮姜　炒粳米　赤石脂　生白芍

12. 脉微而迟，色衰萎黄。凡阳气不足，久利久泻，穷必伤肾。今浮肿渐起目下，是水失火而败，若非暖下，徒见泄泻有红，为脾胃湿热，必至中满败坏。

熟地炭　淡附子　茯苓　车前子　生茅术　干姜

13. 肠澼下白沫者，肺气下移。经言：气并于阴，犹云阳下陷也。又云：脉沉则生，浮则危者，恐虚阳欲撒之象，而真气欲离耳。

人参　炮姜　桂枝木　黑于术　炮附子　大枣　炙甘草

14. 飧泄半载，脾阳困也。

焦术　木瓜　炮姜　菟丝子　益智仁　茯苓

15. 脾弱失统摄之司，便溏下泄。

归身　人参　炙黑草　木瓜　白芍　焦术　炮姜炭　陈皮

16. 填补皆效，复大便频下，中气虚甚，乏力用参，奈何！

焦术　菟丝子饼　芡实　山药　炙甘草　建莲

17. 利止嗽发，气逆火升，中脘尚痛。阴亏于下，气阻于中。先和其中，续摄其阴，是其治也。

桂枝　淡干姜　茯苓　炙甘草

18. 脉小，利止，食少。

益智仁　煨姜　谷芽　半夏曲　茯苓　木瓜

19. 阳伤气陷，下利，腹膨。

人参　益智仁　茯苓　焦白术　炮姜　葫芦巴　菟丝子饼　肉桂心

20. 舌白，下利两月，脾阳伤矣。有年当此，恐延及肾致脱。理中汤加桂心、茯苓。

【按】舌白不渴。

21. 陆（太仓，三十二岁）　阴损瘕泄，以酸收甘补。

人参　茯神　炒白芍　熟地炭　炙甘草　五味子
山药浆丸。

22. 戈（六十岁）　便泻几年，粪内带血，肌肉大瘦，色黄
无力，延及夏秋，食物大减。是积劳阳伤，受得温补，可望
再苏。

附子理中汤。

23. 胃主纳，脾主运。能食不化，泄泻，治在太阴脾脏。此
脏为柔脏，阳动则能运，凡阴药取味皆静，归、地之属，反助
病矣。

淡附子　淡干姜　生益智仁　生砂仁　人参　茯苓

变证

1. 利止，腹痛未减，大便不爽。
大茯苓　山楂炭　青皮　淮麦芽　广橘红　桂心

2. 脉弦数，利后发热，咳嗽，头胀。
香薷　桑皮　杏仁　桔梗　橘红　连翘

3. 肝气不疏，久利腹痛。
安蛔丸。

4. 王（司前，十三岁）　液被泻损，口渴，舌白面黄，不
是实热。血由络下，粪从肠出，乃异歧也。

炒归身　炒白芍　煨葛根　炒南星　炒焦麦芽　炒荷叶

5. 金（三十五岁）　便泻下血多年，延及跗肿腹膨，食少色夺，无治痰嗽凉药之理。

九蒸熟白术　淡熟附子

6. 脉沉弦，阴邪内郁，厥阴、阳明不能疏泄，与泛泛下利不同。

来复丹。

7. 两年前晨泄，食入呕吐，此非有年体质之脾肾虚泻，可以二神、四神治也。盖幼冲阳虚，百中仅一耳。今泄泻仍然寒热，咳嗽失血，天癸不来，脉得弦数，形色消夺，全是冲年阴不生长，劳怯大著。无见病治病之理，保其胃口，以冀经通，务以情怀开爽为要，勿恃医药却病。

熟地炭　炒当归　炙甘草　炒白芍　淡黄芩　乌梅肉　黑山楂肉

痢　疾

湿热

1. 湿邪内陷成痢，阴亏，囊皆肿，病最延绵。

台术　茯苓　桂心　广皮　厚朴　泽泻　猪苓

2. 湿郁成痢。

茅术炭　茯苓　炙甘草　炒陈皮　木瓜　炮姜炭

3. 食菜下痢腹痛，是初因寒湿伤脾，久变湿热，蒸于肠胃，况利后痛不减，腹中硬起不和，不得流通明甚。当以苦泄小肠，兼分利而治。

川连　黄柏　苦楝皮　泽泻　木通　山楂肉

4. 少腹痛，下痢带血。

黄芩　炙甘草　炒银花　炒丹皮

🌿夹积滞

1. 滞下半载，犹然腹痛，积未尽耳。

熟地炭　归身炭　炒黄柏　泽泻　黑豆皮　山楂炭　百制军
赤苓

2. 陈　大雨潮湿，下痢都是阴寒，服黄连阳伤膜胀，继虽用温，又是守中。今二便不爽，胀必兼痛，腑为阳，阳宜通，通则浊阴不聚，痛胀自减。大针砂丸每服一钱二分。

3. 里急后重，腹痛便脓，秘塞不爽，久延交冬，仍是肠滞不通，法当宣通气血。

紫菀　厚朴　炒黑地榆　制军　桔梗　木香　炒黑山楂肉
炒青皮

虚

1. 下利红积，腹膨。

焦术　广皮　炮姜　茯苓　木瓜　益智仁

2. 正弱滞下，法宜和之。

厚朴　茯苓　广皮　人参　炮姜　木瓜

3. 张（桐桥，五十二岁）　久痢三年。

理阴煎。

4. 姜（五八）　痢已八月，久痢自必伤肾，下失收纳。据述泄气粪通稍爽，非寒腻固涩所宜，用景岳理阴煎。

5. 廖　脉细，自痢泻血，汗出淋漓，昏倦如寐，舌紫绛，不嗜汤饮。两月来，悠悠头痛，乃久积劳伤，入夏季发泄，阳气冒巅之征。内伤误认外感，频投苦辛消导，大劫津液，少阴根蒂欲撤，阳从汗泄，阴从下泄，都属阴阳枢纽失交之象。此皆见病治病，贻害不浅。读长沙圣训，脉细欲寐，列于"少阴篇"中，是摄固补法，庶可冀其散而复聚，若东垣芪术诸方，乃中焦脾胃之治，与下焦少阴无预也。

人参　禹粮石　赤石脂　五味子　木瓜　炙甘草

此仲景桃花汤法，原治少阴下痢，但考诸刻本草，赤石脂、禹余粮，乃手足阳明固涩之品，非少阴本脏之药。然经言肾为胃关，又谓腑绝则下痢不禁。今肾中阴阳将离，关闸无有，所以固胃关，即是摄少阴耳。

6. 久痢肛坠，诊脉左坚沉，温剂不受，阴伤不司收纳，前用桃花汤少减，当与甘酸柔缓。

人参　炙甘草　熟地炭　柿饼炭　五味子

7. 痢止咳频，脉虚形寒，多悸。进甘缓法，小建中去姜，加玉竹。

8. 阴络受伤，下午黄昏为甚。非自治痢通套可效，大旨以守阴为法。

熟地炭　建莲　茯苓　五味子　赤石脂　泽泻　阿胶

变证

1. 秋季寒热滞下，总是长夏为暑湿病。盖夏令脾胃司气，治失其宜，致腹满泄泻，跗浮囊肿，皆湿邪无以走泄，阻遏流行气机使然。肿胀势减，仍不饥少食，兼吐瘀浊痰血。要知湿是阴浊，久郁于中，必从热化，初伤气分，久而入络。《病能篇》中，以湿肿属脾，以脾为阴土，得阳乃运。今气困无以运行诸经，腑为窒痹。消则愈困，补则壅滞，当疏腑养脏为宜。凡腑以宣通为补，非徒偏热偏寒治矣。

茯苓　厚朴　生谷芽　新会皮　生益智仁　泽泻
兼用仲淳资生丸去黄连，每早粥后嚼一丸，约二钱。

2. 口中干燥，小水全无，泉源已竭，阴液无以上承，利症噤口，都是湿热壅于胃口。下元衰惫，冲脉气震高突，此攻病保真，理难捉摸。

川连　草决明　石莲　黄芩　乌梅　白芍

瘅　胀

1. 瘅胀陡然吐血，血后胀亦不减，此肝冲逆阳明胃腑受困，乃虚之实候也，难治。

青皮　香附　鸡肫皮　茯苓　大麦芽　香橼皮

2. 瘅胀，脾阳困顿，浊阴不泄。得之阴弱之体，最不易治。

茯苓　桂心　紫厚朴　姜渣　白芍　生白术

3. 脉细，形神疲倦，显是命门真火式微，为之瘅胀肿满，王宇泰谓益火之源以消阴翳，正此候也。

济生肾气丸。

午后用运理中阳法。

人参　茯苓　附子　于术　干姜　益智仁

疳　积

1. 疳积腹痛，形瘦脉虚，勿忽视之。

绛矾丸。

2. 食物不节，腹膨且痛，脐凸便泄，属疳积也，宜慎食物。

焦术　砂仁末　神曲　麦芽　山楂肉　广木香　茯苓　广皮

3. 形瘦，胁中有形，五心烦热盗汗，虽是童真，久延疳劳。

使君子　广皮　胡黄连　山楂肉　砂仁　白术　茯苓　白芍
厚朴　鸡肫皮

4. 久病腹膨，目眶下紫，是脾虚夹积，即疳热之症。
干蟾丸。

5. 利后阴伤，五心烦热。稚年恐致疳病，最宜薄味调养，夏、冬可与清热肥儿丸之属。

白芍　胡黄连　南桥山楂　干荷叶　茯苓　丹皮　炒泽泻

6. 汗后泄泻不解，非因表里客邪。初起呕吐而泻，今噫气尚然秽浊，知平素过爱杂食，屡伤脾胃，两旬不愈，为幼科疳蚀瘦蒸之症。乳汁甘美，虑热化痰，再吐便有惊厥矣。

胡黄连　枳实　猪苓　广皮白　山楂肉　泽泻　犀角尖　白
金汁　鲜菖蒲　连翘心　鲜生地　银花

7. 邹（十岁）　稚年泻血便溏，有三四载，面黄形瘦，五疳之症，起于五味子杂沓，肠胃生热。若不慎口食，久疳延劳不治。

川连　胡连　茯苓　白芍　枳实皮　焦术　南楂　臭芜荑
使君子
乌梅肉丸。

8. 脐气郁滞为热，中宫少谷为虚。腹满尿浊，口中味淡，乃幼科五疳之病。

使君子一两　鸡肫皮一两　肉果五钱　川连五钱　干蟾一只　枳实五钱　芜荑五钱　新会皮一两　山楂肉一两　白芍一两　人参三钱　饭灰一两

水泛为丸，米饮送下二钱，每早空心服一服。

饮食失宜

1. 食物失宜，下利更甚。

益智仁　葫芦巴　青皮　茯苓　炮老姜　荜茇

2. 下利，脉小而迟。食物不节，脾阳戕矣。

焦术　茯苓　荜茇　干姜　益智仁　新会皮

3. 食滞，下利腹痛。

厚朴　谷芽　煨姜　陈皮　半曲　枳实

【注】半曲，即半夏曲。

4. 食物失宜，脘闷便溏，发热。

枳壳　半曲　桑皮　黄芩　桔梗　橘红

5. 食物失调，腹胀，下利。

生益智仁　茯苓　大泽泻　砂仁壳　广皮　生谷芽

6. 病后食物不节，下利。

益智仁　广皮　大腹皮　砂仁壳　茯苓　广藿香

7. 程（二十二岁）　偶食闭气物，胸中痞闷不饥，脉小涩，怕冷。清阳受伤，不宜专用消克。

杏仁　生姜　广皮　厚朴　荜茇　生益智仁　苏合香丸

8. 食物滞于肠胃，太阴阳气不旋，陶节庵用五积散。因汗冷厥逆，禁用攻表。昨主温通开滞气颇应，谓阳气宜通也。

草果　香附　厚朴　陈皮　广木香　茯苓

化服苏合香丸。

9. 稚年，秋月时病，愈后食蟹，自必辛酸内茹，遂致伤营吐血，先理清营解毒。

苏子　麦冬　生蒲黄　细生地　丹皮　鸡距子

【注】辛酸内茹，食入辛酸之物。茹：吃。

鸡距子，即枳椇子。

10. 寒热后食物失宜，中气反困，食不甘味，神倦无力，法宜和之。

藿香梗　厚朴　茯苓　木瓜　砂仁末　谷芽　半曲　广皮

其他脾系医案

1. 气郁脘闷。

枇杷叶　橘红　郁金　苦杏仁　枳壳　茯苓

2. 气阻脘痹，发热。

枇杷叶　半夏　茯苓　生姜汁　杏仁　橘白

3. 气郁脘闷。

香附　青皮　郁金　麦冬　茯苓　橘红

4. 脉沉弦，腹膨不饥。

川楝肉　鸡肫皮　香附汁　赤麦小芽　青皮汁　山楂炭

5. 气郁脘痹。

苏梗汁　香附汁　枳壳汁　桔梗汁

6. 气郁不宣，脘痹不饥。

金斛　半夏　枇杷叶　广皮白　杏仁　枳壳

7. 气阻脘胀，法宜疏之。

香砂枳术丸。

8. 李（嘉兴）　质虚不耐烦冗，动则阳升，由阴不和阳，深秋痢症虽愈，犹夏季致伤。

人参　茯苓　枣仁　炙甘草　小麦　青花龙骨

9. 王（北濠，二十五岁）　中焦痛起，四肢逆冷，汗出，呕涎及食物，此属脾厥。

极黑附子　草果　粗桂皮　片姜黄　延胡索

10. 张（双林，二十七岁）　痛而喜按属虚，痰多肢冷是脾厥。病大便三四日，乃津液约束。

炒桃仁　火麻仁　片姜黄　淡归须　炒延胡

11. 施　阳明之阳已困，胸胀引背，动怒必发，医药无效。

人参　熟半夏　生白蜜　姜汁　茯苓

12. 魏（花溪，三十五岁）　胸中是清阳转旋之所，凡饥饱忧劳太过，阳气不行，则浊阴锢结，非有积聚之比，酒肉助阴聚湿，永不能愈。

荜茇　厚朴　茯苓　公丁香柄　茅术　米仁

13. 尤（齐门，四十三岁）　胸中属身半以上，是阳气流行之所。据说偶然阻塞，嗳气可爽，医药全以萸、地滋腻血药，况中年劳形，亦主伤气。

早服桑麻丸，夜服威喜丸。

14. 李（部前，三十六岁）　自说本来无病，饮药酒反病。乱治遍尝寒凉温热，致胃口大伤，近加丧子，目瞀胞垂，无治病方法。

疏肝散。

15. 席　积劳气血凝遏，脘闷胁痹食减，治以宣通脉络。

桃仁　归须　郁金　柏子仁　小胡麻　桑叶

桑芽膏丸。

16. 阳微阴聚，致浊气蒙蔽清神。苓、桂不应，议用大半夏汤合附子粳米汤法。

半夏　人参　白蜜　附子　白粳米

17. 徐方鹤　脉缓，舌白带灰黑色，心中烦热，汗多渴饮，嘈杂如饥，肛中气坠，如欲大便。平昔苦于脱肛，病虽夹湿热，寒凉清湿热之药味难投，拟进和中法。

炒麦冬　粳米　川斛　半夏　南枣

18. 气弱神倦，食减。

谷芽　半曲　新会（皮）　茯苓　木瓜　煨姜

19. 稚年脾胃气弱，夏秋疟痢，宜顾恋中土，医不明此理，唯发散消导，致元气衰惫，肝风内鼓，爰成慢脾惊搐，遂令无药可挽。勉拟一方。

犀角尖　白金汁　鲜菖蒲　连翘心　鲜生地　银花

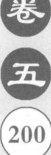

中　风

1. 入冬天暖，阳不潜伏，质瘦脂亏，禀乎木火，血液既少，内风暗动，遂致眩晕麻痹，陡然仆倒。水不生木，肝阳横逆，络血流行右阻，谓之偏枯，忌用攻风逐痰。清邪凉血，渐致其和，交节不反，原可扶病延年。

犀角　羚羊角　郁金　玄参　连翘心　鲜菖蒲　川贝　橘红

【按】清营热息内风，降其气化其痰。

2. 脉左大右濡，肝风震动，阳明脉空，舌强肢软，是属中络，议用缓肝息风。

连翘　丹参　玄参　茯神　细生地　羚羊角

3. 患风三月，周身流走作肿，手不能握，足不能履，诊其脉，浮大而数，发热口于。此阴虚生内热，热胜则风生，况风性善行，火热得之，愈增其势，伤于筋脉，则纵缓不收，逆于肉理，则攻肿为楚也。

生地　黄芩　黄连（酒炒）　红花　羌活

4. 偏枯症，《风论》云：邪中五脏六腑之俞穴，各入门户为病，则四肢不举。然阳主左，而阴主右也。又云：汗出偏沮，使人偏枯。此外感之邪，或营卫皆虚，邪乘虚入，或虚风内动，皆有之。医者治之，当补正以逐邪，未可逐邪而不顾本元，然治之之法，以阳明为主。

生芪　白芍　当归　防风　续断　萆薢　蚕沙　橘红　虎骨秦艽

5. 马（五十岁）　形壮脉小数，口喎，左肢麻木。男子虚风，内虚肝脏，养血可以息风，非外邪驱风攻痰。

枸杞　白蒺藜　玉竹　北沙参　归身　经霜桑叶

【按】枸杞、当归养血以柔肝，沙参、玉竹滋阴以润肺，蒺藜、桑叶并行以息风。

6. 郑（五九）　夏至阴生，忽然口喎颊斜，耳窍无闻。此非外来之邪，皆由男子望六，下元已空，下虚则上实，水亏风内起。凡肾以温为养，肝宜凉乃平，温养肾精必佐凉肝，水中有真阳内蓄，是为命根，盖肝胆相火内寄，性恶热燥，用七方中之复方。

熟地　磁石　龟板　丹皮　五味子　天冬　枸杞　苁蓉　菊花炭　川斛

7. 蒋　上年久暖少寒，冬不藏固。花甲已外，肾真既亏，水不涵木，肝阳化风，勃然上泛，遂令眩晕。经云：下虚上实为厥。乃欲仆中之根萌也。此非外来六气所感，由操持萦思，五志之阳刻升，烦动在里，营血脂液暗耗。诊脉左尺空弦，望色浮红光亮，欲便用力，汗泄漐漐，偶尔立起，则足跗骨痿。色脉见症，显明彰著，阅所服诸药，未参内典圣训。昔刘河间、《内经》

奥旨，凡上实下虚，耳鸣足痿，便尿、窍阻等症，每以浊药清投，名曰饮子，宗是议主治。

制熟地　苁蓉　炒远志　柏子仁　川斛　天冬　五味子　怀牛膝

8. 脉左细数而劲，右数大而虚，此肾精肝血内亏，水不涵木，阳夹内风。暴起莫制，指臂拘挛，口目㖞斜在左。盖肝风阳气从左而升，冲气撞心，消渴晕厥，仲景列于《厥阴篇》中。凡肝属阴木，必犯胃之阳土，饮食热气入胃，引动肝阳，即病发矣。此恙已六七年，阴损已极，必屏绝俗扰，怡悦情怀，然后滋养，堪固其阴，必有小效，无骤期速功。

炒松熟地　陈阿胶　大淡菜　吴萸肉　五味子　芡实　金樱子粉

9. 脉缓，按之濡弱。谷少不食，厚味运化最迟，饮食不适，即如痛泻。肤腠麻木，骨软筋痛。凡遇暴风骤冷，体中更觉不安。上年肛红，入夏方愈。种种脉症，是气弱阳微，脾胃少于运化，湿郁生痰，致气机不能灵动。法当健阳佐运，即治痰驱湿之本。

人参　于术　茯苓　半夏　陈皮　益智仁　木瓜　天麻　生姜　大枣

10. 脉沉而迟，向有寒疝瘕泄，继而肠血不已，渐渐胻臁麻木无力，此因膏粱酒醴，酿湿内著。中年肾阳日衰，肝风肆横，阳明胃络空乏，无以束筋，流利机关，日加委顿，乃阳虚也，仿古劫胃水法。

生茅术　人参　厚朴　生炮附子　陈皮

11. 脉沉迟，阳气殊虚，湿痰内阻经隧，右眶跳跃，乃类中之萌也。当戒酒，勿劳动为要。

于术　天麻　半夏　浙江黄菊　茯苓　钩藤

12. 脉小肢麻，属阳微失护，痰饮内阻，日久有类中之患。术附汤。

13. 脉微而涩，微为阳气虚，涩为阴血伤。去冬已下肢独冷，步趋无力，高年内乏藏纳之司，入夏身动加喘，肉腠麻痹若虫行。此真阳失蛰，胃阳失护，生生意少，岂攻病药石所宜？喻嘉言先生所谓大封大固，莫令真阳泄尽而暴脱，皆为此也，录陈氏《三因方》。

人参　白术　附子

【按】病在胃，不在卫，不用黄芪。

14. 稚年频频伤风咳嗽，汗出痰多，不嗜谷菜，乃卫外不固，肺易偏伤冷热。当春升气泄，忽然指握无力，走动足疲，语言或謇，常有呕恶。盖卫应乎胃，胃属阳明，其脉主司束筋骨，以流利九窍，而四肢原属脾胃，舌为心苗，脾窍通焉。此皆久伤气分，乘气泄而病，乃虚证也。治法以充脾胃脉络，疏窍诸药皆当屏绝，百日可期其效。

人参　蜜炙黄芪　归身　炙甘草　广皮　白芍　防风根　煨姜　枣子

15. 高（六十六岁）　问不头痛身热，已非外邪，何用发散？述熬夜后，口喝舌强，肢麻，老年人因劳气泄，用如东垣所议。

生黄芪　炙甘草　当归　桂枝　生姜　南枣

16. 交冬宜藏，老年下虚，二气少续，忽然右痪，舌喑，面亮戴阳，呵欠，吸气短欲呛。此非外来客邪，皆根本先怯。平昔眩晕，肝脏虚风，显然水不生木。坎中真阳内寓，必温理其下。凡阳主乎通，阴主乎摄，扶过七日，少阳生气再振，望其偏废延永。倘攻风劫痰之治，非本气自病法则。

人参　熟附　远志　茯神　鲜菖蒲（捣汁冲）

🌿 风痱

1. 陆（西淮，六十一岁）　人到花甲，下元先亏，嗜酒湿聚，便滑，视面色雄伟，精采外露，加劳怒内风突来，有痱中之象。

七宝美髯丹加三角胡麻。

【注】三角胡麻，即茺蔚子。

2. 沈（昆山，六十一岁）　老人形寒足痿，呛痰，男子下元肝肾先衰，其真阴少承，五液化痰，倘情怀暴怒，内风突来，有中痱之累。戒酒节劳，务自悦怡养，壮其下以清上。

熟地　萸肉　苁蓉　川斛　戎盐　牛膝　枸杞　鹿筋胶

【按】两案重复。另一案用青盐、鹿角胶。

3. 右痪，舌喑，足痱，头岑，面戴阳，呵欠，微呃，诊脉小濡而缓，此肾纳失司，肝风震突。但病起耳后暴肿，必兼温热客气。清上轻扬，肿势颇减，七日以来，当阴阳经气一小周天，不必以时邪引病为惑。昔河间《宣明方论》中谓：舌强难言，其咎在乎舌下。筋脉不主流动，以肾脉萦及舌本耳。其主地黄饮子，取意浊药轻投，机关渐灵，并无碍乎上气痰热，仿此为法。

熟地　苁蓉（漂淡）　远志（炒黑）　川斛　茯神　枸杞
牛膝　石菖蒲

脉象左部稍振，水亏木中风动，左牙痛，盖风从内旋，乃阳之化风，只以春深地气上升之候，多升少降，无非下元不司收纳，虚证何疑？况因目眚，频用韭子烟熏，查本草药性，辛辣升腾助阳，孙真人于遗浊用之，藉其升阳以涵阴，更无漏泄耳。今痱中八日，声音渐振者，乃精气略有宁静，里窍略有灵机，是顺境也。乃不明此理，仍用辛以泄气，加人参亦是清散上焦之药，以肝肾脏虚，在于至阴，若再投辛以伤其阴，必致虚证蜂起焉。望其向安，倘必以上有火热，古称实火宜清，虚火宜补，温养柔和，与温热刚燥迥异，幸勿疑讶。

生地　川斛　麦冬　茯神　阿胶　女贞子

十二日来，干支一轮，右肢痿木，右蹠足略有痛象，舌窍未灵，味少甘美，虚象显然。三日前，主家以齿痛为热，医迎主见，即投辛凉解散，此证虚在肝肾下焦，若不固纳维本，漫无着落，仍以前法，加入凉肝可也。

熟地　枸杞　牛膝　远志肉　茯神　川斛　天冬　甘菊炭

4. 陈（黎里，四十四岁）　形色脉象，确是阳虚，酒食聚湿，湿注肠痔下血。湿为阴浊，先伤脾阳，阳微气衰，麻木起于夜半亥子，乃一日气血交代，良由阳微少续，有中年中痱之疾。

人参　生于术　炮姜　炙甘草　炒黑附子

5. 喑哑而痿者，《内经》谓之喑痱，此阳盛已衰，入于阴也。由劳伤其肾，耗夺真阴，当以内养为主，非草木之药所能挽回也。

河车大造丸。

肝　风

1. 肝风上巅，头眩耳鸣，麻痹足寒，微呕便涩，经阻三年，久病治从血络中法。

茺蔚子　柏子仁　枸杞　料豆皮　制首乌　甘菊

2. 脉涩，痰多肢麻，虚风鼓动使然。

钩藤　橘红　浙菊花　桑叶　茯苓　天竺黄

3. 头重脘闷，脉弦。

桑叶　橘白　半夏曲　茯苓　菊花　川斛

4. 脉细涩，肢麻痰多。阴血颇亏，虽有痰阻，以末治之。

枸杞　浙黄菊　茯神　白蒺藜　稆豆净皮　桑叶

5. 孙（三十六岁）　奔走劳烦，暴热上蒸，即是身中阳气不交于阴。麻木在四肢，内风属阳之化，左属肝，肝性刚，柔剂为宜，若用酒药，益助其动阳，是矛盾矣。

生地　天冬　藕汁　沙苑子　桑寄生　女贞子　炒枸杞　川斛

6. 陈（五五）　操劳动怒，耳鸣巅胀，晕眩肢麻，内起火风，皆厥阳之化。中年以后，男子下元先虚，虑其仆中，议填镇固摄以实下，合乎上病治下之旨。

熟地　龟板　灵磁石　五味子　山萸肉　炒枸杞　天冬　牛膝　青盐

7. 虚风内煽，收之，摄之，镇之。

熟地　山萸肉　茯神　人参　龙骨　牡蛎　飞金　枣仁

【按】酸收之，静药摄之，金介镇之。

8. 脉弦劲。

川斛　左牡蛎　熟地　大茯神　稽豆皮　丹皮

9. 虚风渐息。

熟地　萸肉　枣仁　龙骨　人参　茯神　飞金　牡蛎

10. 肝阴内耗，厥阳易升，是以烦劳则智督齿痛，法宜潜阳息风。

熟地　茯神　虎胫骨　当归　苁蓉　天冬　左牡蛎　牛膝　龟板　青盐　白芍药　黄柏

11. 肢麻肉瞤偏左，脉涩，此虚风萌动，良由肾精肝血不足使然。

何首乌　白蒺藜　浙菊炭　天麻　枸杞　桑椹子

12. 脏阴久耗，素多郁勃，厥阳化风，内燔扰土，为泄为热，宜用甘缓化风法。

炒焦白芍药　炙黑甘草片

13. 弦劲脉长，心悸嘈杂，此肝阳化风，冲激阳明所致，良由少阴不充，无以涵木耳。

熟地　茯神　柏子仁　川斛　牡蛎　淡天冬

14. 诊脉细涩，便血已二十余年，不时举发。近来头眩耳鸣，身若浮云，似难撑持，肉瞤肢麻。此络血下渗，营阴暗耗，厥阳无制，化风内燔，此属脏病，关系甚巨。议用填固脏阴，收摄浮阳，以息内风，是其治也。

熟地　五味子　人参　茯神　龙骨　牡蛎　天冬　湘莲

【按】三才、生脉、玉锁丹合方加减。

15. 何（八字桥，二十一岁）　此肝病也。肝主筋，木脏内寄火风，情志不适，热自内起，铄筋袭骨，有牵强不舒之状。唯怡悦可平，药无除病之理。

何首乌　枸杞　桑寄生　归身　沙苑子　杜仲

16. 邵（枫桥，七十七岁）　高年四末肉肿骨大，乃气血已衰，不能涵注，内风暗起，谓风淫末疾。

桑寄生　枸杞　虎掌骨　沙苑子

照常熬膏，不用蜜收。

17. 汪（二十九岁）　厥起五年，脉形细促，乃肾肝精血内怯。冬藏失降，脏阴不摄，致厥阳内风飞翔，冒昧精神，病在至阴，热气集于身半以上，皆是下元根蒂之浅，欲图其愈，必静居林壑，屏绝世务，一年寒暑，隧道阴阳交纽，不致离绝。

龟腹板心　活灵磁石　山萸肉　细川斛　朱砂　川牛膝　人中白　黄柏

18. 金（关上，四十九岁）　凡痞胀治在气，燥实治在血，四者全见，攻之宜急。此症肝络少血，木火气上膈而痛，辛润柔降，得以止痛，通大便。厥是肝阳化风，燥升受热，动怒必来，不在医药中事。

芝麻　柏子仁　天冬　生地　苏子

【按】情志为病，患者能否自我调节是关键。

19. 沈（二十九岁）　男子左血右气。左麻木，血虚生风，延右面颊及阳明脉矣。以辛甘血药，理血中之气。

枸杞　菊花　刺蒺藜　桑寄生

蜜丸。

20. 吴　肝血久空，阳明胃脉亦虚，肌肉肤胀，气聚热流辄自觉热炽，不可作实热治。通经脉之壅，仍佐和血息风，使内风稍宁。望其稍逸。

枸杞　白蒺藜　虎骨　牛膝　天冬　生地　归身　柏子仁

21. 章　形壮脉弦，肢麻，胸背气不和，头巅忽然刺痛，是情志内郁，气热烦蒸，肝胆木火变风，铄筋袭巅。若暴怒劳烦，有跌扑痱中之累。

人参　茯苓　真半曲　木瓜　刺蒺藜　新会皮

22. 汪（五十岁）　脏真系于目珠，不独肝窍，中年五液不充，阳挟内风，侵及清窍，光明为阳蒙蔽，非六气致伤，法当酸收甘缓补法，但六味汤究属是三阴三阳平剂，不切。

炒焦枸杞　菊花炭　山萸肉　五味子　人参　炙甘草

23. 肝风痉厥，今色萎脉软，气渐馁矣，宜甘缓益之，不必见病治病。

人参　牡蛎　淮小麦　茯神　龙骨　真飞金

24. 严　填阴则阳和风息，虽已获效，春分后，诊左脉垂，尺已减，右脉弦，恐夏热气泄，有减食神烦之虑。早上仍用前方，晚进戊己法，仿仲景肝病实脾之意。

人参　熟术　茯苓　炙甘草　广皮　白芍

25. 包　热灼，耳鼻诸窍皆痒，浮阳化风上扰，汗多不渴饮。此非气分实火，镇固不应，法当摄补。

三才汤合参麦散主之。

26. 华　戊申三月廿一起恙，至四月初一日，诊脉虚促，舌微肿，心悸，神恍惚，遂肌麻痹遗泄，昼夜卧不成寐，腰以下痿软，不胜坐立。此属阴液素亏，值春夏之交，阳气发泄，阴乏恋阳，加以步趋嗔怒，都令五志中阳大动。诚如《内经》：烦劳则张，精绝，辟积于夏，令人煎厥、薄厥之谓。盖"张"指阳气之弛张；"精绝"谓真阴之内夺。木失水涵，肝风大动，皆为厥之因也，法宜味厚固阴，甘缓和阳，内风息，可冀悸定安寐。倘执方书，不寐投以温胆汤，或畏虚乱补，是不明阴阳脏腑之先后矣。

人参一钱半　茯神三钱　真阿胶二钱　麦冬一钱　生牡蛎三钱　龙骨三钱　生白芍二钱　细甘草（炙黑）一钱

又：己酉岁，正月初九日诊，梦寐欲遗，丸方。

人参二两　熟地四两　河车胶一具　五味子一两半　覆盆子一两半　菟丝子一两半　茯神二两　湖莲肉二两　远志一两

山药粉和丸。

27. 粤东地卑多湿，阳气多泄。宦游十载，恰已五旬，中年二气不及壮盛坚固。眩晕汗出，乃阳不潜藏，变化内风，扰动虚灵所致。《内经》藏象谓：肾为根本，左右有二。盖一阴一阳，互相交纽，水中有火，为生生化育。唯藏蓄不露，斯永年无病。而肝为肾子，母气既衰，水不生木。肝属风脏，内风乘龙雷相火，迅速飞腾，陡升莫制，每虑仆中之累，是皆内因之症。自述热起脊背，直至巅顶，清之补之无效，未究脏阴内乏，阳气独升之旨。古人以肾脏内寓真阳，非温不纳；肝脏内寄相火，非清不宁。用药之法，填实精气以固其下，佐咸味以达之，兼质重以镇之，介类以潜之，酸味以收之，复入滋阴以凉肝，引之导之，浮阳内风，勿令鼓动。

熟地　北五味子　山萸肉　磁石　青盐　锁阳　龟板　茯神　湘莲　天冬

猪脊筋捣烂，和蜜丸，热酒送。

28. 脚气，古称南地多因湿热，医用苦辛宣通，开气渗湿，久进病未祛除，而血液反耗，心热气冲，目黄呕涎，烦躁头痛，昏厥，四肢筋纵掣疼，大便艰涩。显然肝血衰涸，内风掀起。此风乃阳气之化，非外来八风同例而治。分经辨治，病在肝脏，扰动胃络，由气分湿热延中，血中枯燥。静摄小安，焦烦必甚，盖内伤情怀，草木难解，斯为沉痼。

石决明　稽豆皮　天冬　生地　茺蔚子　阿胶

丸方：

生地　白芍　天冬　桂圆肉　丹参　枸杞　阿胶　麦冬　知母　茺蔚子　稽豆皮

乌骨鸡煮烂杵丸。

29. 心悸如饥，头晕肢麻，此乃内起肝风。汗多淋漓，气弱阳泄，近日肌浮腹大，木传土也。仿丹溪养金制木，使脾少贼邪之害。

阿胶　天冬　生白芍　细生地　麦冬　明天麻　菊花炭

30. 精血五液衰夺，阳化内风，上巅则眩晕欲厥，乘络则四末瘀痹。老年有此，断非攻邪可却，古方侯氏黑散，取乎培实孔窍者缘此。

熟地　枸杞　藕汁　河车胶　紫石英　甘菊炭　茯苓　人乳粉

熬膏不用蜜。

31. 肝风不息，都因天热气泄，高年五液皆少，不主涵木，身中卫阳亦少拥护，遂致麻木不仁。丹溪所云：麻属气虚，血少便艰也。苟非培养元气，徒以痰、火、风为事，根本先怯，适令召风矣。议用三才汤合桑、麻，滋肝养血息风治法。

天冬　地黄　人参　胡麻　桑叶　何首乌（生用）

【按】便干秘。

32. 下寒便难不寐，液涸阳不潜伏，用辛甘化风。

熟地　归身　肉桂　枸杞　怀牛膝　白芍　茯苓　甘菊　苁蓉　柏子仁

33. 五旬有四，阳气日薄，阳明脉络空乏，不能束筋骨以流利机关。肩痛肢麻，头目如蒙，行动痿弱无力。此下虚上实，络热内风沸起，当入夏阳升为甚。渗湿利痰，必不应病，议清营热，以泄内风。

犀角　鲜生地　玄参　连翘　桑叶　丹皮　天麻　钩藤

34. 形瘦身长，禀乎木火，肝风内动，夹火上巅，忽然眩厥跌仆。况阳举遗浊，阴分久虚，拟壮水之主，以治阳光法。

大生地　大熟地　天冬　麦冬　盐水炒川柏

35. 奔走烦劳，暴热上蒸，致身中阳气不交于阴，四肢麻木，内风属阳之化。左属肝，肝性刚，柔剂为宜。若用酒药、益助其动阳，是矛盾矣。

生地　天冬　白藕汁　沙蒺藜　桑寄生　女贞子　炒枸杞　川斛

36. 钱塘（五十四）　阅原案开列，皆肺肾病。男子中年以后，下元精血先亏，有形既去，自难充复。五液耗夺，内风阳气易越。治宜从阴引阳，勿以桂附之刚愎。

鹿茸　鹿角霜　天冬　天麻　茯苓　淡苁蓉　枸杞　黄菊花

37. 枫桥（四十三）　此肝病也。肝属木主筋，木脏内寄风火。情志不适，热自内起，铄筋袭脉，肢体为之牵强不舒。唯怡悦静养，可希渐愈，药无除根之理。

何首乌　枸杞　桑寄生　归身　杜仲　沙苑子

38. 经云：烦劳则张，精绝，辟积于夏，令人煎厥。夫劳动阳气弛张，则精气不充，留恋其阳，虽有若无，故曰绝，积之既久，逢夏季阳气开泄，五志火动，内风以生。若煎厥，治法以清心益肾，使肝胆相火不致暴起，内风静息，不为晕厥，然必薄味静养为稳。

细生地　连翘　知母　玄参　生白芍　竹叶

肝　阳

1. 肝阴有亏，厥阳内燔。

鳖甲　丹皮　生地黄　白芍　青皮　稽豆衣

2. 阳升烦热，自汗，头眩。

熟地　天冬　人参　茯神　牡蛎　龙骨

3. 江（章莲荡，二十二岁）　惊恐内动肝肾，真阴不旺，阳失偶而浮越，下虚上实，过劳有厥仆之累。

熟地　龟板　天冬　白芍　山萸肉　锁阳　归身　黄柏

蜜丸。

4. 肝阳上升，阴失内守，心痛火升，带下。

生地炭　天冬　杜仲　归身　女贞子　茯神　川斛　柏仁

5. 汪（三十三岁）　肝血内乏，则阴虚于下，阳愈上冒，变风化燥。凡脚气筋挛骨痛，无脂液濡养，春夏阳浮举发，最是阳不入交于阴，必上及诸清窍，目痛头岑，坐不得寐，治宜润燥养津，引阳下降。

鲜生地　淡天冬　清阿胶　大麻仁　柏子仁　肥知母

【按】复脉汤变方。

6. 朱（五十二岁）　此操持太过，肝血胆汁内耗，致阳气上冒入巅，外泄汗淋，阳不入阴，阳跷穴空不寐，茎痿不举，非寒，皆肝液无有，有暴仆、暴厥之危。

小麦　山萸肉　南枣　白芍　炙甘草　白石英

7. 方　饥不欲食，气冲咽嗌，头眩，寒热汗泄，皆肝阳升动太过。若加怒劳，恐有暴厥之虑。

川连　乌梅　人参　牡蛎　生白芍　炙甘草

8. 陈（二十九岁）　产后二年，经水不转，呕涎沫，不饥，喜酸味。肝阴久虚，伤损在下焦，阳气逆乘，头巅晕痛，议用酸甘化阴和阳。

原生地　白芍　乌梅肉　大麻仁　炙甘草　炒焦枸杞　漂淡天冬

9. 少阴空虚，厥阳少涵上冒，头胀嘈杂，当乙癸同治。

生地　牡蛎　鸡子黄　茯神　天冬　真阿胶

10. 养阴涵木，以和浮阳。

生地　稽豆皮　珠菜　茯神　川斛　鲜藕

肝　火

1. 右关沉涩，左脉弦劲。此木火内亢。阳明络泣，脘痛，嘈杂，头眩。

桑叶　桃仁　黑芝麻　柏仁　红花　大淡菜

2. 此肝火上冒耳，当养阴泄阳为主。

羚羊角　桑叶　细生地　石决明　丹皮　浙菊炭

3. 木火上炎，头眩，不耐烦劳。

细生地　丹皮　胡黄连　石决明　黑栀子　牛膝炭

4. 肝火上冲，头眩，目赤。

石决明　生地　桑叶　川斛　丹皮　茯神

5. 周　情志易生嗔怒，肝胆木火上攻，胃脘心悸忽嘈，手抚动跃。夫动皆阳化，沉香、肉桂辛热，肝有催扞恶燥之累，非入理也。

柏子仁　当归须　桃仁　大麻仁　南山楂肉

6. 陆　春阳萌动，气火暗袭经络，痛在板胸，左右胁肋，皆血络空旷，气攻如痞胀之形，其实无物，热起左小指、无名指间，手厥阴脉直到劳宫矣。养血难进滋腻，破气热燥非宜，议以辛甘润剂濡之。

柏子仁　桃仁　桂圆　茯神　山栀　橘红

7. 木火偏炽，宜存阴泄阳，虚则补其母，实则泻其子，与存阴泄阳相协，以是定方。

生地　天冬　柏仁　枣仁　稽豆皮　条参　茯神　丹参　川连　真阿胶

眩　晕

痰

1. 此木火夹痰上冒，清阳被其蒙昧，头眩呕恶，莫作虚阳治。

竹茹　半夏　橘红　枳实　茯苓　川连

2. 脉弦，头眩，恶心。
人参　厚枳实　川连　橘红　茯苓　半夏　吴萸　石决明
竹沥、姜汁泛丸。

3. 晨起必哕逆，痰多头晕，当治胆胃。
温胆汤加丹皮、山栀。

4. 雍（枫桥，廿七岁）　眩晕呕水，心中热，神迷若痫，皆操持运机，易于升举，蒙冒清神。生姜辛可通神，但气温先升，佐入凉降剂中乃可。
温胆汤。

5. 经营不遂，情怀怫郁，少火化为壮火，风木挟阳上巅，眩晕不寐，是阳不入阴，非阴虚证也。如果纯虚，岂有由春及秋仍能纳食驱驰？今忽然中脘噎阻，由药伤胃口，致胃阳上逆使然，温胆汤加减之。
陈皮　茯苓　丹皮　栀皮　半夏　枳实　桑叶　竹茹
【按】去姜、草、枣，易丹、栀、桑叶以清散风火。

风火

1. 肝火挟痰上冒，头眩，腿麻。
钩藤　茯苓　金斛　桑叶　橘红　半夏曲

2. 秦（四十七岁）　血虚肝风头晕。
天冬　生地　枸杞　桂圆　菊花　石膏

虚

1. 此火虚阴邪上干，神志冒昧，头眩形寒。

八味丸。

2. 下焦空虚，阳浮化风，头眩耳鸣，法宜收摄。

熟地　牡蛎　川斛　磁石　山萸肉　牛膝　茯神　青盐

3. 左脉弦，不时神烦，头眩腰酸，食下少运。此少阴空虚，阳浮不潜使然，药饵弗宜偏于温热。

熟地　牛膝　左牡蛎　茯神　白芍　柏子仁

4. 阴亏阳亢，头眩咽干。

熟地　川斛　鸡子黄　天冬　龟板　白茯神

5. 头晕时作。

熟地　茯苓　枸杞　浙黄菊　山萸肉　牡蛎　牛膝　细川斛

6. 头眩，心悸，带多。

熟地　紫石英　牡蛎　茯神　山萸肉炭　川斛

7. 赵（五十七岁）　头晕心嘈廿年，向老年岁，血耗阳化内热，近来减食，不必偏寒偏热，以甘柔缓热息风，无燥热戕胃之累。

桂圆　枸杞　天冬　生地　茯神　柏子仁

8. 壮年形体充壮，时见眩晕，目泪暗出。前议脉濡大，便久溏，用白术益土，桑叶泄木。入冬尻骨跟痛，耳鸣，皆下少摄纳，当固其下虚，不致内风自动。

九蒸何首乌　补骨脂（炒）　黄甘菊　菟丝子　蝗鱼胶　蒺藜（炒）　枸杞

胶汁捣丸。

9. 上年起病，食物不甘美，头晕耳鸣，足力痿软，年周甲子，向老日衰，下元二气渐漓，水乏生木之司，液少则肝木内风鼓动，木乘胃土，必食无味。风阳上巅攻窍，上实下虚，医为肾虚，萸、地填阴，原不为过，但肾水内寓真火，宜温肝木。相火宜凉，凡益肾取乎温养，必佐凉肝以监制，方无偏宕。是症倘加暴怒烦劳，必有卒中之累，戒酒肉浊味上气，肃清填下，无痰火阻碍，清闲怡悦，五志气火不燃。内起之病，关系脏真，不徒求治于药也。

熟地　石斛　天冬　菊炭　巴戟肉　苁蓉　沙蒺藜　炒白芍　怀牛膝　线鱼胶

蜜丸，打入青盐四两。

10. 金式兼　按太阳经之膀胱俞，在脊骨间十九椎之旁，小便后从兹出汗，是太阳之气不固也。凡天将雨，则头眩目花。经云：头眩，其过在巨阳，是清气之不升也。劳则梦寐不安而遗，饮食不适意即作泻，是逆其志而运化失常。此泻在下焦，统属太阳病，诸阳不能保举，而生种种之疾。议茸珠丸、大安肾丸理膀胱气，自必获效。

鹿茸　茯神　人参　苁蓉　萆薢　菟丝子饼　秋石　柏子仁　川斛　补骨脂　白蒺藜　桑螵蛸

头　风

1. 头风数载，不时举发，邪已入脑俞矣。且左脉沉细，岂三阳为患？隶在少阴也，弗至厥阴为妙。

灵磁石一两　淡附片一两　牛膝一两　鹿茸一两　细辛一钱五分　当归头五钱　蔓荆三钱　远志五钱　茯苓一两五钱　青盐一两　紫巴戟一两　菊瓣五钱　枸杞二两　川斛四两

2. 孔（四六）　头风伤目，是内起之风。屡投发散清凉，药不对症，先伤胃口。仿《内经》肝苦急，食甘以缓之。

枸杞　桂圆肉　茯苓　炒熟半夏

头　痛

气

由头痛致目昏脘闷，属肝火怫郁，阳明气逆为病。疏肝散。

痰

1. 痰厥头痛。

半夏　吴萸　干姜　茯苓

2. 此痰郁也，阳失宣达，头痛眩晕。

于术　半夏　白茯苓　化橘红　天麻　竹沥　白蒺藜　老姜汁

3. 头痛经年不愈，早则人事明了，自午至亥，神气昏愦不宁，风火之剂，杂治无功，两脉俱沉且滑，此太阴阳明痰厥头痛也。当用礞石滚痰丸，间服导痰汤，以荡涤其痰。次以六君子汤，少加秦艽、全蝎，调理而安。

【按】先后有序。

风

1. 阳明络虚，风邪乘之，头痛，颧颊偏右皆木，将来必致损目。

黄芪片　于潜术　茯苓　防风根　明天麻　炙甘草

2. 今年七月，秋暑未除，初病头痛身热，是暑由上窍伤及清阳，医药当辛凉取气，同气相求，中上之轻邪自散。无如辛温、苦寒、清滋之类杂然并投。水谷内蒸，氤氲不解，见症仍在身半以上，躯壳之间，非关脏腑大病，第能蔬食十日，可解上焦之郁。

川芎　薄荷　荆芥炭　炒白芷　蔓荆子　菊花蒂
元茶三钱煎汤代水。

虚

1. 沈（五十二岁） 巅顶近脑，久痛骨陷，乃少年时不惜身命，真精走泄，脑髓不满，夏月乏阴内护，痛软不能起床。五旬有二，向衰谅难充精复元。

龟腹甲心　黄柏　虎胫骨　熟地　锁阳　盐水炒牛膝

蜜丸。

2. 头痛累月，阳脉大，阴脉涩，此阴衰于下，阳亢于上，上盛下虚之候也。阳气居上，体本虚也，而浊气干之则实。阴气居下，体本实也，而气反上逆则虚。头为清阳之位，而受浊阴之邪，阴阳混乱，天地否塞，而成病矣。法用六味地黄汤，加青铅五钱。

3. 稚年阳有余阴不足，骤加惊恐，厥阳直升为头痛，身不发热，二便自通，岂是风寒停滞？羌、防、葛、姜辛温，混发阳经，愈升其阳，必致损目，宜养阴药。

 火

1. 马（三十二岁） 巅顶腹痛，尿淋便难。

龙荟丸（二钱）。

2. 头中清窍痹窒，风火夹阳上升，味变酸浊，明是火化。火郁发之，治从经旨，以茶调散一钱，卧时用真苦丁茶一钱五分，煎汁调服，俾上窍内膜无阻，冀有小效。

藁本　辛夷　苍耳子　蔓荆子　川芎　菊花

苦丁茶为末。

胁　痛

火

古人治胁痛法有五，或犯寒血滞，或血虚络痛，或血着不通，或肝火抑郁，或暴怒气逆，皆可致痛。今是症脉细弦数不舒，此由肝火抑郁，火郁者络自燥，治法必当清润通络。

潮瓜蒌　炒香桃仁　归身　新绛　炒白芍　炙甘草

寒

寒着气阻，右胁痹痛。

杏仁　桂枝　茯苓　生姜　瓜蒌　薏苡仁

气

1. 脉弦，胁痛绕脘，得饮食则缓，营气困耳，治以辛甘。

桂枝　川椒　白蜜　煨姜

2. 杨（东许巷，二十岁）　农人劳力，左胁有形自能升动，未必瘀血，当理血中之气，须戒用力，不致变凶。

左牡蛎　茯苓　海石　桂枝　熟半夏　枳实皮

【按】以牡蛎、海石、半夏以化痰散结，枳实理气。桂枝茯苓丸变法。

3. 陈　诊右关前弦动，述右胁胛下似胀不舒。思少阳阳木必犯阴土，木郁土中，温开不应，议解郁安中。

人参　茯苓　柴胡　白芍　神曲　生姜

4. 肝气怫郁，胁痛绕及胸背。木郁达之。

钩藤　桑叶　黑郁金　橘红　茯苓　土瓜蒌皮

5. 孙（北濠，二十六岁）　食后左胁气逆痛，是肝胆气热。

丹皮　钩藤　生地　川斛　柏子仁　茯苓

6. 询左胁下，每日必有小痛，逾时其痛势布散胸臆背部，从来不延及于腹中下焦，是腑络为病。凡久病从血治为多，今既偏患于上，仍气分之阻，而致水饮瘀浊之凝，此非守中补剂明甚，但攻法必用丸以缓之，非比骤攻暴邪之治，当用稳法。议以阳明少阳方法，俾枢机开阖舒展，谅必有裨益矣。

生钩藤（另研粉）　　生香附（水磨澄粉）　　风化硝　炒半夏
茯苓　生白蒺藜（去刺）

竹沥、姜汁泛丸。

 血

1. 努力伤络，失血胁痛。

生地　茜草　杜牛膝　茯苓　丹皮　穞豆皮

2. 营虚胁痛。

旋覆花汤加柏子仁、桃仁。

3. 努力伤络，寒热胁痛。

当归　红花　茯苓　五加皮　秦艽　桂木　松节　桑寄生

4. 左胁痹痛，气逆不舒。

桃仁　青葱　茯苓　丹皮　柏子仁　橘红

5. 脉涩，胁肘痹痛。此气血窒痹，营络不宣使然，日久有失血、痈疡之患。

归须　桃仁　乳香　麦芽　橘红　新绛　青葱

6. 姜（盐城，五十七岁）　胁膈左右，懊憹不舒，有呕逆带血，凡人脏腑之外，必有脉络拘绊，络中聚血，中年操持，皆令耗血，气攻入络，必有难以自明其病状之苦况。宜宣通血分以和络，俾不致瘀着，可免噎膈反胃。

新绛　青葱　橘叶　桃仁　钩藤　土瓜蒌皮

7. 杨（无锡，三十一岁）　胁痛失血，以柔剂缓肝之急。

桃仁（炒）　丹皮（炒）　归尾　柏子仁　钩藤

8. 范（无锡，二十九岁）　织梭身体皆动，过劳气血，偏倚左胁痛，失血呕血，肝络伤瘀，久发必重。

炒桃仁　延胡索　新绛屑　降香末　炒丹皮　钩藤

【按】两案重复。一案无新绛屑。

9. 淮安（三十二）　武略用力逆气，与酒色精伤不同。失血在长夏热泄之令，胸胁骱骨皆痛，是肝胃络伤。

桃仁　米仁　降香末　茯苓　苏子　韭汁　炒山楂　丹皮

10. 管（三十二岁）　积劳气逆，肝胆热升，咯血胶痰，既有是恙，务宜戒酒勿劳。药用和肝胃之阳，阳和气顺，胸胁痛自已。

桃仁　丹皮　钩藤　山楂　栀皮　金斛　茯苓　麻仁

11. 单　因闪挫胁痛，久则呛血，络血气热内迫，新血瘀逆。
鲜生地　藕节　生桃仁　新绛

12. 朱客　肋稍隐隐痛，卧起咳甚，冷汗，背有微寒，两足带冷，身体仰卧稍安。左右不堪转侧，此皆脉络中病。良由客寒闭其流行，两脉逆乱，上犯过也。治在血分，通络补虚。

枸杞（炒）　咸蓉干　当归（小茴香同炒黑）　桃仁（炒）
炙穿山甲

 虚

1. 此血虚络松，气失其护，左胁喜按，难以名状。宜辛润理虚，切勿乱投药饵。

枸杞　柏子仁　酸枣仁　茯神　桂圆肉　大胡麻

2. 胁痛继而失血，仍属络瘀，但气逆欲喘，背恶寒，心中热。诊脉左弦，究属少阴不藏，肝阳扰络使然。切勿攻瘀，重虚其虚为要，嗜如酒浆，尤宜禁忌。

熟地　大淡菜　牛膝　茯神　稽豆皮　桃仁

疸

 湿热

1. 湿热内郁发黄，丹溪谓五疸皆由湿热而成。

茵陈　枳实皮　广皮　大豆黄卷　谷芽　陈皮　茯苓

2. 酒客夹湿发热，疹未宣达，湿温内郁，蒸黄脘痞，法宜和之。

茵陈　广皮白　连皮苓　豆卷　桔梗　生甘草

3. 暑热郁蒸发黄，分利三焦，亦为正治。

滑石　寒水石　石膏　厚朴　猪苓　连皮苓　草果　杏仁
桑皮　豆蔻　茵陈　泽泻

4. 湿阻发黄，腰痛，尿赤。

台术　小赤豆皮　茵陈　米仁　连皮苓　白苦参

5. 郑（三十四岁）　雨淋卫阳受伤，热水洗澡，迫其冷湿深入，水谷之气与冷热互蒸，肌肉发黄。陈无择曰：谷瘅能食不饥，舌有黄苔，一年之久，寒湿已酿湿热。凡湿伤必太阴脾，热必在阳明胃，不分经络乱治，乃不读书之医工。

人参　川连　生谷芽　熟半夏　枳实　嫩柴胡　淡黄芩　陈皮白

姜汁泛丸。

6. 湿浊内蒸，瘀热发黄，三焦壅遏，浊气迷漫，又非有形质滞。此辛香逐秽宣通，是一定法。日期既多，恐浊闭神昏，另以银花汤，化至宝丹二粒。

绵茵陈　豆蔻　茯苓皮　厚朴　草果　滑石　杏仁　木通
鲜菖蒲根汁

复诊：绵茵陈　厚朴　江枳实　草果　细木通　黑山栀　云茯苓　黄柏

7. 痰滞得秽浊胶结，湿中热起，蒸变发黄，脘中痞闷，病在气分。两进消导理气，面目黄色略减，而痞结如故。议与治疸疏滞，兼以苏合香丸逐秽为法。

茵陈　草果　枳实　厚朴　广皮　木通
暮服苏合香丸，一丸三服。

复诊：生白术　茯苓块　茵陈　猪苓　厚朴　滑石　泽泻

气血

努力络瘀，气痹发黄，日久有失血之累。

丹皮　香附　大麦芽　黑栀子　茯苓　淡竹叶

虚

1. 痔血久下，肌肉萎黄，乃血脱气馁，渐加喘促浮肿，再延腹胀，二便不通。此症脏阴有寒，腑阳有热，详于《金匮要略》谷疸篇中，极难调治。

人参　白术　茯苓　益智仁　菟丝子　木瓜　广皮

【按】血脱伤气，以致三焦皆病，此时唯有扶助脾肾。

2. 面目悉黄，微见黑滞，烦渴腹满，左脉弦数，右脉空大，此内伤发黄，为厥阴肝木，太阴脾土，二脏交伤之候也。夫肝为风脏，其性喜伸而恶屈，郁则木不得伸而屈矣。郁极则其气盛、而风乃发，风发必挟其势以贼脾。脾为湿土之司，土受克，而气不行，则湿胜矣。风性虽善行，遇湿以留之，反壅滞经络而不解，由是湿停热瘀，而烦渴有加，其发黄也必矣。虽曰风湿所致，实由木亢而不宁，土困而不舒，非外来风湿之比，况黑色见于面，则知并伤其肾，以脾病不行胃中谷气，入肾反将脾中浊气下流，故于黄中见黑滞耳，即其腹满，亦是中气不行，虚热内壅，非结热，当下之比，若误下之，则脏气空虚，风从内生矣。若误汗之，则阳气外解，湿愈不能行矣。为商治法，平肝之亢，扶土之虚，兼解郁热，以清气道，除湿蒸而和中气。

人参　白术　白芍　黄连　山栀　归身　丹皮　茵陈　秦艽柴胡　甘草　半曲

郁

气

1. 木郁泄之。

越鞠丸。

2. 理冲不应，得毋肝阳郁乎？

越鞠丸。

3. 此木郁也！扰阳明则吞酸呕逆，法宜疏之。

越鞠丸。

4. 肝郁不疏，味酸脘闷。

左金丸。

5. 疏肝气之郁。

香附汁　川楝子　桃仁　大麦芽　柏子仁　橘红

6. 叶（四三）　郁怒致病，心胸映背痛甚，至气阻咽喉，呼吸有音，吐涎沫，又不热渴。由肝病蔓延，所伤非一经矣。先理上焦，与苦辛轻剂。

鲜枇杷叶　香豉　苦杏仁　郁金　瓜蒌皮　黑山栀

7. 悲忧哭泣致病，不饥欲呕，病属郁症。治当条达肝胃，第胃为阳土，肝寄相火，虽结瘕气，燥热未宜。

制半夏　白茯苓　炒丹皮　炒神曲　吴萸　夏枯草　黑山栀　川连

8. 客邸怀抱不舒，肝胆郁遏，升降失度，气坠精开为遗泄，地、黄、龙、牡钝涩，气郁者更郁，理气和肝获效，未经调理全功。当今冬令，温舒收藏之气未坚，失血之后，胸中隐隐不畅，未可凝阴，只宜降气和血。

钩藤钩　降香　米仁　郁金　茯苓　杜苏子　丹皮　炒桃仁

血

范（二十五岁）　惊恐悲哀，伤于情怀，内因络病，当以血药宣润，不必苦辛气燥。

炒桃仁　黑芝麻　归须　柏子仁　苏子　冬桑叶

 虚

1. 单（七岁）　为母丧悲泣，淹淹不食，面黄唇淡，情志不适，生阳郁窒。《内经》谓思为心疾，郁必伤脾。病属无形，非伤食恶食之比。稚年调理后天脾胃为要、佐以开益心气。

人参　茯苓　炙甘草　淮小麦　益智仁　石菖蒲

2. 中虚阳郁，胸膈不舒，饮食不快，拟逍遥散，疏肝和脾，使肝胆清阳上达，生化气行，病可痊愈。

人参　柴胡　茯苓　归身　炙黑甘草　焦术　广皮　丹皮
炒白芍

 痰

褚　气郁，肝不疏泄，神狂谵语，非是外感，乃七情之病，先进涤痰汤法。

川连　胆星　石菖蒲　半夏　钩藤　山栀　远志　橘红

 热

脉涩小数，质弱，平昔喜饮。酒性先人肝胆，故易生嗔怒，且途次侍亲，烦劳郁热，自情怀而升。病属郁劳，唯怡悦为上，用药不易奏功。

桑叶　川贝　粉丹皮　山栀壳　天花粉　蜜炒广皮

【注】途次侍亲，意为旅途停留，侍奉亲人。

癫　痫

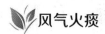 风气火痰

1. 稚年食物不节，胃土受伤，热蒸于里，肝胆木火化风，遂成痫厥。口㖞，肢牵，皆风火燥及络脉，若仍乱食，厥逆不止，有五痫不治沉疴。

川连　胆南星　远志　枳实　黑栀子　橘红　桔梗　莱菔子

2. 钱（十二岁）　痫厥昏迷日发，自言脐下少腹中痛，此稚年阴弱，偶尔异形异声，致惊气入肝，厥阴冲气，乱其神识，遂令卒倒无知。

乌梅肉　川连　白芍　川椒　干姜　桂枝

3. 张（五十岁）　神不灵爽，乏欢悦之念，宿痫由情志不适，而致内因之恙。向老食少，理窍开结，治痰必佐参、苓养正。

人参　炒黑远志肉　茯苓块　石菖蒲　新会红　熟半夏　竹沥　姜汁

4. 曹（十四）　笑则痫厥病发，昼少夜多。思二月起病，春木正旺，内应厥阴肝脏木火，乃阳极之化，其来迅速，由内而升，神明遂乱，口吐涎沫，四肢寒冷，肝病何疑？由春病及长夏，醒则如无，纳食如昔。法以纯苦，直泄厥阴、跷阳。

芦荟　青黛　龙胆草　川楝子　黑山栀　白芍　青皮　归尾
猪胆汁

又：前方用纯苦直清肝胆，初服即泻，病久阴分已虚。议理阴和阳，入酸以约束之。

生鸡子黄　阿胶　川连　黄柏　生白芍　米醋

5. 方（三二）　正在壮年，交四月阳气升举，忽然跌仆无知，头摇肢搐，越旬又发，问病因忿怒所致。大凡病来迅速，莫如风火，郁怒由肝胆木火生风，从此而发痫厥。若仅谓痰火，用辛香燥剂，劫痰利气宣窍，厥阳不宁，病奚得减？

龙荟丸每服二钱，四服。

6. 施（三五）　忽然神迷，逾时自醒，病起一年，频发渐近。今诊脉细弱，必未实热，此因忧虑，情志受伤，手厥阴膻中之清真，为浊涎所阻。内因之病，理难速攻，姑以宣通神明，兼理痰气为治。

午服：鲜菖蒲根　天南星　远志　竹节　附子　茯苓　姜汁
夜服：白金丸

7. 狂痫陡发莫制，病去诸事皆清，发时面青食少，议泄肝胆。

龙荟丸每服二钱半，十服。

8. 年方二七，长者呵责受惊，即起痫厥，惊气内应足厥阴肝。述前先见头摇，病发仰极反弓，是厥逆内风，由前上胸，起必喟然叹者，气冒膻中，神识自蒙蔽也。小溲通利得苏者，小肠赤腑泄浊，心包蒙神下降也。是症当理手足厥阴，谅施针刺，以宣其络，服药未易有功。

至宝丹半丸化服。

9. 据述布痘，调理少和，四五年来，不分冬夏，两膝骨痛，暮夜甚，必越日乃解，更述暖熨少安。知寒湿阴，气从下而受。但痘后几更寒暑不愈，经脉必有留邪之气，因新邪举发，论病名曰痹。痹者气血凝滞之义。古方活络逐邪，每施于新感则效，久则邪兴气血混处，取效颇迟，当此长夏，发泄司令，按图针刺，每五日、七日一举，经络气血流行，邪气难以容留，徒药无益，遵古方服活络丹，即再造丸，国朝喻氏谓：酒热先入肝胆，谨慎者饮之，可以壮胆。好饮多以致发疮，其酒毒颇得外泄，以分其势。疮愈，痫搐厥逆，全归肝胆矣。用药以大苦大寒，直清其下。

芦荟　青黛　龙胆草　郁李仁　胡黄连　黑山栀
调入猪胆汁。

 虚

1. 汪（徽州，三十五岁）　仲景云：厥阴病气上撞心，明示木中风火上行，都因血少阴虚，以痫症痰火有余，大谬。

女贞子　茯神　山萸肉　天冬　细生地　建莲　赤金箔

2. 痫厥议非痰病，用填摄下焦，潜阳息风颇应，但风木司令，春三月发陈，尤宜屏除烦劳恼怒，恐厥阳鼓动，厥复发耳。

熟地　天冬　虎骨　龟板　茯神　牛膝　牡蛎　黄柏　远志　海参　川斛　湘莲

3. 阴痫脉迟，经水二月一至。

六味加阿胶、白芍。

4. 幼稚惊痫，古人有阳痫之分。据述自幼至今，不论寒暑，瘛必汗泄。乃脏真不固，阳不内依，致内风灼筋，牵强冒窍神迷，且时时神馁恐惧。治在肝肾，用包举大气，内安肝肾。

熟地　石菖蒲　龙骨　五味子　远志　茯苓　锁阳　黄柏　山萸肉

紫河车膏丸。

5. 幼稚惊痫，至十三岁患发，每发必于子夜阳动之时。想阴未充溢，肝风乘阳，冒乱神识，痰涎上涌，治痰清火无效。盖肝为肾子，木中阴火蟠灼肾液，皆为上泛矣。女子天癸得来，斯病当有愈期。

大熟地　淮山药　归身　茯苓块　山萸肉　紫石英　丹皮　泽泻　河车胶

6. 虚体惊恐，遂成痫厥，议镇肝息风、养阴平阳法。

生龙骨　生地　生白芍　生牡蛎　阿胶　乌梅肉

血液已空，肝风翻越，产后大虚之体，厥逆昏冒，皆是肝阴欲绝，阳气夹内风上蒙清窍。昨议镇肝息风，旦日颇安，暮夜再厥，阴气枯槁已露，最难调摄何疑？

制何首乌　天冬　生地　黑稽豆皮　茯苓　川斛

癥瘕　癖积　积聚

胁

1. 郁勃肝悒，右胁气逆，有形如瘕，腹痛，身热，经漏，急为调理，否则恐成郁损。

黑稽豆皮　丹皮　香附　明润琥珀　泽兰　山楂炭

2. 络痹，右胁癖积，脉涩，法宜通泄。

鳖甲　丹皮　化橘红　桃仁　牡蛎·白蒺藜

3. 右胁癖积，攻逆腹痛，不能纳，邪在阳明之络，日久有腹满之累。

姜渣　肉桂　炙甘草　厚朴　茯苓　广皮

4. 左胁癖积，大便艰涩，胃络痹耳。

半夏　姜渣　枳实　杏仁　瓜蒌实　大麦芽

5. 络痹癖积，左胁胀痛，法宜通泄。

阿魏丸（一名鳖甲丸）。

6. 嵇（石塔头，四十八岁）　夏月黄疸，是脾胃湿热气化。治疸茵陈，乃苦清淡渗，右胁之傍为虚里穴，久进寒药，胃伤气阻成瘕，问大便不爽，用阿魏丸，每服一钱。

7. 张（三十六岁）　据说三年前，病后左胁起有形坚凝，无痛胀，但未交冬，下焦已冷。议温通阳，望其开结。

生左牡蛎　姜汁炒天南星　真甜交桂　竹节　白附子　归身
小川芎

姜汁泛丸。

8. 宿瘕在胁下，亦与肥气相类，自述因嗔怒。盖肝之积也，久郁气血不通，肝脏内寄相火。时当夏令，泛潮苦雨，脾胃受湿，自必困倦。肝木横克脾土，胀势日满。所受湿邪，漫无出路，蒸于肠胃，黏腻积滞，利不肯爽。中焦不和，瘕不得逸。症属难治，且议分消。

白术　厚朴　茯苓　猪苓　茵陈　通草

9. 筋胀肤疼，发作有年。左胁有形不痛为瘕。肝气久郁，血虚生热生风，不受辛热之药，以肝木内寄相火，只宜和血息风，柔筋缓痛。

生何首乌　归须　胡麻　丹皮　黑山栀　桑叶　嫩钩藤
丸方：

桑寄生　阿胶　钩藤　丹皮　大生地　当归　天冬　白芍
黑芝麻　柏子仁

炼蜜丸。

10. 因嗔怒心胸痞胀三年，左胁下坚凝有形，偶触劳忿，则寒热无汗。此属郁痹气血，延成肥气。治当宣通营卫，流行脉络，佐入攻坚，俾寒热得止再议。

炒柴胡　生香附　半夏曲　丹皮　桃仁　青皮　姜汁炒栀仁　生牡蛎

临服入鳖血五匙。

【注】肥气，古病名，属癥痕的一种，参见《灵枢·邪气脏腑病形》及《难经·第五十六难》。

11. 病因食物不节，其受病在脾胃，既成形象，在左胁之旁，是五积六聚。喜暖恶寒，阳气久伤，温剂必佐宣通，食物宜慎。

草果　荜茇　鸡内金　砂仁壳　厚朴　广皮

阿魏捣丸。

12. 痕结在左，腹形胀大，必大便得通，胀满可减。年前询病，因嗔怒，且久寡多郁，以泄木调气得效，今冬又发。用大针砂丸十日，白昼颇减，入夜大胀，议通阳泄浊方法。

肉桂　麝香　阿魏　青皮　归须　郁李仁　川楝子

蜜丸。

13. 寒热如疟，便血不已，左胁有块，攻逆不已而作痛。脉弦数兼涩，弦则为风，数则为热，涩则气结。此肝脾之气，恺郁不宣，胸中阳和，抑而成火，故神明不精。肝之应为风，肝气动则风从之，故表见寒热也。人身左半，肝肾主之。肝风自逆，故左胁攻楚有块也。肝为藏血之地，肝伤则血不守。且以风淫热胜，益为亡血之由也。

生何首乌　黄连　柴胡　黄芩　知母　枳实　厚朴

少腹

1. 脉涩，少腹癥积，不时攻逆作痛，心中嘈杂，癥积痹在血分，宜攻宜泄，第营血颇虚，只宜养之和之。

旋覆花汤加桃仁、柏子仁、稽豆皮。

2. 少腹瘕聚，痛甚带下。

泡淡吴萸三钱　紫石英二两　黑豆皮一两　桂心三钱　乌贼鱼骨一两　小茴香五钱　葫芦巴七钱　茯苓一两　粗当归片一两　巴戟一两　川楝子五钱　白薇一两　明润琥珀三钱

红枣去核皮为丸。

3. 疮疡、疟发由湿热者偏多。湿邪无有不戕阳气，阳伤则腑气不宣，络遂为之凝泣，少腹块垒，若奔豚状。腑以通为用，络以辛为泄，此其治也。

巴戟　茯苓　沉香汁　桂心　葫芦巴　琥珀　川楝子　泽泻

4. 翁（四十四岁）　夏月露宿，冷湿下入阴络，少腹坚凝有形，两傍筋绊牵引，自述梦遗。然有形固结，非补助之症，当与结疝同治，乃络中病。

南木香　穿山甲　金铃子　橘核　延胡　蓬术　麝香

葱白汁泛丸。

5. 薛奶奶　病瘕痛在少腹左旁，病伤厥阴络脉，宗仲景法。

当归三钱　生精雄羊肉（切片，漂去血水）　生姜一钱　炒

黑小茴香一钱

【注】羊肉无剂量。

6. 脘下胀及少腹,疏肝平胃,不应;肾气加辛香,又不应。食物仍进,二便仍利。病既非停着有形之滞,自属阳微气结。议与通阳润剂。

阿魏　麝香

丸服。

7. 脉沉而微,沉为里寒,微为无阳。舌白似粉,泻起口渴。身体卧着,其痛甚厉。交夏阴气在内,其病日加,寅辰少阳升动少缓。少腹至阴部位,浊阴凝聚,是为疝瘕。若读书明理之医,凡阴邪盘踞,必以阳药通之,归、地列于四物汤,护持血液,虽佐热剂,反与阴邪树帜。当以纯刚药,直走浊阴凝结之处,调摄非片言可尽也。

川附子　黑川乌　吴萸　干姜　猪胆汁

再诊。阴寒盘踞少腹,非纯阳刚剂直入坚冰之地,阴凝不解,此如亚夫之师从天而降也。医易肾气汤,阴多阳少,立见病加,反至不食,药不对症。仿通脉四逆汤法。

附子　干姜　猪胆汁

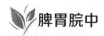 **脾胃脘中**

1. 年五十,精神渐衰,宿癖难以攻涤,只宜两和气血缓图之。

白术二两　茯苓二两　荆三棱二两　白蒺藜一两五钱　青皮

一两　厚朴一两　桂心五钱　蓬莪术　大麦芽各一两五钱　片姜黄一两

2. 中脘有形如梗，摩之汩汩有声，据述不时举发，此属肝积耳。

厚朴　姜渣　白蒺藜　肉桂　茯苓　广皮白

3. 脘积如覆杯，食下䐜胀嗳气，邪在脾络耳，恐延中满。

生白术　干姜　厚朴　厚枳实　半夏　茯苓

4. 气结有积，能食少运，疏之为主。

阿魏丸。

5. 食下不运，中脘有形如梗。

白术　半夏　附子　枳实　干姜　茯苓

6. 癖积便血，此饥饱伤及脾胃所致。

绛矾丸。

7. 刘　聚攻触中脘，心痛映背，呕吐涎沫。凡久病病必在络，络空必成胀满，已经旦食苟安，暮食痛呕。其胃中清阳久失旋运之司，饮食尚助呕胀，焉能承受汤药？病退无期，颇为棘手，阅古方书于久病有形通剂是议。先拟通阳，改投小丸。

一味阿魏丸朱砂为衣，服五分。

其他肝系医案

1. 肝痹气结，营亏肠红，食减身痛。

当归　白芍　茯苓　柴胡　焦术　陈皮　炙甘草

2. 脉弦，来去不调，营卫未和，是以不饥，胸臆时痛时止，法宜和之。

当归　枣仁　柏子仁　半曲　茯苓　炙甘草　白芍药　广皮

3. 脉弦长，木火偏亢，嗜酒更助其胆热矣，是以口糜味甜，法宜苦辛泄之。

金斛　黑山栀　白茯苓　桑叶　广皮白　半夏曲

4. 毛（四十岁）　气塞填胸阻喉，不饥不饱，病起嗔怒，寅卯病来，临晚病减。凡气与火，必由少阳木性而升，故上午为剧。

瓜蒌皮　薄荷梗　神曲　黑栀子皮　新会红　青蒿梗

5. 经云：谋虑在肝，决断在胆。操持思虑，五志阳气有升无降，肝脉循环，绕乎阴器，气逆拂乱，不司疏泄之权，似疝如淋病象，其实内系肝脏。但治淋、治疝，不越子和辛香流气，即从丹溪分消泄热。今形脉已衰，当以虚论。肝病三法，曰辛，曰酸，曰甘缓。经云：食酸令人癃。小便不爽，大忌酸味。

当归　茴香　穿山甲　枸杞　沙蒺藜

6. 瘀积于肝，邪正错乱，脏腑之气交伤而成膨疾，腹胀气壅。拟禹余粮丸，破血泄肝，通利二便治之。

禹余粮丸十粒。

7. 肝虚内热。

制何首乌　茯苓　女贞子　酒炙鳖甲　归身　酒炒白芍　酒炒香附

青蒿子熬膏略加蜜捣丸。

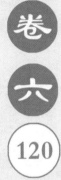

卷

六

120

案

遗　精

 虚

1. 小溲浑浊，梦泄腰痛。

熟地　北五味子　线鱼胶　覆盆子　巴戟　青盐　菟丝子
白茯神　沙苑子　杜仲　萆薢　远志肉

【按】还少、聚精合方化裁，滑涩互施法。

2. 阴不固摄，梦泄肠红。

熟地　炙甘草　北五味子　芡实　茯神　淮山药　黑壳建莲
白芍

【按】叶氏常以芡实、莲子、山药、茯苓补养脾胃。此案中
下并治，肾脾兼顾。

3. 益阴固精。

熟地　茯神　湘莲　左牡蛎　稽豆皮　苦参

4. 梦泄盗汗，左脉弦数，脏真内亏，阳浮不潜。

熟地　左牡蛎　真龙骨　白茯神　人参　湘莲　桑螵蛸　北
五味子

5. 梦泄，脉虚尺微。

茯苓　远志　线鱼胶　沙苑子　湘莲　熟地炭

6. 肝胃同治颇应，但脉数，耳鸣梦泄，当填补下焦。

磁石六味加湘莲、芡实、远志、龟板。

【按】三方化裁。

7. 肾虚，精滑不固。

熟地　女贞子　金樱子　荷莲须　芡实　北五味子　川斛
白茯神

8. 遗泄，内热咳嗽，脏阴不固，法宜摄纳。

熟地　芡实　女贞子　山药　龟板　牡蛎　金樱子　麦冬
湘莲　茯神　海参胶　川斛

9. 精关不固，耳鸣少寐。

灵磁石　沙苑子　青盐　湖莲　金樱子　五味子　熟地　茯
神　线鱼胶　芡实　远志　覆盆

10. 精泄后尿血，阴伤气失宣化耳。

琥珀屑　细生地黄　粗木通　甘草梢　大黑豆皮　淡竹叶

【按】导赤散加味，琥珀以化瘀滞，黑豆皮以和阴。

11. 遗精腰痛，下体怯冷。

沙苑子　苁蓉　茯苓　线鱼胶　鹿霜　羊内肾　杜仲　补骨
脂　菟丝子饼　覆盆子　巴戟　胡桃霜

12. 梦泄，咽干，责在少阴空虚。

熟地　天冬　川斛　茯神　女贞子　龟板

13. 脉长而弦，不时梦泄。相火内炽，脏阴失守，入春大气发泄，最虑失血。

熟地　茯苓　白芍　丹皮　旱莲子　女贞子　金樱　芡实
天冬　海参　牡蛎　川斛

14. 遗精，气逆嗽痰，宜摄少阴。

熟地　湘莲　金樱子　茯神　芡实　北五味子

15. 遗泄频来。

熟地　芡实　金樱子　龙骨　牡蛎　桑螵蛸　五味子　茯神
山药　湘莲　女贞子　远志

炼蜜捣丸。

16. 梦泄，咳嗽，此少阴不纳也。

熟地　川斛　天冬　茯神　麦芽　北沙参

【按】麦芽，疑为麦冬。

17. 李（横街，十九岁）　精滑无梦，咳涎常呕，乃肾不摄纳，肺药无用。

人参条　紫衣胡桃肉　人乳粉　坎气（漂洁）　茯苓　五味子

18. 李（二十六岁）　壮年形瘦肌减，自述无因滑泄，长夏内阴不生旺而失血，显然阴虚，窍隧不固，大忌劳力奔走。虽在经营，当诸事慎养，身心调理之恙，不取药之寒热攻病也。

桑螵蛸散。

19. 治目疾，无非辛散寒苦，遂致精滑淋浊。夫阳虚则生外寒，阴虚则生内热。精气皆亏，神志孤独，梦魂纷扰，惊惕恐俱而无以自主。法当固摄肾关，养心宁神，镇怯理虚，渐次夜视反听，十分调护，方可治疗。

桑螵蛸散。

20. 周（三七）　精遗越日，阴火忽冲，神乱，肉瞤筋惕。此阴不恋阳，以补虚镇摄收敛。幸年壮胃口不败，可以痊愈。

熟地　山萸肉　五味子　龙骨　湖莲　茯神　远志

21. 汪　久遗溲尿，淋沥三年。下焦常冷，脊膂腰髀痛楚如坠。此肾脏虚寒，但填精固涩，多进不应，是督任二脉失司，黏腻涩药，未能走入奇经，仿孙真人九法中采用。

鹿茸　补骨脂　家韭子　蛇床子　生菟丝子　覆盆子　金樱子　锁阳　生杜仲　炙甘草　茯苓　黄精　羊内肾　青盐

共为丸。

22. 金　动气兼有遗精，已是下焦阴阳虚损，况久病欲进温养，必须通摄，桂、附气雄而刚，非下损药也。

淡苁蓉　补骨脂　胡桃肉　生菟丝子　覆盆子　家韭子　舶茴香　茯苓

23. 七年沉痼，心惕热迷，咬牙嚼舌，阴火失守，阳乃鸱张。前方理厥阴、阳明，以和阳主治；继方以咸味纯阴，填水源以生木，病究竟未能却。自述每每遗泄，其病随发，春夏两时发病甚频，况五更寅卯，少阳气振，阳冒病来，更兼操持不已。《内经》胆藏汁三合，肾藏液三合。精遗则肾液少，操劳则胆汁亏，欲望春阳不动，安可得耶？

熟地　苁蓉　五味子　龙骨　茯苓　左牡蛎　石菖蒲　远志川斛　山萸肉

24. 任脉、督脉分行乎身之前后。自觉热蒸，不梦自遗，皆奇经虚也，辛温药颇效，六味加五味子不应，方药仅仅达下，未能约束奇经，议用聚精固摄之法。

桑螵蛸　龟板　芡实　沙蒺藜　线鱼胶　湖莲　龙骨　金樱子　覆盆子

25. 时刻精遗，少腹胀满，皆肾不收纳，咽喉微干，火升及面，由阴不上承，虚阳浮越。上年用纯阴静药即泻，下损及中，今当固下。

熟地　山药　茯苓　北五味子　人参　芡实　湘莲
人乳粉同紫河车、金樱二膏为丸。

26. 徐（十八岁）　有梦乃遗，是心动神驰精散，用交心肾法。

水煮熟地　萸肉　远志肉　生龙骨　茯神　石菖蒲　芡实湘莲子肉

27. 便浊、精浊两者迥殊。据述素有梦遗，浊发遗止，则知精浊矣。分清饮、八正散治浊套药，与此无涉，当固补下焦，不必分利。

熟地 远志 沙蒺藜 线鱼胶 山萸肉 覆盆子 菟丝子
生龙骨 茯苓块

28. 下利皆令伤阴，值冲年，情念正萌，遂患梦遗，劳烦饥
馁更甚，以精血有形，必从水谷入胃，资其生长也。诊脉数，面
亮，茎举则精出，尿后亦淋沥，是阴虚精窍不固，因阳气下坠所
致，议固下阴以和阳。

熟地 旱莲草 生龙骨 淮山药 杜芡实 山萸肉 云茯苓
莲蕊须 金樱子膏
炼蜜为丸。

29. 脉细，右濡左数。少年形瘦肌槁遗泄，是知识太早，致
精血难充，脐左动气，食减易饥，阴伤于下，渐延中宫。沉阴恐
妨胃，刚补虑劫阴。男子精伤补阴，掺入柔剂温药，取坎中寓阳
之意。

鹿角霜 龟腹板 白茯苓 枸杞 柏子仁 炙甘草 沙蒺藜
炒黑远志

30. 脉数多遗，脊酸腰坠，此督任失固，非通不能入脉，非
涩无以填精，色苍形瘦，不宜温补。

熟地 牡蛎 远志 五花龙骨 五味子 茯苓 芡实 山药
羊肾 脊髓
【按】猪脊髓。

31. 梦泄，尿数。

猪肚丸。

32. 瘦人阴虚，热邪易入于阴，病后遗精，皆阴弱不固摄也。泄泻在夏秋间，是暑湿内侵，其间有瓜果生冷，不能速行，是中寒下利，十中仅一。况此病因，遗泄患疟，病人自认为虚，医者迎合，以致邪无出路，辗转内攻加剧。夫患房劳而患客邪，不过比平常较胜，未必是阴病。近代名贤，讹传阴证伤人比比。总之遗泄阴亏与利后阴伤，均非刚剂所宜，当拟柔剂扶精气。

人参　山药　川斛　芡实　茯苓　生地炭

33. 心中空洞，下焦寒冷，兼有遗精，便溏，议用三阴补方。

人参　山药（炒）　茯神　五味子　枸杞（炒）　建莲　线鱼胶　熟地（炒）

34. 脾胃阳微，不运寒痰，噫气，肾虚阴走，遗精无梦。

人参　山药（炒）　熟地（炒）　建莲　生牡蛎　龙骨　枸子　麋角胶

35. 阴虚汗泄精遗，理应固摄。但先哲涩固之药，必佐通滑以引导涩味，医知斯理者鲜矣。

熟地　山萸肉　杜芡实　五味子　龙骨　远志　茯神
用猪脊髓、金樱子膏捣和为丸。

36. 遗泄有梦属心，无梦属肾。据述气火下溜，即如尿出之状，茎管中痛，热气上冲咽喉，巅顶掀胀，语言皆怯。此任脉不摄，冲脉气逆。治法引之导之，摄以固之，现在便溏食少，勿投沉阴腻滞之药。

砂仁　熟地（炒）　　炒黑远志肉　炒莲须　龟板　白龙骨
锁阳　茯苓　杜芡实

以金樱子熬膏为丸。

37.　初以心动精泄，久则关键滑溜，食减至半，业已损及中
焦。萸、地滋腻滞胃，下焦之阴，未得其益，中宫之阳，先受其
累。至于黄柏味苦，苦更伤阴。当以妙香散加金箔治之为稳。

人参　龙骨　远志　茯神　金箔　益智仁　茯苓　朱砂
甘草

38.　有梦遗精，治在心肾，乃二气不交所致。冬令牙宣，亦
主藏纳浅鲜，用镇固宁神方。

熟地　枣仁　茯神　金箔　人中白　女贞子　湘莲子　旱莲
草　远志　龙骨

蜜丸。

39.　汪正中　填固包举，遗精已缓，新正劳烦气泄，病后神
耗精夺，当此升泄气候，以安神固摄法。

桑螵蛸　金樱子粉　茯神　人参　生龙骨　归身　金箔
龟板

40.　脉细有遗症，是阴虚不主收纳。因冲气上激为咳嗽，肺
药无益。今胃纳颇好，急宜填下绝欲，安养尚可图愈。

熟地　枸杞　建莲　茯苓　山药　芡实

虚火

1. 林（线香桥，二十七岁）　　阴火扰动精走，用滋肾丸，每服三钱。

2. 李（十九）　　肌柔色白，形气不足，当知识年岁，龙雷突起无制，干呛咳逆，情萌不遂，有梦遗精。见热理嗽清热，胃减堕入虚劳。能知命静养，冀其渐次充复。

三才汤加莲肉、芡实、茯神、柏子仁。

3. 安　　脉小数，色苍，心痛引背，胁肋皆胀，早上牙宣龈血，夜寐常有遗泄。此形质本属木火，加以性情动躁，风火内燃，营阴受劫，故痛能进食。历来医药治痛，每用辛温香窜，破泄真气，不知热胜液伤，适令助其燥热，是经年未能痊期。议以柔剂，息其风，缓其急，与体质病情，必有合窾之机。

细生地　阿胶　牡蛎　玄参　丹参　白芍　小麦　南枣

【按】甘麦大枣汤，以白芍代甘草，以病在营分。

淋　浊

湿热

1. 少阴素亏，湿热下注，尿为浑浊，议用咸苦坚阴泄湿法。

左牡蛎　赤苓　黑豆皮　白苦参　远志　粉萆薢

2. 湿热下注，尿痛，淋浊。

黑栀子皮　连翘　飞滑石　木通　淡竹叶　赤苓　龙胆草
生草梢

3. 惊忧恼怒，肝失其用，遂成淋闭。

归身　柏子仁　车前　郁李仁　牛膝　黄柏

4. 淋属肝胆，而酒性湿热之气，肝胆先受，滓汁次及肠胃。湿甚热郁，尿窍气阻，茎管窄隘。久病积热愈深，不受温补，当忌酒肉厚味。分利虽投，不能却病，从经义苦味祛湿，参以解毒。

料豆皮　丹皮　黑山栀　芦荟　龙胆草　真青黛　银花　胡
黄连

5. 淋证愈后半年，交五六月复发，虽系肝胆郁热，亦必是暑邪内蕴，六腑皆为之不利，胸腹如闷，尿色赤混如血。宜先清热宣腑阳，然后再调本病。

卷心竹叶　寒水石　车前子　牛膝根　广橘红　黑山栀　川
郁金　滑石

6. 马（常熟，三十二岁）　寡居无欢悦之意，肝胆中郁勃气火直上直下，莫能制伏，先其所泄之用，小溲成淋，谓肝脉环绕阴窍。用龙胆泻肝汤。

龙胆草　黄芩　栀子　当归　生地　柴胡　泽泻　木通　甘
草　车前子

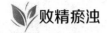
败精瘀浊

1. 此败精凝瘀为淋，法宜通泄。
虎杖散。

2. 张（四十一岁）　此膏淋也。是精腐离位壅隧，精尿异路，出于同门，日久精血化瘀，新者亦留腐败，考古法用虎杖散。

3. 酒客淋浊，必系湿热之邪着于气分，故五苓、八正俱用通利。病数年不愈，必由情欲致伤，败精血阻于内窍，尿与精异路同门，茎中因精腐阻居多，必通败精，一定之理。
杜牛膝一两五钱，捣汁，冲入麝香三分。
【按】此为许学士治妇人诸般淋方，叶氏广而运用。杜牛膝，虎杖也。

4. 男子血淋成块，尿出痛，医治一年罔效。夫淋属肝经，郁火湿热皆有是病。思少壮情欲勉强，必致败精凝窍，精腐变瘀，理固有诸。用虎杖散法，服五六日，痛减血少，晨尿尚有血丝，此隧窍中有未尽之败浊，宜通不宜涩。
人中白　琥珀　沉香　白牵牛　川柏
韭菜汁丸。

5. 忍精而尿，尿管闭塞，此淋证也。古云：痛则不通，用《千金》方法。
杜牛膝　麝香三分
研细调入。

虚火

1. 精浊日久，咽干脉细。
滋肾丸。

2. 脉涩淋浊，法宜导火。
导赤散。

3. 邵（六八）　望七男子，下元必虚，操持萦思，阳坠入阴，精腐即化紫黑之色，宿者出窍，新复瘀结，尿出不痛，非久积宿腐。据述常饮火酒，酒毒辛热，必先入肝，肾虚宜温补，肝宜清凉。阅方用归脾汤，且非严氏法，杂凑成方，焉能治此大症！

细生地　清阿胶　黑稽豆皮　赤芍　丹皮
童便一杯冲入。

 虚

1. 邪退阴亏，小溲不利。
六味去萸加稽豆皮。

2. 精浊咽干，摄阴为主。
熟地　女贞子　湘莲　牡蛎　茯神　金樱子　芡实　苦参

3. 薛（二十五岁）　少年心阳下注，肾阴暗伤，尿血血淋，非膀胱邪热也。夫阴伤忌辛，肾虚恶燥，医投东垣辛甘化燥变热，于病勃极，生脉中有五味子，亦未读食酸令人癃闭之律，尿出茎痛，阴液枯寂。

　　茯神　柏子仁　黑芝麻　稽豆衣　天冬　川斛

　　4. 八旬又四，下元虚惫，膀胱不开，尿淋窒痛。肾藏之阳，通纳皆少，唯峻补元海，可冀小效，至于全好，恐难深许。

　　当归　鹿茸　茯苓　柏子仁　苁蓉　枸杞　熟地　牛膝

　　【按】温润峻补。

　　5. 浊腻膏淋日下，最易损人津液，络脉遂槁。况八脉隧道纡远，泛然补剂，药力罔效。《难经》谓十二经属通渠，旋转循环无端，唯奇经如沟渠，满溢流入深河，不与十二经并行者也，树根草皮，此症亦难奏效，须用血肉填补固涩，庶可希其获效。

　　麋茸　紫河车　人参　蒸黑于术　茯苓　湘莲　缩砂　雀卵　茴茹　乌贼骨

　　雀卵、河车膏为丸。

　　6. 脉细神倦，气弱也。气弱则不能统摄，精浊不已，先宜调益心脾。

　　桑螵蛸　湘莲　龙骨　远志　柏子仁　茯神　龟板　人参

　　7. 许（常熟）　奔驰劳动摇精，精腐尿浊，继出血筋，真阴大泄于下。胸痞不知饥，腹中鸣响攻动，乃清阳结闭于上，此皆不知阴阳虚实，但以淡渗凉降，反伤胃中之阳。

　　茯苓　炙甘草　煨熟广木香　人参　茯神　益智仁　生谷芽　新会皮

8. 吴（二四）　精浊已久，行步无力，食冷，口吐酸水。阳气微弱，治在脾肾。

益智仁　家韭子　覆盆子　葫芦巴　远志　小茴香　菟丝子金樱膏丸。

 变证

1. 久劳郁勃，夏季尿血，延及白露，尿出痛涩，血凝成块，阻看尿管。夫淋症，方书列于肝胆部，为有湿热阻其宣化气机，故治法苦辛泄肝，淡渗通窍，施于壮实颇效。今望八老翁，下焦必急，况加精血自败，化为瘀浊，真气日衰，机窍日闭。诊候之际，病人自述，梦寐若有交接，未尝遗泄。心阳自动，相火随之，然清心安肾等法，未能速效，暂以清营通瘀，宣窍之剂。

天冬　生蒲黄　龙胆草　龟板　生地　阿胶　丹皮　焦黄柏

2. 朱（六十）　受暑热异气，入表中之里，为淋痛尿赤，形肥，素有湿痰，议通太阳。

桂枝木　猪苓　茯苓　萆薢　海金沙　寒水石

【按】甘露饮变方。

3. 阴虚淋闭未减，近日腹痛吐泻，喜得冷饮，必有暑湿内着太阴脾脏，与本病两途，先宜分消调中，俟痛泻平再议。

黄芩　益智仁　黑山楂　白芍　陈皮白　木瓜

阳　痿

1. 气弱神倦，阳痿，气弱由精虚使然。

线鱼胶　羊内肾　枸杞　沙苑子　菟丝子　茯苓

【按】多欲之人，乏力短气，腰酸腿软，气因精而虚，加血肉有情以补精气，效果佳。

2. 夏（三十）　阴筋曰"宗筋"，肝主之。冷则筋缩，热则弛长。少壮茎痿，起于长夏，天气已热，地中湿蒸。《内经》病机十九条例，谓因湿者，大筋软短，小筋弛长，软短为拘，弛长为痿。此虽统论痿症而言，非指茎痿立论，然理亦相通。今逾年不愈，大暑时令诊得脉象，非下焦阳衰。两目红赤，想经营烦冗之劳，阳气交集于上，与暑热内迫，加以水谷之湿，湿蕴化热，而铄筋致痿矣。法当苦以坚阴，燥以胜湿，介以潜阳，湿去热清，自有愈期。

生虎骨　熟地　苍术　黄柏　茯苓　龟板　石决明　天冬

癃　闭

1. 钱（四十岁）　　情志郁结，是内因生胀，自投攻泻，胀加尿闭，已属痼疾难治，议通下焦之阳。

生附子（去皮脐切小块，炒极黑色，三钱）

水一盏，煎至四分，入童便一小杯、猪胆汁一个。

2. 周（钮家巷，六十七岁）　　老年精血内枯，开阖失司，癃闭分利，仍是泻法。成形者，散漫之气也。

鹿茸（二两）　　麝香（二钱）　　归身（一两）

用生姜一两，羊肉四两，煎汤泛丸。

水　肿

下焦

1. 此非肺邪，乃下焦阳气浇漓，浊阴僭逆，为之浮肿咳嗽。女科致此，当以阴中求阳。

济生肾气丸。

【按】济生肾气丸较之肾气丸多牛膝、车前子，且药量着重点有异。凡心肾阳虚阴逆，上见咳嗽头晕苔滑，下见足冷腿软脚肿，皆有良效。与真武有刚柔之异，内外之别。

2. 阳微形浮。

茯苓　桂枝　附子　白术　泽泻　薏苡仁

3. 高年二气交衰，水泛嗽逆，腹膨腿浮。

真武汤。

4. 肿满病，形羸脉微，二气交衰，治之岂易！所赖者，第以年富强耳。

济生肾气丸。

5. 吴（荡口，四十六岁）　面黄白，消瘦无神，腹大脐突，足冷肿重，自言如着囊沙。曾经因胀攻下，下必伤阳，而满胀如故。乃浊阴锢闭，真阳大伤，见症是不治之条。用药究理，暖以通阳泄浊。

生炒附子　椒目　炒黄干姜　炒小茴香　车前子

6. 章（水关桥，四十九岁）　病人说咳嗽四年，每着枕必咳，寐熟乃已，此肾虚气冲上犯。医见嗽治肺，延及跗肿，阴囊皆浮，阴水散漫，阳乏开阖，都属肺药之害。

薛氏肾气汤。

7. 徐（二十四岁）　据述暴惊动怒，内伤由肝及胃，胃脉衰，肝风动，浮肿下起。若漫延中宫，渐次凶矣。两年余久恙，先议薛新甫法。

八味丸二两五钱，十服。

8. 脉沉迟，肿胀腹满，茎缩尿不利，起于上年冬底，痰饮咳嗽，气逆不得卧，误认肾虚水泛之恙疗治，遂致增剧难调，勉拟进浚川丸以通水道，得小便频利，冀其势缓。久泻伤肾，下午黄昏为甚，非通套药所宜，拟温肾法。

【按】考虑真武汤化裁。

9. 永隆号　屡通大便，胀势不减，是阳气愈伤，阴浊益壅矣，进通阳法，真武汤去白芍，加泽泻、椒目。

10. 腹鸣，渐有胀满之势，小溲不利。

熟地　茯苓　桂心　山药　牡蛎　泽泻　牛膝　丹皮

 中焦

1. 徐（二十四岁）　初诊谓下焦跗踵浮肿，以收摄肝肾，病者用过颇安，但胸脘不舒展，改进开泄血中之气，服之又不安，且面少华色，痞闷又如饥，当以虚论，未有骤功。

人参　桂心　茯苓　炒当归　煨姜　炙甘草

2. 吴（五二）　平昔饮酒，夏令再受地湿之感，内外湿邪伤阳，阻遏气机流行，遂致一身尽肿。针刺出水，稍瘥复肿，皆由阳气已衰，水湿无以分逐。苟非气雄通阳，阴凝何以走泄？所服八味汤，仅温煦肾阳，与阳维不合。

川乌　附子　生白术　茯苓　木香　黑豆皮

3. 王（陆家浜，三十岁）　阴邪盛为肿，便溏尿短，议通腑阳。

生炒黑川附子　椒目　炒焦远志　生于术　生厚朴　茯苓猪苓　青皮

4. 脉沉细，胀渐甚，尿赤。

茯苓　干姜　泽泻　附子　白术　米仁

瘀血

1. 王（木渎，三十九岁）　瘀血壅滞，腹大蛊鼓，有形无形之分，温通为正法，非肾气汤丸治阴水泛滥。

桃仁　肉桂　制大黄　椒目　陈香橼（二两）

煎汤泛丸。

【按】桃核承气汤变方。

2. 庚（太平，四十九岁）　右胁有形，渐次腹大，每投攻下泄夺，大便得泻，胀必少减，继而仍然不通，频频攻下，希图暂缓。病中胀浮下焦，加针刺决水，水出肿消，病仍不去。病患六载，三年前已经断。想此病之初，由肝气不和，气聚成瘕。频加攻泻，脾胃反伤。古云：脐突伤脾，今之所苦，二便欲出，痛如刀针刺割。盖气胀久下，再夺其血，血液枯，气愈结，宜通宣以利窍润剂。

琥珀（一钱）　大黑豆皮（五钱）　麝香（一分）　杜牛膝（一两）

二便通后接服：

芫蔚子　郁李仁　杜牛膝　当归　冬葵子

🌿湿阻气结

1. 顾（五十岁）　五六月间，天热潮雨，湿气着人，渐次浮肿，能食不化，腰胀。脾真已伤，湿结阻气，大便秘塞，脾病传肾为逆，阴囊肿大矣。

甘露饮去石膏。

【按】湿结阻气，有湿郁生热之兆，但脾真已伤，去石膏之凉，只以轻剂寒水石、滑石以兼顾。

2. 今年浮肿腹胀，泄泻，皆雨湿太过，脾阳郁遏，久则气窒，小溲不利。凡分消健中，调治其气，水湿自去，脾阳渐复。酒肉闭气，食物宜忌。

生白术　茯苓皮　生益智仁　椒目　厚朴　广皮　泽泻
猪苓

其他肾系医案

---

1. 张（大兴）　精未生来，强泄有形，最难充旺，至今未有生育。形瘦食少，易泄精薄，形脉不受刚猛阳药，议借血肉有情充养精血。

淡苁蓉　鹿鞭　巴戟　牛膝　羊肾　锁阳　枸杞　青盐　菟
丝子　舶茴香

2. 泰兴（三十七）　精未生成，强泄最难充旺，至今未有
生育。视形瘦，问食少，精薄易泄，形脉不受刚猛阳药，议借血
肉有情温养气血。

鹿鞭　羊内肾　淡苁蓉　锁阳　生菟丝子　枸杞　舶茴香
牛膝　青盐

3. 此肾病也，腹胀腿麻，二便不利，诊脉沉细，法宜温纳，
理阴中之阳为主。

天真丹。

4. 此精亏也，法当温养填补。

线鱼胶　羊内肾　覆盆子　湘莲　龟板胶　北五味子　沙苑
子　青盐　女贞子　海参胶　茯神

5. 阳浮气逆便溏，下焦阳伤矣。

茯苓　附子　白芍　干姜　白术

【按】真武汤法。

6. 督虚背凛，脉来微细，此阴中之阳伤矣，法宜柔温养之。

鹿茸　菟丝子　归身　巴戟　杜仲　茯苓

7. 肾阳告衰，嗜寐呵欠。

人参　附子　远志　茯苓　菟丝子　鹿茸

【注】菟子，即菟丝子。

8. 邹（四十六岁）　辛能入肾，肾恶燥。凡辛能入血，则补辛以气走，通泄则燥伤肾阴。方中仙灵脾泄湿，半夏、远志辛燥，由阳直泄气至下，人参、五味子生津，亦为邪药之锋甚所劫，何愦愦乃尔。

人参　茯神　天冬　熟地　五味子　柏子霜
猪肾捣丸。

9. 戴（枫桥）　用肺药开上气不效，病人说痰味咸，谷道窄，从肾气逆升入咽，用滋肾丸。每服三钱，盐汤下。

10. 顾　向年操持劳心，心阳动上亢，夹肝胆相火，肾中龙火自至。阴藏之火，直上巅顶，贯串诸窍。由情志内动而来，不比外受六淫客邪之变火，医药如凉药清肺不效，改投引火归源以治肾。诊脉坚而搏指，温下滋补，决不相投，仿东垣王善甫法，用滋肾丸。

11. 庄（长顺布行，二十九岁）　开列病原，是精腐于下，系肾脏阴中之阳虚。凡肾火内藏，真阳喜温煦，则生阳自充。若以姜、桂、乌、附燥热，斯燥伤肾矣。

鹿尾　大茴香　苁蓉　菟丝子　羊肾　云苓　巴戟　归身
补骨脂　韭子　蛇床子

12. 顾（四十六岁）　据云：负重闪气，继而与人争哄，劳力气泄为虚，怄气怫意为实，声出于上，金空乃鸣。凡房劳动精，亦令阴火上灼，议左归法。

13. 孙（横山头，二十岁）　男子及长，欲萌未遂，肾中龙火暗动，精血由此暗伤。阴虚自内脏而来，凉肝嗽药，必致败坏。盖胃口一疲，精血枯槁矣。

人参　熟地　茯神　五味子　天冬　麦冬

【按】人参固本丸化裁。

14. 阴茎作痛，痛甚而惯。诊两脉，浮虚而涩，浮为气虚，涩乃精伤。阴阳两虚，得之忧思劳郁，而伤中也。经云：阳明为气血之海，主润宗筋。又阳气者，精则养神，柔则养筋，今多悒郁，则气必伤。又任劳倦，则血必耗。气血两伤，宗筋失润，故令作痛。治以当归补血汤，加人参、甘草、秦艽、桂心、红花，继用归脾汤调理。

15. 沈（三十二岁）　壮年，望色夺肉瘦，脉左细右空，此男子精损，真气不主收纳。自述少腹筑筑动气而痛，病形脉症，已在下焦。治肺嗽大谬，杂治日延劳怯。

薛氏八味丸（三钱）。

16. 顾（混堂巷，二十八岁）　壮盛，色白肉瘦，脉细小如数，下垂。察色凭脉，是属肾虚。五液不运，精微内蒸，黏涎浊沫。凡有思虑烦劳，肝阳挟热气上升，痰沫随气乘胃而出上窍，其聚处在乎肾络。八味丸即古肾气丸，理阴阳以收肾气，使水沫不致上泛，不为差谬。少壮必先伤于阴，拙见议减桂辛甘伐肝，加五味子三倍，少用沉香入少阴之。考经旨，肾阴中有真阳温煦，生生自旺。若肝脏，木火内寄，情志拂逆，必相火勃起，谓凉则肝宁。昔贤谓肝宜凉，肾宜温也。

17. 王（六十五岁）　老人下元久亏，二便不和，皆是肾病。肛坠下血，下乏关闸之固，医谓脾虚下陷大谬，知肾恶燥烈。

人参　炙甘草　五味子　山萸肉　女贞子　旱莲草

18. 胡（三一）　形质伟然，吸气不入，是肾病。自言心绪少适，六七年久药无效，近来纳食不运，夜必惊惕而醒。先以两安心肾，镇怯理虚。

人参　茯苓　龙骨　小麦　炙甘草　金箔

19. 肝肾精血交亏，阳气不肯潜伏，阳升面赤戴阳，阳坠，精关不固。时令冬失潜藏，阳升阳动病加。静处山林，勿预家务，迎夏至一阴来复，必有好音，倘若衔药，心境操持，与身病无益。

水制熟地　锁阳　龟板　线鱼胶　远志炭

20. 精未充而先泄，异日必有难状之疾，此南齐褚尚书之言。夫精气所以护神，既受损伤，神形衰怯，数年不得充旺。议双补脾肾，略用通络，舍此竟无别法。

黑地黄丸，痛发时用阿魏丸。

21. 精腐瘀血，阻闭尿窍为痛。似淋非淋，久则阳维脉伤，寒热起，五液枯耗为便难，乃虚证也。

鹿茸　淡苁蓉　柏子仁　枸杞　沙蒺藜　茯神　当归
接服：
盐水炒骨脂　淡苁蓉　沙蒺藜　枸杞　厚杜仲　茯神　鹿茸

龟板

丸方：

河车胶　沙蒺藜　龟板　水煮熟地　麋茸　茯神　苁蓉

22. 膈间肿，横如臂，坚硬痛楚，体髀胻股皆肿，经谓之伏梁，又曰凤根。此下焦阳虚，气不能运化也。此属危症，勉拟一方，恐未能效。

淡川附　荜澄茄　人参　鹿茸　茯苓

23. 精气不旺，邪留肾络不解。大凡邪在阳可散，入阴之邪，必温经可托出，留邪为解之、化之不同法也。

人参　鹿茸　鹿角霜　舶茴香　当归　细辛

24. 正当生旺之年，须苍色变，按人身发属心火而炎上，眉主肝木而曲直，侧生须应肾水。内不足而色不向荣，且脉象弱芤，男子精气衰薄，不为生育之征。法当宁心神以处静，寡欲养精，妙选无病瘦弱女质，经调怡悦，无拘虑愁烦，遵三十时辰两日半之旨，庶几望其毓麟耳。

苁蓉　蛇床子　覆盆子　线鱼胶　补骨脂　舶茴香　五味子
菟丝子　家韭子　沙蒺藜

【注】三十时辰两日半之旨，择时种子之法。

25. 初春脉动而不鼓，亦收藏之司浅矣。壮年未育，晨吐黑痰，皆水亏火炎，精气不充之象，胃旺能纳谷，当专理下焦，不必以痰为虑。

牛骨髓　羊骨髓　海参胶　线鱼胶　龟鹿胶　芡实　菟丝子

粉　金樱子粉　五味子　家韭子　大熟地　远志肉　建莲肉　淡菜胶　熟何首乌　覆盆子

26. 程舜文令郎　男子思念未遂，阴火内燔，五液日夺，但孤阳升腾，熏蒸上窍，已失交泰之义，此非外来之症。凡阴精残惫，务在胃旺，纳谷生阴。今咽喉耳鼻诸窍，久遭阴火之逼，寒凉清解，仅调六气中之火，而脏真阴火，乃闪电迅速莫遏，清凉必不却病。良由精血内空，草木药饵，不能生精充液耳。

猪脊髓　阿胶　川斛　天冬　生地

27. 上假热，下真寒，肝肾大虚，用加减八味丸。
熟地　茯苓　丹皮　山药　五味子　当归

28. 肝肾两亏，虚火铄金，用纳气法。
熟地　牛膝　白芍　青铅　童便　山药

29. 嘉兴（十八）　阴火必从晡暮而升，寐中呻吟，是浮阳不易归窟。形瘦，食少，盗汗，摄固其下为是。
六味加阿胶、人中白。
【按】阴血亏虚，眠差者，阿胶效果确定。

30. 淮安（二十九）　性情固执，气钝少灵慧。凡心藏神，肾藏精，少年先病，精神不易充旺，宜用六味加远志、石菖蒲，开通心窍肾精，仰得两相交合。

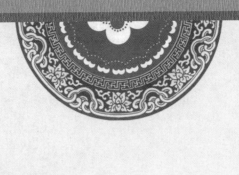

卷

七

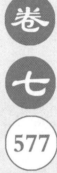

577

案

痰

风痰

1. 脉弦滑，痰饮内阻，左肢麻木，疟后致此，由伏湿未净，升降之机失司，是以酿为浊邪耳。

　　生于术　半夏　橘红　白蒺藜　枳实　茯苓

【按】《外台秘要》茯苓饮加减。

2. 痰饮内阻，阳失流行，食下䐜胀。

　　白蒺藜　半夏　钩藤　橘皮白　白茯苓　枳实

3. 痰多，恶心，脘闷。

　　白旋覆花　钩藤　黑栀子　瓜蒌仁霜　茯苓　橘红

【按】导痰下行。

寒痰

胸中不爽，是痰气之阻，仿小青龙法，开太阳为主。盖少阴逆，太阳气化不至也。

　　五味子　炙甘草　茯苓　杏仁　炮淡姜　生白芍

热痰

1. 痰阻热蒸，发热脘闷。

竹茹　半夏　橘红　枳实　茯苓　桑叶

【按】温胆加桑叶，轻散卫气之热。

2. 陈（四二）　烦劳，气火多升少降，喉中梗阻，痰出噫气。凡酒肉皆助热，痰凝气分，上焦痹塞。

枇杷叶　瓜蒌皮　降香末　杜苏子　黑栀子皮　薏苡仁

3. 舌微黄，口微酸苦，脘中微闷，议用温胆法，合四逆散。

竹茹　生白芍　炒半夏　川连　淡芩　枳实汁　桔梗

湿痰

1. 湿痰内阻，脘闷不爽，大便溏泄。

益智仁　广皮　广木香　茯苓　厚朴　砂仁末

2. 脉弦，不饥少纳，湿痰阻于中焦耳。

半夏　干姜　橘红　茯苓　枳实皮　厚朴

3. 痰饮内阻，阳失流行，晨起恶心，身痛，便溏。

于术　橘白　干姜　茯苓　半夏　枳实皮

4. 肝胃气结，痰多。

温胆汤。

5. 尹（织造府前，五十八岁）　望六，运行之阳已微弱，饮酒及食物，气滞而湿聚，脉络不行，不饥，气攻触痛，舌上白腻，以辛温开气痹，分湿理痰。

半夏　茯苓　荜茇　生姜　生益智仁　新会皮

6. 痰阻于中，阳明不宣。

半夏片　白蜜　茯苓　生姜汁

【按】小半夏加茯苓汤，阳明不宣，大便秘结，白蜜以润下。

7. 饮逆，嗽不得卧。

杏仁　茯苓　橘红　厚朴　半夏　薏苡仁

8. 色亮，脉弦涩，此饮阻于肺络，咳嗽不已，如以虚论，饮愈阻矣。

旋覆花　苏子　莱菔子　橘红　白芥子　杏仁　薏苡仁　瓜蒌仁霜

9. 肺饮嗽逆，胸闷不爽。

枇杷叶　苏子　薏苡仁　旋覆花　橘红

10. 湿饮上阻，头胀嗽逆，以淡渗之，勿以温泄，谓其湿阻蒸热耳。

杏仁　米仁　橘红　桑皮　浙苓

11. 湿痰未清。

杏仁　浙苓　米仁　橘红　桑皮　通草

12. 湿痰上阻，咳逆不得卧，痰降嗽始却。

杏仁　旋覆花　白茯苓　姜汁　半夏　瓜蒌霜　白芥子
竹沥

13. 张（四十三岁）　思虑悲忧，由心、肺二脏，不宜攻劫峻利。盖手经例以轻药，谓二脏处位最高，问饮酒过量，次日必然便溏，盖湿聚变痰，必伤阳阻气，痰饮由阳微气弱而来，悲忧又系内起情怀之恙，务以解郁理气，气顺即治痰矣。

枇杷叶　薏苡仁　豆蔻　茯苓　杜苏子　新会红　鲜菖蒲根汁　降香汁

14. 袁　头眩目暗心悸，不渴不饥，勉强进食，二便自通，不致胀阻，病经卧床一月。东垣云：久病不知饥饱，不见皮枯毛悴，乃痰饮为患，当阳气上升时令，恐延痰厥。

炒焦熟半夏　枳实　高粱米　茯苓　姜汁

🌿 虚痰

1. 治痰之标，宜理中焦。
枳半橘术丸。

2. 阳微阴泛，卧则痰逆。
真武丸。

【按】夜卧痰逆则咳喘，此为阳微，故用真武。临证老弱卧则咳喘，以其阴阳偏虚不著，以肾气丸加减多效。

3. 张（葑门，六十九岁）　老年下虚痰多，入夜冲气起坐，新凉内侵，肾水泛，气不收纳，常服肾气丸。
桂苓甘味汤。

4. 脉弦右大，弦则为饮，大则胃阳已虚。缘操持萦思，积劳伤阳，致不饥不食，勉纳食物不运，嗔怒，兼以夜卧不安，多寤少寐，恍惚，心中懊憹。忽尔腹鸣气震，四肢筋骱痿弱无力。起病时辰必寒痉，足跗微冷。按是脉症有年，阳虚为本，而痰饮气逆，因虚而聚。夫虚则生寒，实则生热。寝食不安，将及半载，已交四之气中。长夏湿土乘侮脾胃，虑及肌肿腹胀，故周身束筋利机。阳明胃脉，是积阅医药，气血淆混，寒热互投，不以阴阳偏著，调理宜乎不应。议通补理胃阳为主，疏肝为辅，气宣阳苏，何虑痰浊之蒙昧。以茯苓饮法减术，合薛氏星附六君子意。

人参　茯苓　香附　苏梗　白附　半夏　姜汁　陈皮

饮

 肺

1. 饮阻于肺，咳嗽失血，宜用清降。

旋覆花　薏苡仁　苏子　瓜蒌仁霜　浙茯苓　橘红

2. 饮邪作嗽，不得卧。

杏仁　茯苓　半夏　白芥子　米仁　橘红

3. 形寒，饮阻作嗽，背痛。

桂枝汤去芍加茯苓、杏仁。

4. 肺饮不得卧。

旋覆花　米仁　杏仁　白芥子　半夏　茯苓

5. 饮阻阳郁，形凛背痛。

杏仁　茯苓　炙甘草　桂枝　米仁　生姜

6. 脉弦，饮也，饮阻则阳郁，是以背痛形凛，宜以温药和之。

杏仁　桂枝　白芍　干姜　茯苓　半夏　炙甘草　北五味子

7. 有年阳微，饮逆咳嗽。

杏仁　茯苓　生姜　桂枝　炙甘草　大枣

8. 丁（五十一岁）　面色亮，脉弦，此属痰饮，饮伏下焦肾络，中年冷暖不和，烦劳伤气，着枕必气逆，饮泛喘促，脘闷咽阻，治之可效，而不除根。

越婢法。

9. 脉小右弦，呼吸不利，喉中有声，入夜神迷昏倦，少腹微胀，二便不爽。自言筋骨如针刺，身重难以转侧。右环跳筋纵，不能伸屈。此皆暴寒入内，周行上下，阳气痹塞。且频年交冬痰嗽，天暖自安。老年肾真衰乏少藏纳之司。水液化痰上泛、寒中少阴，则太阳膀胱之气，无以上承而流通宣化，开合失度，枢机悉阻。浊气升，痰饮逆，最忌喘急神昏。若用发散坠降，恐致伤阳劫阴。议进仲景小青龙法，乃太阳表中之里，通营卫，不耗其阳；开痰饮，不泄其气，仍有收肺逆，通膀胱之义。

小青龙汤。

10. 脉右弦左濡，秋凉宿饮，上泛咳呛，入夜着枕欲寐，气冲胃脘，心悸震动，必欲起坐。仲景《论脉篇》，弦为饮，背寒为饮，当治饮，不当治咳。饮属阴邪，乘暮夜窃发，《金匮要略》法中，每以通阳涤饮，与世俗仅以肺药疏降迥异，用小青龙减麻、辛法。

桂枝　五味子　干姜　茯苓　白芍　炙甘草　半夏

丸方：八味去附，加沉香。

11. 王公美　脉沉而咳，不能着枕而卧，此老年下元虚，气不摄纳。浊气痰饮，皆为阴象，乘暮夜阴时寐发。发散清润皆非，当以小青龙法，开太阳经，撤饮下趋。

小青龙去麻、辛、草。

【按】变为温化撤饮。

脾胃

1. 脉弦。

茯苓　炙甘草　南枣　桂枝　广皮　煨姜

2. 脘痞呕恶，吐涎沫，水饮内结，中阳不宣使然。

川连　半夏　枳实　干姜　茯苓　橘白

3. 痰饮上阻，清阳失旷，背痛心悸。

苓姜术桂汤。

4. 阳微饮阻，脘闷恶心。

于术　半夏　橘红　茯苓　干姜　枳实

【按】茯苓饮变方，以其阳微，改为干姜。

5. 饮逆呕恶。

半夏　干姜　茯苓

6. 脉细虽属少阴空虚，而中焦有伏饮，是以嗽逆呕恶，先宜理之。

半夏　茯苓　干姜

秫米煎汤泛丸。

7. 理中阳以运饮。

外台茯苓饮。

8. 饮阻于脘。

茯苓　干姜　半夏

9. 中阳困顿，湿饮内阻，脘痛，飧泄，咳嗽，法宜温阳。

苓桂术姜汤。

10. 姜（二四）　久患胸右有形，形瘦，畏风怕冷，卧则咳呛痰沫。凡治痰饮，须辨饮食，食少已极，议治中宫之阳。

苓桂术甘汤。

11. 饥饱不调，中阳饮停，脘痹不饥，涎沫泛溢，宜理阳明。

外台茯苓饮去术易半夏。

12. 王（四十七岁） 痰饮乃阴浊化有形之物，阻阳气不入于阴，阳跷穴空，夜不熟寐，《灵枢》用半夏秫米汤，谓通阳交阴，痰饮不聚也。天王补心一派寒凉阴药，与浊阴树帜，中年必不受。护阳为要！仲景云：凡痰饮当以温药和之。

小半夏汤加秫米。

肾

1. 饮逆，咳嗽腹膨。
真武汤。

2. 阳微饮逆，咳嗽呕恶。
真武汤。

3. 阳微，阴浊上干，脘闷，气冲至咽，大便溏泄。议用真武法。
真武汤。

4. 阳伤饮逆，喘急形浮。
真武汤。

5. 此下焦阳微，饮邪上逆，嗽甚呕恶，主以温药。
真武汤。

6. 脉歇，饮邪内阻，咳嗽气逆。
真武汤。

7. 左脉弦。

真武丸。

【按】单弦者饮。

8. 戴（徽州，三十九岁）　仲景论痰饮分二要，外饮治脾，内饮治肾。又云：凡饮邪必以温药和之。阅方是温养肾脏，不为背谬。考痰饮有形，原其始也，阳气微弱，浊阴固聚，自下逆行，喘不着枕，附子走而通阳，极为合理。然其余一派滋柔护阴，束缚附子之剽疾矣。

真武汤。

9. 四旬有二，须鬓斑白，未老先衰之象。良由阳气式微，是以痰饮泛溢，仲景谓：治痰饮以温药散之，盖以阳微阴干耳。早服金匮肾气丸，去桂、膝，加沉香、草薢；晚用外台茯苓饮，去人参。

【注】金匮肾气丸无牛膝，当是济生肾气丸。

10. 面赤足冷，脉沉弦细，吸短有声，昏昏欲寐，下焦淋带不断。此下虚不摄，饮浊上泛，咳无止期。从来饮家咳逆，当治其饮。仲景谓：饮家短气倚息，以外饮属脾，用苓桂术甘，理脾阳以运行；内饮属肾，进肾气以收摄固纳，仿此为法。

肾气丸，淡盐汤送下。

又：熟地炭　茯苓　淡苁蓉　五味子　白芍　胡桃肉

11. 顾（来安县，四十六岁）　此病起痰饮咳嗽，或外寒劳倦即发，发必胸脘气胀，吐出稀涎浊沫，病退痰浓气降乃已。此饮邪皆浊饮久聚，两年渐渐腹中痞闷妨食，肛门尻骨，坐则无恙，行动站立，刻刻气坠，若大便欲下之象，肾虚不收摄显然。或于在前见痰嗽以肺治，苟非辛解，即以寒降，以致酿成痼疾。

肾气丸加胡桃肉、角沉香。

12. 侯（四十二岁）　痰饮留伏而发，最详《金匮玉函》。仲景必分内外，以内饮治肾，外饮治脾。更出总括一论，谓饮邪当以温药和之。忆越数年举发，春夏秋之时，此因时寒暄感触致病，今屡发反频，势甚于昔，乃男子中年以后，下元渐衰也。

都气丸加坎气、胡桃肉。

13. 少阴阳虚，饮逆喘急，不得卧，脉微，法宜温纳。

桂苓五味子甘草汤加胡桃肉。

14. 脉弦。

桂苓五味子甘草汤。

15. 程（徽州，四十六岁）　此痰饮宿病，劳怒遇冷即发，已十年之久，不能除根。

桂苓甘味汤。

【注】两案重复。

16. 金（运漕，四十四岁）　冬藏失司，嗽吐涎沫，是肾病也。医见嗽咸以肺药治之，年余无效。

桂苓甘味汤。

17. 陈　久嗽失音，脉小痰冷，此肺虚气馁，不易骤愈，酒家有饮邪冲气，入暮为重。

桂苓甘味汤。

18. 迟（四十八岁）　背寒为饮，凡遇冷或劳烦，喘嗽气逆，聚于胸臆，越日气降痰厚，其病自缓。年分已多，况云中年不能安逸，议病发用《金匮要略》法可效，治嗽肺药不效。

桂苓甘味汤。

 变证

1. 此悬饮也，邪恋日久，虽属络病，正气暗伤，是以汩汩有声，究非全是顽痰窃据。李士材谓屡攻屡补，以平为期。当遵之。

生牡蛎　白蒺藜　桂心　甘遂　姜黄
麦芽汤泛丸。

2. 不独阳微饮逆，下焦阴气亦耗，药之难以图功在斯。
白茯苓　桂枝　干姜　北五味子　炙甘草　白芍

3. 脉沉小，久嗽足浮腹膨，少阴之阳已伤，故水饮欲泛。
茯苓　木防己　泽泻　牡蛎　薏苡仁　桂枝

4. 宿饮咳逆，哮喘，陡然形寒吐血，此亦阳伤浊干耳。
桂枝　半夏　干姜　茯苓　炙甘草　五味子

5. 蒋　病已三载，仍然能寝能食，谅非脏腑虚损。自述冷气或聚胸臆，或贯胁肋，水饮下咽，汩汩有声，气得下降，宛若病去。此必支脉结饮，久久阻遏气隧流行，决非重坠攻逐以及温补腻浊可治。盖脉络为病，非辛香何以开郁？议宣通气血方法。

降香　枇杷叶　郁金　橘红　苏子　桔梗　薏苡仁　桑叶

淡姜渣

6. 形充脉弦，饮食如常。述左胁久胀，上年肿突肌溃，收结已来，胁中痛胀仍发，入夜更甚，仅仅仰卧，不可转侧，此支脉结饮，阻其周行气机，病根非外非内，宜通其脉络为是。

熟半夏　青黛　土贝母　白芥子　昆布　海藻　海浮石　土瓜蒌仁　蛤蜊壳粉

竹沥一小杯，姜汁三十匙，泛丸。

汗

---

1. 阴不平，阳不秘，火升汗泄。
熟地　牡蛎　天冬　人参　茯神　湘莲

2. 阳微，湿阻汗泄。
术附汤。

3. 阳虚，自汗怯冷。
于术　附子　黄芪
滚水泛丸。

4. 阳微自汗。
生于术　防风根　煨姜　大南枣　生黄芪　淡附

5. 汗止内热。
生地　阿胶　川斛　麦冬　炙甘草　火麻仁

脱

1. 伤寒蓄血，都是邪入于里。《内经》谓：阴络伤，血乃下溢。阴为脏病，阴气从下走泄；阳气失恋上冒，遂令神识昏狂，乃脱证也。况在立冬大节之交关，阅医药，今朝所服，犹是羌、防、葛根。前此柴、防服之屡屡，身中阴阳遭此魔障劫尽，焉有安逸之理？虽急急收拾散越，恐未稳追返耳。

人参　茯神　禹余粮　木瓜　五味子　小麦

2. 劳复，虚寒泄下，加以绝谷胃损，络血洞下，昏乱无神。脉诊三五参差，阴阳已属脱根，恐坏于子丑二时，真气不相维续，勉用大封固一法。

人参　熟附子　生芪　五味子　于术

三　消

 上

1. 汪　肺热，膈消热灼，迅速如火，脏真之阴日削。先议清肺，以平气火。法当苦降以轻，咸补以重，继此再商滋养血液。

枯黄芩煎汤，溶入阿胶二钱。

2. 渴饮不解，经谓之膈消，即上消症也，言心移热于肺，火刑金象。致病之由，操心太过，刻不宁静，当却尽思虑，遣怀于栽花种竹之间，庶几用药有效。

生地　天冬　枣仁　人参　柏子仁　知母　金斛　生甘草
玄参

中

1. 高年中消，木火乘中，由营液内槁使然。

麦冬　川斛　北沙参　知母　甘草　白粳米

2. 善食而饥，经谓瘅成消中，膏粱蕴热过也，禁芳草药石，药石发癫，芳草发狂耳。自应清胃，淡薄蔬食，庶可获愈。

瓜蒌皮　枳壳　川连　郁金　金斛　连翘　焦神曲

下

1. 丰（蓟门横街）　易饥能食，阳亢为消，此溲尿忽然如淋，乃阴不足也。

天冬　麦冬　生地　熟地　知母　黄柏　人中白
阿胶为丸。

2. 俞（申衙前，五十岁）　男子中年，下元先亏。肾脏阴中之阳不司涵煦，阴不承载于上，遂渴饮溲频，尿有硝卤之形。《内经》有遗热、遗寒之分。上、中之消主气热，下消以摄肾蒸阳以运津液。

八味汤。

3. 钱（二十岁） 左搏倍右，阴火沸腾，由欲念萌动不遂而来，胃旺可清阴火。

生地　天冬　玄参　知母　生甘草　麦冬　川贝

厥

---

1. 赵（二十三岁） 当年厥症，用填精固摄乃愈，知少壮情念内萌，阴火突起，乱其神明。今夏热食减厥发，继而淋浊，热入伤阴，苟不绝欲，未必见效。

人参　茯苓　扁豆　炙甘草　炒麦冬　川斛

2. 此厥症也，缘情怀失旷，肝胆郁勃，阳气直上无制。夫肝脉贯膈入胃，循绕咽喉。今病发由脘至咽，四肢逆冷。所云上升之气，自肝而出，中夹相火，其病为甚。法以苦降、辛宣、酸泄之治，使阳和气平之后，接续峻补阳明，此病必发稀。以胃土久受木戕，土虚则木易乘克也。

川连　生芍　吴萸　乌梅　橘红　杏仁

3. 肢冷涌涎，脐上痛坠，泄泻而脉缓，此为脾厥。以辛香醒中，兼解少阳之郁。

生益智仁　香附汁　厚朴　柴胡　煨木香　陈皮

4. 尖田人案　腹痛三年，夜分乃发，发必腹满，呕不出物，继而泄泻，此为脾厥。脾为太阴之脏，在脏体属阴，其运用则阳。厥阴肝病必有前阴见症，用治中法。

人参　木瓜　炮姜　广皮　青皮　生益智仁　茯苓

5. 久泻欲呕，腹中有形，升起痛楚，小便不利，喜食麦面，皆肝厥，内风袭胃之症。缘稚年惊恐，多烦多哭，气逆风旋，蛔不自安而动，久调必痉。必当苦降辛宣酸泄，风木得和，脾胃可安。东垣老人治脾胃，必先远肝木矣！

川连　白芍　乌梅　干姜　桂木　人参　川楝子　川红椒炒黑

为末，乌梅肉为丸，每服二钱，米饮下，忌食甘。

6. 闻门　中焦痛起，四末逆冷，汗出呕涎及食物，此属脾厥。

炒黑附子　粗桂枝　草果　延胡索　片姜黄

7. 双林（廿七）　痛而喜按属虚，痰多肢冷，是脾厥病。大便三四日一通，乃津液约束。

炒熟桃仁　火麻仁　片姜黄　归须　炒延胡索

【按】此治在血分，麻子仁丸治在气分。

8. 肾厥由腰脊而升，发时手足厥冷，口吐涎沫，喉如刀刺。盖足少阴经脉上循喉咙，挟舌本，阴浊自下犯上，必循经而至。仿许学士椒附汤，通阳以泄浊阴为主。

炮附子　淡干姜　葫芦巴　川椒　半夏　茯苓

姜汁泛丸。

9. 述厥冒来必迅疾，醒来亦速，既醒精神少灵慧，逾时卧息乃清。凡六气之速，莫如火风，此内起脏真之阳，肝脏最速，乃下焦肾水暗亏，水不生木。议填补酸收壮阴法。

真金箔　白濂珠　石菖蒲　熟地　远志肉　五味子　山萸肉茯苓　龟板

10. 赵（杨安浜，十九岁）　惊恐起病，遇怒而发，肝厥乃阳气暴升，痰随气火上举，神识乃迷。近加小产后，必须养肝阴，佐入凉肝。

原生地　茯神　清阿胶　天冬　柏子仁　白芍　人中白　紫丹参

11. 钱　肝藏魂，因怒则诸阳皆动，所见病情，皆属阳动化风而为厥，故凡属厥症，都隶厥阴。考《内经》治肝之法，不外辛以理用，酸以治体，甘以缓急。今肝阴素亏之体，骤加暴怒，病已浃旬，液涸阳亢，急急镇固收摄，犹虑弗及。阅所服诸方，仅以泄肝、抑肝、平肝为事，肤浅庸劣，一致于此。不知补法，都以子母相生同治。盖壮水则木得滋荣，阴充则风阳自息。医不师古，尚敢称虚道实耶。

生地　阿胶　麦冬　人参　金箔　生鸡子黄

12. 血伤骤加惊恐，气郁热升风旋，清神受蒙为厥。凡厥皆隶厥阴，今左股麻痹，忽爽忽迷，皆肝胆中相火内风未得宁静。

病延数日，左脉小濡。热胜津液暗伤，不宜纯与攻涤苦寒，经旨以肝为刚脏，与胃腑对待。柔缓濡润，阳和液复，可免痫症。

鲜生地　石菖蒲　柏子仁　阿胶　天冬　茯神

13. 厥者，脉动而身静谓之尸厥。此气闭于外，气血未乱，通其阳则生。今厥而脉乱，气血并走于上，如天地之郁，则沙飞水涌，莫之可当，为之大厥。此人身之根蒂空虚，三阳并赢，俟其气返则生，不返则危矣。

大熟地　磁石　代赭石　五味子　白芍　人参　紫河车

14. 肝阳化风为厥，肾液下衰，水不生木，而藏纳失职，此壮盛年岁，已有下虚上实之象。大意养肾主以温润，治肝须得清凉，乃仿复方之法。

大熟地　茯苓　远志　苁蓉　鹿茸　柏子仁　补骨脂　怀牛膝　黄柏　天冬
精羊肉煮烂捣为丸。

15. 怒劳阳升暴厥。苦降和阳，使清神不为浊蒙，便可清爽。此论平时调理，养肝肾之阴，宜至静之剂，从经旨下虚上盛主治。

生地　熟地　龟板　石菖蒲　远志　茯苓

16. 翁（四四）　少腹有形，左胁䐜胀，内发必肌肉麻木，呕吐痰沫不爽，此属肝厥。由乎怀抱抑郁，不得条达，数载病不肯愈者为此。

淡吴萸　川楝子　生香附　南山楂　青橘叶　牡蛎

17. 疝攻上触，必倾囊呕物，此胃中得食气壅，肝邪无以泄越，得吐而解，盖木郁达之也。此番病发，原自怒起，其为肝厥何疑。

炒黑川椒　炒小茴香　川楝子　橘核　青皮汁　青木香

18. 诸动属阳，烦劳则损气；肝司藏血，怫郁则血菀于上。午后则气并于血，升降混淆为厥。脉来浮数，退而细涩，面黄唇白，热势稍轻，神昏如故。胸膈隐痛，必非停滞，谅有瘀聚所致。目瞤舌缩，为肾水竭绝之征，瘛疭不止乃肝虚风动之象，病名暴厥，赵养葵所谓薄厥、煎厥之类。开心窍不应，勉以蒲黄散去瘀舒郁，续进滋养天一之水，以冀风宁火息。

蒲黄散。

痿

 虚

1. 张（海盐，六十三岁）　据述秋季外邪变疟，延几月始愈。夫秋疟是夏令暑湿热内伏，新凉外触，引动伏邪而发，俗医但知柴葛解肌、小柴胡等汤，不知暑湿伤在气分，因药动血，血伤挛痹，筋热则弛，筋寒则纵，乃致有年痿痹，难效之痼。

当归　寄生　虎骨　枸杞　沙苑子　抚芎

【按】虎骨四斤丸变方。

2. 陈（二十七岁）　精血夺，足痿。

人参　茯苓　大茴香　当归　锁阳　精羊肉胶丸

3. 李（二十五岁）　精泄痿躄，内枯损及奇经，六年沉疴，药难取效。

淡苁蓉　锁阳　羊肉胶　舶茴香　菟丝子　青盐

4. 钱（信心巷，四十三岁）　肾精内夺，骨痿肉消，尿溲不禁如淋，大便不爽，气注精关，液枯窍阻。有形既去，草木不能生精血，莫若取血气填进冲任之脉络，必多服久进，肾液默生，可保身命。

紫河车、人乳炼膏，煎参汤送。

5. 高（五十一岁）　足心涌泉穴内，合少阴肾脏。中年已后，下元精血先虚，虚风内起，先麻木而骨软筋纵，乃痿之象，必以血肉温养。

生精羊肉　苁蓉　青盐　牛膝　归身　大茴香　制首乌
茯苓

6. 孙（三三）　行走闪挫，左腿肢筋弛无力，乱药杂投，五六年不愈，延及精血内损，不司束筋充骨矣。犹幸年壮，冀其生真续旺，药用平补，然必绝欲戒劳，庶克臻效。

虎潜去锁阳，加苁蓉，精羊肉胶丸。

7. 周（五十）　阳维脉循行外踝，遇劳形办事，环跳跗骨酸麻而痛。丹溪云：麻为气虚。盖年力已衰，不得安养怡悦。

《痿论》云：意伤肢欲废矣。且痛处肉消形瘰，无肿赤之象，此气血不布涵濡筋骨，不足之症，比比然。

生精羊肉　虎胫骨　苁蓉　枸杞　沙苑子　巴戟肉　牛膝
当归　川斛

8. 精伤痿躄，尻髀跗胫，皆如槁木，不知冷热，粪黑肠枯。用润剂通阴中之阳，病人自觉热从内起，略有活动，但系沉痼之病，未许其能却疾也。

鹿茸　当归　枸杞　熟地　虎骨胶　舶茴香　沙蒺藜　牛膝

9. 痘后四肢疡毒，延绵日久，聚集环跳膝跗，以至不能行走，乃沉疴难愈之疾。据述筋粗强硬，不司舒展。《内经·病能篇》筋纵筋弛，分寒湿、湿热之异。但痘浆未化之毒，混处血脉络间两年之久，攻之决不应病。夫四肢血少气多，初患当取阳明，今已流入阴分，遇风冷辄痛，温通逐邪，理亦可通。然男子未通精之岁，必以生阴为要务。调理方法，宗钱仲阳麋茸六味，壮阴通阳，可以常进。

麋茸　大熟地　红花　当归　枸杞　杜仲粉　虎胫骨　牛膝

10. 病始足胫，乃自下焦肝肾起病，其形不肿，则非六气湿邪，当从内损门痿躄推求。萸、地滋滞，久服胃伤，食减呕逆，皆因浊味滞气而然。经年不复，损者愈损，脏真不能充沛，奇经八脉不司其用。经云：冲脉为病，男子内结七疝，女子带下瘕聚。夫冲脉即血海，男子藏精，女子系胞。今精沥内结有形，是精空气结，亦犹女子之瘕聚也。凡七疝治法，后人每宗张子和，但彼悉用辛热，与今之精空气结迥殊。久病形消肉脱，议以精血有情，涵养生气。

鲜紫河车一具，水煮捣烂，入山药、建莲末拌匀，丸如桐子大，清晨人参汤送下。

11. 形弱脉小，腰髀酸软，足跟痛，是下元精血暗亏，未老先衰，防致痿痹。温养宜柔，勿以桂、附刚愎。

蝗鱼胶　沙苑子　蒺藜　甘枸杞　何首乌　茯神　虎骨胶　牛膝　柏子仁

溶胶为丸。

12. 手足软，不能坐立，是属痿也。痿症《内经》历言：五脏之热，髓枯骨软。治应苦坚滋营，今之医者多作阳虚治之，痿症不愈，皆由是也。

虎潜丸。

13. 湿热已泄，宜顾其体。

虎潜丸。

14. 未交四九，天癸先绝，今年五十有二，初冬脊骨痛连腰胯，膝胻无力，动则气喘，立则伛偻，耳鸣头晕，上热下冷，呼吸必经脉闪痛，时有寒热，谷食日减少味，尿短便艰枯涩。此奇经脉病，渐成痿痹废弃之疴。夫督脉行于身后，带脉横束于腰，维、跷主一身之纲维。今气血索然，八脉失养。经谓：阳维为病，苦寒热，而诸脉隶肝肾，阳明之间，故所患不专一所。交冬天地气藏，天气主降，为失藏失固，反现泄越之象。治病当法古人。如云：痛则不通，痛无补法。此论邪壅气血之谓，今以络脉失养，是用补方中宣通八脉为正。冬至小寒，阳当生复，病势反加，调之得宜，天暖温煦，可冀痛止。然阳药若桂、附刚猛，风药若灵仙、狗脊之走窜，总皆劫夺耗散，用柔阳辛润通补方妥。

鹿茸　鹿角胶　淡苁蓉　当归　枸杞　生杜仲　牛膝　蒺藜　炒鹿角霜

15. 高年液涸风动，酒湿气蒸，足趾曾经腐疡，经年来或麻痹，或牵制，不能转侧，已成筋骨之痿，兼之火升眩晕，头面清窍常似不爽，大便艰涩，四五日始一更衣。阳气不能潜伏，阴液日久枯槁。老来痿躄，原无复元之法，诊得脉数动疾，温燥之补，无益反害，仿丹溪虎潜之制，稍为加减，冀得津液少存，亦安闲永年之算，非攻病也。

大生地一斤　淡天冬三两　苁蓉一两五钱　怀牛膝二两　生白芍三两　虎骨胶二两　柏子仁二两　肥知母一两　川黄柏一两

16. 长夏湿痹，经脉流行气钝，兼以下元脉络已虚，痿弱不能步趋，脊膂常似酸楚，大便或结或溏，都属肝肾、奇经为病。盖必佐宣通脉络为正治法，倘徒呆补，夏季后必滋湿扰，须为预理。

苁蓉　小茴香　巴戟　归身　远志　鹿角霜　桑椹子　生茅术　茯苓　熟地（姜汁制）
另用金毛狗脊三斤，煎膏和丸。

17. 邱（钟由吉巷，四十七岁）　病人述自腰以下颓然痿躄，肌肉麻木枯寂，二便皆不爽，上下气不接续，显然崩漏亡血，阳不下交于阴，中年日久衰夺，唯辛补润燥，冀络气顺利，乃久病之缓调。

松子仁　柏子仁　郁李仁　冬葵子　枸杞　苁蓉　桑寄生　黑芝麻

18. 足跟筋骨痛，不能履地，渐至延及腰脊，向患遗精，此肝肾精血内耗，将成痿躄也。

生精羊肉　炒归身　舶茴香　老生姜

19. 张（黄埭，二十六岁）　夏季寒热，入秋乃止，色黄脉弱，知饥不思纳食，举动痿软无力，明是久病伤损，已交白露不醒。议用养营法，去芪、术、五味子、地黄，加南枣肉。

20. 姚（二十三岁）　精血损伤骨痿，庸医都以辛苦药酒，病不能去，反传胃口，无治病捷径，理胃为先。

仓廪汤。

湿热

许　风湿热铄于经脉，右肢牵掣，邪未驱尽，发为疮疾有年，阳明脉空，遂致偏痿。

生黄芪　归身　防风　丹皮　木防己　黄柏　银花

寒湿

1. 徐（宿迁，四十七岁）　冬月涉水，水寒深入筋骨，积数年发，胫膝骨冷筋纵，病在下为阴，久必气血与邪交混，草木不能驱逐。古人取虫蚁佐芳香，直攻筋骨，用许学士法。

炒乌头　山东地龙　全蝎　麝香

飞面火酒泛丸。

2. 尹（三十六岁）　此痿症也。诊脉小濡无力，属阳气不足，湿着筋骨。凡筋弛为热，筋纵为寒。大便久溏，为湿生五泄之征。汗易出，是卫外之阳不固。久恙不峻攻，仿东垣肥人之病，虑虚其阳，固护卫阳，仍有攻邪，仍有宣通之用。世俗每指左瘫右痪，谓男子左属血，右属气者，非此。

生于术　川乌头　蜜炙黄芪　防风　生桂枝　熟附子

【按】以其虑虚其阳，故而变为桂、术、附以固护卫阳，仍有攻邪，仍有宣通之用。

3. 右足痛方

此痿症也！因肝肾两虚，阳明脉络失用，筋缩牵强，足痛不堪动作，当温散下焦，莫进疏解。

川乌　北细辛　萆薢　乳香　没药　韭菜地卜白颈地龙

晚蚕沙煎汤泛丸，每日服二钱，陈酒下。

4. 阳明脉衰，厥阴风动，经络交亏，麻木痛痹，肢节重着，久而成痿，当以护阳之剂。

黄芪　枸杞　制川附　续断　防风　白芍　远志　何首乌

 变证

1. 阳明之脉，主束筋骨而利机关。今行走皆艰，纳谷甚少，腹中气攻，头痛，自悲忧五年，日加衰惫。如《灵枢》论痿云：意伤忧悲愁则肢废也。

枸杞　当归　防风根　黄芪　沙苑子　玄参　牡蛎　羚羊角

2. 肝主筋，肾主骨，阴器者，宗筋之所聚。男子天癸未至，强通其精，异时必有难名之病。今患腰膝酸疼，宗筋短缩，大便结涩，小便淋沥，足腿消铄，筋肉拘挛，无非肝亏肾损所致。按脉沉细而兼微数，乃精不营筋，又有伏火。《内经》所谓发为筋疾，及为白淫者是也。治宜滋肾舒肝，使精血渐充，则筋骨亦渐和柔，但幻症日久，非一朝一夕之功，幸弗期速效。

熟地　归身　牛膝　肉桂　黄柏　线鱼胶　续断　钩藤

水煎空心服。

3. 俞文调先生　《灵枢》云：神伤思虑则内脱，意伤忧愁则肢废，皆痿症也。脉形大虚无力，常饵补阳，而今操持萦思，犹未能免，病必迁延。

枸杞　归身　甘菊　桂枝　虎骨

4. 海盐（四十二）　据述缘季秋，外邪变疟，延及百日始愈。凡秋疟，是夏月暑湿热内伏，新凉外触，引动伏邪而发。俗医但知柴葛解肌，暑湿伤在气分，因药动血，血伤挛痹，筋热则弛，筋寒则纵，遂致酿成痿痹难效症。

归身　桑寄生　生虎骨　枸杞　抚芎　沙苑子　蒺藜

痹

 虚

1. 阴亏络痹。

熟地　稽豆皮　桃核仁　茯神　川斛　山楂炭

2. 阳明络空，风湿乘之，右肢痹痛，且发红痱。

生芪皮　赤芍　天花粉　归身　桂枝

3. 营痹气弱，右肢不舒。

黄芪皮　片姜黄　煨姜　于术　归身　海桐皮　桂木　南枣

4. 向来孱弱，花甲又遭拂意逆境，致心营脾卫暗伤，阳明络空，右肢酸不能举，心中洞然，当以甘缓益虚，勿以肢痹而用搜剔之品。

黄芪　当归　茯苓　炙甘草　枸杞　枣仁

5. 张　形寒手足痛，肌肉渐肿，劳力行走。阳气受伤，客邪内侵，营卫失和。仿《局方》痹在四肢，汗出阳虚者，予黄芪五物汤。

黄芪　桂枝　茯苓　炙甘草　当归　煨姜　南枣

6. 背为阳，四肢亦清阳司之，阳微则恶风怯冷，肢痹矣。

于术　桂枝　生姜　附子　炙甘草　大枣

7. 周身掣痛，头不可转，手不能握，足不能运，两脉浮虚。浮虽风象，而内虚者，脉亦浮而无力。以脉参症，当是劳倦伤中，阳明不治之候。阳明者，五脏六腑之海，主束筋骨而利机关。阳明不治，则气血不荣，十二经络无所禀受，而不用矣。卫中空虚，营行不利，相搏而痛，有由然也。法当大补阳明气血，不与风寒湿所致成痹者同治。

人参　黄芪　归身　甘草　桂枝　秦艽　白术

湿热

1. 膝痛如烙，下虚，湿热袭于经隧使然。

金毛脊　杜仲　米仁　虎胫骨　黄柏　萆薢

2. 痛在下体，湿着居多。

杜仲（一两）　川萆薢（一钱）　独活（五分）　金毛脊（五钱）　附子（一钱五分）　虎胫骨（三钱）　牛膝（一钱五分）　晚蚕沙（三钱）

3. 脉得左搏大，右缓。夏秋热气从口鼻入，由膜原以分布脉络，是时水谷腥腻助热聚湿，经谓湿胜则肿，热铄为痛。所患右脉及左甚，病久邪深，入于血分矣。经云：阳明之脉束筋骨以利机关。今躁痛夜剧，便秘不爽，且有渴饮，古称九窍不和，都属胃病。水谷气内蒸，暑湿气外侮，内外相搏，痹而不通，当思苦辛寒以宣之，宗河间法。

飞滑石　生石膏　寒水石　杏仁　木防己　萆薢

晚蚕沙一两，煎汤，滤清煎。

4. 痛胀甚于暮夜，病根已在阴经。从前温补相安，今则服之不应。因以寒凝痰滞为患，进神保丸即上吐下泻。此非有形之滞矣！斯脏液日耗为虚，腑经阳气窒塞为实。行痹日久，时愈时发，脉来六至，湿热居多。今关节肿痛，游走不定，是湿热中又夹风火矣！总宜养血清热，兼用风剂，庶几有中病情耳。方失。

5. 患风三月，周身流走作肿，手不能握，足不能履，诊其脉，浮大而数，发热口于。此阴虚生内热，热胜则风生，况风性善行，火热得之，愈增其势，伤于筋脉，则纵缓不收，逆于肉理，则攻肿为楚也。

生地　黄芩　黄连（酒炒）　红花　羌活

🌿 寒湿

1. 方（五泾庙前，二十六岁）　温通血分之浊不效，痛泄不已，两足筋纵。议三建（徐灵胎注：天雄、生附、川乌、沉香、木香）驱阴邪以通脉。

2. 何（三十）　述无病时形瘦，病发时形充。古称：入水之物，无物不长。阴寒袭人右肢，肉瞤筋惕而痛，指不屈伸，法当通痹塞，以逐留着。

川乌一两（炮黑）　全蝎一两（炙焦）　蜂房五钱（炙焦）自然铜五钱（煅）　麝香五分

炒热大黑豆淋酒汁为丸，每服一钱，陈酒下。

3. 当风受凉，遂致左偏麻木，已经三载，今年势缓，痛聚于腰，寒冷烦劳痛甚，此气血凝遏，壮年不为大害。议以酒醒之，是治风先治血之意。

当归　沉香　川芎　松节　生于术　海桐皮　片姜黄　黄芪桂枝　羌活　没药　虎胫骨

4. 病胁痛吐食，《内经》谓：肝痹。又云：少阳不足病肝痹，得之寒湿。

柴胡　防风　当归　白芍　萆薢　米仁　甘草　茯苓

5. 左脉如刃，右脉缓涩。盖阴亏本质，暑热为虐，水谷气蒸，湿流肢末，遂成挛痹。已经泄泻食减，阳明脉中气衰极矣，缓治可以冀功。

生于术　茯苓　狗脊　茅术　仙灵脾　独活　防己　威灵仙

湿痹，络脉不通，用渗湿苦温药小效，但汗出形寒，泄泻食减，阳气大衰，可知难以湿甚生热例治。通阳宣行，以冀脉络流通。

生于术　茯苓　附子　米仁　金毛狗脊　萆薢

6. 肢痹。

蠲痛丹。

7. 痛痹肢浮，形凛恶风。

蠲痛丹。

8. 马（陆家桥）　浊止足肿，膝首肿痛，起于夏秋，必夹地气，湿自下受。酒客内湿互蒸，内外合邪，汤药决不取效。

蠲痛丹。

9. 陈家桥（三十六）　浊止足肿，膝首肿痛，病起夏秋，必接地气之湿，湿自下受。酒客内湿互蒸，内外合邪，汤药决不取效。

蠲痛丹一钱，六服。

【按】上两案类似，并存。

10. 施（二六）　阴寒已入阴股，道路深远，汤药过胃，其力已薄，邪锢仍在，议用许学士法。

蠲痛丹，每服一钱二分。

11. 韩（十七岁）　病患说两年前初春，高处跳跃至地，入夜即有寒热，继而少腹形高，两足屈曲。医谓腹痛、肠痈，从无脓血便出。自病至今，筋纵着骨而胀，即起寒热，瘀留深入厥阴，在躯壳间，久则成疡。

穿山甲　自然铜　川乌头　全蝎　半两钱　地鳖虫　生青鳖甲　粉丹皮　麝香

黑豆皮煎汤泛丸。

【注】半两钱，即古钱币。

12. 脉不流利，气血痹矣。

柏仁　当归　桃仁　延胡索　香附　苏梗

13. 汪（沐阳，五十四岁）　居住临海，风瘴疠气，不比平原，人众稠密，瘴疠侵入脑髓骨骺，气血不和，壅遏内蒸，头面清真痹阻，经年累月，邪正混处其间，草木不能驱逐。具理而论，当以虫蚁向阳分疏通逐邪。

蜣螂一两　威灵仙五钱　蜂房五钱　川芎一钱

火酒飞面同丸。

【按】有三个重复医案，唯方中有威灵仙与仙灵脾之异，并存。

变证

1. 患痛风，发热神昏，妄言见鬼，手足瘛疭，大便不行，此少阴肾气受伤也。肾既受伤，病累及肝，肝旺火炽，神明内乱，木合火邪，内入则便闭，外攻则身痛，法当滋其内，则火自息，风自除，痛自止。

生何首乌　瓜蒌仁　桂枝　秦艽　桔梗　黄连　知母　枳壳

服一剂，症渐减，但心神不安，身体如在舟车，此肾气虚，而肝肺为之不治。正《内经》子虚母亦虚也，母病子亦病也。夫肝藏魂，肺藏魄。二脏不治，故魂魄为之失守耳。

人参　甘草　生地　麦冬　远志　枣仁　羚羊角　川贝　橘红　茯神

2. 俞天音　脉左大，舌干白苔，肿痛流走四肢，此行痹。喘急不食二十日外矣。

羚羊角　木防己　白芍　桂枝　杏仁　姜黄

肩、臂、背痛

1. 劳伤背痛。

当归　茯苓　炙甘草　桂枝　秦艽　白芍药

2. 劳伤阳气，风侵背痛。

茯苓片　炙甘草　生姜　粗桂枝　广皮　大枣

3. 王（六十四岁）　平日驱驰任劳，由脊背痛引胁肋，及左肩胛屈曲至指末，久延麻木。凡背部乃阳气游行之所，久劳阳疏，风邪由经入络，肝为风脏，血伤邪乘，因气不充，交夜入阴痛加，阳气衰微，阴邪犯阳。考古东垣制舒筋汤。

【注】舒筋汤，其组成：赤芍、海桐皮、当归、白术各一钱半，片姜黄二钱，羌活、炙甘草各一钱。加姜水煎，去渣，磨入沉香汁少许，食前服。

4. 肩背肢末，皆阳气游行之所。牵制不和是络脉中病。首用东垣疏经，接用参、芪、术、附，两法不应，必客气袭入脉中。灸刺无功，议用酒醴通和血脉。

钻地风五两　千年健五两　大黑豆六两

三味投入无灰酒十斤，隔水煮。一日早晚暖服三四杯。

腰、腿、足痛

 虚

1. 用建中颇应，腰痛气逆，宜益下焦。贞元饮以继之可也。

2. 腰痛如折，肾将惫矣。

枸杞　苁蓉　附子　生杜仲　穿山甲　鹿茸

3. 腰痛梦泄，起于劳伤努力，当以温养下焦。

熟地　杜仲　白沙苑子　当归　茯神　菟丝子

4. 此肾虚腿痛，法宜温补。

杞枸　杜仲　沙苑子　苁蓉　牛膝　巴戟　羯羊内肾　小茴香

5. 肾虚，腰痛腿酸，下焦怯冷。

还少丹。

6. 奇经暗伤，腰痛，恶心。

熟地　茯苓　枸杞　紫石英　白薇　沙苑子

7. 肾虚腰痛。

鹿茸　附子　杜仲　菟丝子　巴戟　茴香　人参　茯苓

8. 脉涩，腿痛艰于步履，尿后如膏，小溲易癃，此属肾虚，延久恐成痿躄。

熟地　龟板　苁蓉　川斛　青盐　稽豆皮　茯神　虎骨

9. 督虚腰背痛，神倦，有痔下血。

早服斑龙丸，加五味子；晚服归芍异功，水泛丸。

10. 腰痛如束，腹膨欲胀，八脉为病。

鹿角　小茴香　茯苓　杜仲　当归

【按】鹿角30克入煎治疗瘀血型、肾虚型腰痛，效果肯定，源自《肘后备急方》。

11. 李（海州）　望七力量不比壮盛。凡男子下焦先虚，其跌仆致伤，从外而伤，筋纵骨短，不能再伸，外踝留着瘀凝形色，须至夏月，令疡医磁针砭刺可愈。

还少丹。

12. 王（南京，二十八岁）　环跳筋骨酸痛，少年积劳伤阳，维脉血少护卫。

归身　枸杞　生虎胫骨　巴戟　川牛膝　沙苑子　青盐
羊肉胶丸。

【按】晚年方案77案与医案存真180案相似，多一味青盐。

13. 下虚湿着，腿软无力。
杜仲　虎胫骨　巴戟　木瓜　白蒺藜　萆薢

14. 孙（二八）　绕腰近脐，久痛若空，秋深届冬，四肢不暖。此由幼年精未充旺早泄，既损难复，八脉失司，是阴伤及阳，药须达及奇经，可冀渐效。

鹿茸　淡苁蓉　巴戟　当归　茯苓　虎膝骨　牛膝　大茴香
羊肉胶丸。

15. 葑门（六十九）　望七精力不及壮盛，凡男子必下焦先虚。跌仆致损，乃系外伤，筋纵骨短，屈不能伸，是足外踝留着瘀凝。须俟夏月，令疡医磁针砭刺可愈。还少丹。

熟地　山药　枸杞　萸肉　山茯苓　杜仲　远志　五味子
楮实　小茴香　巴戟　苁蓉　石菖蒲
加枣肉为丸。

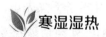 寒湿湿热

1. 阳困失旷，胸闷腰痛。

苓姜术桂汤。

2. 肾虚湿着，腰为之痛。

茯苓　于术　炙甘草　干姜

3. 形丰脉小，是阳气外越。阴湿下着，腿浮酸痛，在法自宜温养泄湿，无如阳气外越，温药素所不宜，谅未能下达耳。

白术　附子　云白茯苓　川草薢　米仁　牛膝　金毛狗脊晚蚕沙

 瘀

尾闾尻骨先痛，继以溲尿淋闭，兼有血瘀。夫督脉部位，隶于太阳脉络。气坠频尿，点滴不爽，分利清热愈痛。古贤每以柔剂温药，升任督之气，按经旨以治病，谅无误矣。

鹿茸　当归头　淡苁蓉　巴戟　枸杞　沙蒺藜

诸　痛

1. 血虚身痛。

当归　浙菊花　霜桑叶　茯苓　巨胜子　柏子仁

2. 湿阻身痛。

台术　粗桂枝　薏苡仁　茯苓　晚蚕沙　木防己

3. 阴液枯槁,奇经无涵,身痛舌干。

生地　天冬　桂圆肉　枸杞

4. 活血宣筋。

归身　牛膝　穿山甲　杜仲　乳香　桃仁　生虎胫骨　红花

5. 李（娄门,六十七岁）　左右为阴阳之道路,而暮年频又操持经营,且不获利,心境失畅,则行动之气血,拘束不和,为痛甚于夜者,阳气衰微,入夜阴病加也,养营法。操持经营而不获利,则心营拂郁而失养,以养营法和畅气血,俾肝木欣欣向荣,无拘束不和之患矣。

人参　白术　茯苓　炙甘草　当归　白芍　地黄　黄芪　陈皮　桂心　远志

【按】两案重复,一案无方药。

6. 刘（三十三岁）　武略用力迸气,与酒色精伤不同,失血在长夏热泄之令,胸附骨皆痛,乃肝胃络伤。

桃仁　苏子　南楂　米仁　茯苓　韭汁　丹皮　降香

7. 张（六十四岁）　有年仍操持经营,烦冗营伤,心痛引脊。医用附子痛甚,知不宜刚猛迅走之药。

茯苓桂枝汤去芍。

8. 张（四十九岁）　平昔劳形伤阳,遭悲忧内损脏阴,致十二经脉逆乱,气血混淆,前后痛欲捶摩,喜其动稍得流行耳。寝食不安,用药焉能去病？悲伤郁伤,先以心营肺卫立法。

川贝　枇杷叶　松子仁　柏子仁　苏子　麻仁

9. 陈才　交春三月，每夜寒热，渴饮汗出，是皆阴损于下，孤阳独自上冒也。虚劳兼有漏疡，加以情怀悒郁，损伤不在一处，少腹及腰肋痛，议治在肝胃之间。

桃仁　旋覆花　丹皮　新绛　青葱　柏子仁

10. 厥阴腹痛引胸胁，便难，睾丸肿。

归须　延胡索　小茴香　桃仁泥　川楝子　官桂

虫　吐蛔

1. 面黄而瘦，腹痛，属虫。

使君子肉　鸡肫皮　五谷虫　青皮　白榧子肉　胡黄连　白芍药　芜荑　大川楝子　大麦芽

2. 腹痛下蛔，上泛酸水，此蛔病也，宜忌甜物。

安蛔丸。

3. 程（四十二岁）　夏四月阳升病发，深秋暨冬自愈。夫厥阴肝为阴之尽，阳之始，吐蛔而起，必从肝入胃。仲景辛酸两和，寒苦直降，辛热宣通，所赅甚广。白术、甘草守中为忌。

川椒　川连　桂枝　附子　乌梅　干姜　白芍　细辛　人参
川楝子　黄柏

血　证

络瘀

1. 努力络瘀，入春气升激络，血欲外溢未泄，气还瘀凝，胀腹膨，心中烙热，古谓治血莫如理气，气宣血降，良有以也。

黑栀子　苏子　牛膝　桃仁　丹皮　茜草

2. 劳伤络瘀，失血之后，腹胀难运，络胀为虚，良有以也。

旋覆花加桃仁、大麦芽。

3. 咳伤肺络失血。

旋覆花　桃仁　苏子　冬瓜子　橘红　杏仁

4. 咳嗽失血，右胁痛引，阴先亏，而先宜理其络痹。

紫苏子　桃仁　枇杷叶　冬瓜子　茜草　薏苡仁

5. 努力伤络失血。

丹皮　生地　桃仁　牛膝　稆豆皮　茜草

6. 蒋（枫桥，十九岁）　冲年阴火末宁，情志易动，加怒气火迸逆，络血上溢，问纳食不旺，气冲血上，必抚摩气降，血不出口，但络中离位之血，恐致凝遏，越日必气升涌逆矣。

杜苏子　降香末　炒桃仁　粉丹皮（炒）　炒南楂　薏苡仁
加老韭白汁。

【注】冲年，即青少年。

【按】两案重复，另案患者姓杨。

7. 叶（皋桥，五十一岁）　过劳瘀从上下溢，胸闷格呕。先以辛润，宣通血中之气。

炒桃仁　降香末　茯苓　苏子　大麻仁　蜜炒橘红

8. 脉涩阴弱，气郁络痹，胸臆不爽，失血，养阴佐以辛润，与胃无碍。

柏仁　生地　穞豆皮　茜草　丹参　茯神片

9. 络伤血溢。

参三七汁　茯神　茜草　生白扁豆　藕节　川斛

10. 奔驰气火，乘络失血，用缪氏气降使血归经。

苏子　茯苓　丹皮　降香　米仁　茺蔚子　桃仁　藕节汁

11. 汪（枫桥，四十）　胁膈左右，懊憹不舒，呕逆带血。凡入脏腑之外，必有脉络拘拌，络中乃聚血之地。中年操持，皆令耗血，血不和气，气攻入络，病状难以自明。宣通血分以和络，俾不致瘀着，可免噎膈反胃。

新绛　青葱管　橘叶　桃仁　瓜蒌仁　钩勾

12. 胡　胸臆不爽，食入内胀，粪后便血，病已二年。诊脉左小涩，右微弦，食减形瘦，是内伤悒郁，初病在气，久延血络，而瘀腐色鲜，血液皆下，从怒劳血郁治。

桃仁　杏仁　柏子仁　归尾　紫菀　冬葵子

13. 努力络伤，身痛，痰嗽失血，最宜降气通瘀，最忌沉寒呆补。

紫降香末　郁金　茯苓　米仁　苏子　桃仁

入韭白汁十五匙。

 阴虚

1. 脉数无序，阴亏阳亢之象，虽血来点粒，春夏木火炎炎，焉得保其不发？

生地　女贞子　丹皮　川斛　旱莲草　赤苓

2. 瘀血用摄阴药，谷食渐增，亦是佳境。

熟地　霍斛　北参　茯神　麦冬　参三七

3. 阴伤阳浮，咳血，头胀。

竹卷心　川贝　南沙参　鲜莲肉　天花粉　白茯神

4. 脉数，阴亏阳亢，气逆失血。

都气丸。

5. 嗽减鼻衄，左脉弦。

细生地　生牡蛎　天冬　川斛　白茯神　藕汁

6. 肝阴内耗，不时寒热，咳嗽失血。

生地　炙黑甘草　生白芍　麦冬　上清阿胶　白茯神

7. 阴亏气燥，失血，食少。

熟地　鲜莲肉　藕　川斛　牛膝炭　茯神

8. 阴弱，秋燥侵肺，血发。金水同治。

熟地　白茯神　清阿胶　川斛　天冬　麦冬

9. 阴亏阳动失血。

细生地　大淡菜　茯神　稽豆皮　天冬　藕汁

10. 阴弱气燥，化热逼络，嗽血，心中辣热，宜用甘药和之。

葳蕤　南沙参　茯神　川贝　霍斛　鲜藕

11. 失血每入秋发，脉细涩，属阴亏。气不收肃，扰络致此。

酸枣仁　白茯神　丹参　柏子仁　稽豆皮　建莲

12. 脉数，努力劳伤失血，血去阴伤，气浮咳逆，渐延阴损。

生地　茯神　北沙参　川斛　麦冬　稽豆皮

13. 阴亏气浮，失血，便溏，食减。

茯神　白芍　北沙参　炙甘草　麦冬　建莲肉

14. 失血，咳嗽，经事不至，渐延干血。

细生地　稽豆皮　茯神　生牡蛎　川斛　鲜藕

15. 下血既久，真阴大损，临晚炽热而咳，乃阳失潜伏，宜甘酸益阴为治。

熟地炭　甘草　山萸肉　山药　五味子　茯苓　芡实　木瓜

16. 吕　脉动如数，按之不鼓，便血自去秋大发，今春频发不已。凡夜寐梦泄，便血随至。平时身动吸促如喘，气冲咳呛，心悸耳鸣，足肢痿弱，不耐步趋。种种见症，显然肝肾真阴五液大伤，八脉无以摄固。阴既亏损，阳无有不伤，此滋补原得安受。尝读仲景少阴病治例，有填塞阳明一法，意谓脂液大去，关闸皆撤，而内风虚阳得以掀旋内扰。屡投补阳，暗风随至。圣人每以填塞其空，似与《内经》腑通为补之义相左。然关门不固，焉有平期？既验之后，再以血肉有情，另佐东垣升阳之法，安养调摄，自有成验，先用方：

禹粮石　赤石脂　人参　五味子　山萸肉　木瓜

蒸饼为丸。

李先知曰：下焦有病患难会，须用禹余粮、赤石脂。以土属外刚内柔，味酸质厚，能填阳明空漏。人参益气生津，合木瓜以入胃。萸味酸收，敛液固阴，以息肝风。盖阳明阳土，宜济以柔，不用刚燥，虑其劫液耳。前方用二十日后接服：

膃肭脐　鹿茸　家韭子　补骨脂　生菟丝子粉　赤白茯苓

暮夜兼进东垣升阳法。

人参　黄芪　熟术　广皮　炙甘草　炒归身　防风　羌活

独活

17. 便后纯血，食减力疲，脉左坚，是中年阴亏。

熟地　炒白芍　当归　柿饼炭　炙甘草

18. 胡朴庵　脉动于右，气热易升，阴不上承，能食不能充津液，入春嗽血不止，养少阴之阴，勿苦降碍胃。

鸡子黄　阿胶　生地（炒）　柏叶（炒黑）　麦冬　茜草

转方加天冬、抱木茯神。

19. 无锡（廿二）　嗽血秋季再发，夜热汗出，全是阴亏见症，大忌肺药理嗽。绝欲百日，助其收藏，胃口尚好，肾肝阴药中，必佐摄纳。

熟地　五味子　山药　芡实　湖莲　茯神

阳升

1. 血溢阳升，法宜摄纳。

熟地　茯神　川斛　珠菜　牛膝　稽豆皮

2. 动怒阳升血发。

生地　三七汁　川斛　茯神　稽豆皮　花蕊石

3. 脉长鼻衄，阳升使然。

大补阴汤加人中白。

4. 肝阴素亏，动怒阳升血发。

生地　茯神　稽豆皮　鲜藕　北参　霍斛

5. 脉不宁静，陡然失血，阳升扰络使然。

藕汁　茜草　细生地　茯苓　牛膝　霍斛

6. 脉弦涩，体质阴亏，阳易外浮，不时寒热，咳嗽失血，宜益阴和阳。

虎潜丸。

7. 王（唯亭，十八岁）　读书身静心劳，夜坐浮阳易升，少年人虽未完姻，然偶起情欲之念，人皆有诸，致阴中龙雷挟木中相火，震动而沸，失血咳嗽，乃脏阴不宁。暂缓书卷，早眠晏起，百日中勿加杂念，扰乱神志，可以全愈。服草木图愈，非要领也。

知柏八味丸加五味子。

【按】两案重复，医案存真 133 案有方。

8. 李（二十八岁）　酸梅泄气伤中，阳升失血，议养胃阴。
生白扁豆　肥白知母　生甘草　麦冬　甜北沙参

9. 脉涩，便血，心悸，头胀，此营虚阳浮不潜为病。
生地　牡蛎　白芍　阿胶　茯神　条芩

10. 钱（十八）　冲年阴精走泄，阳无依倚。血随气升，色紫成块，此血出于肝络，法当镇补。
人参　炒黑枣仁　炒白芍　炙甘草　青花龙骨　金箔

11. 稚年吐衄，热伤为多。今脉小肌松，食少胃虚，阳升已露一斑，进甘凉益胃方。
炒麦冬　生扁豆　北沙参　茯神　木瓜　炙甘草

12. 薛门（三十九）　过劳熬夜，阳升痰血。在土旺之令中，夜热非外感。脉尺中动，左数。肝肾内虚，失收肃之令。
北沙参　玉竹　麦冬　扁豆　生甘草　青甘蔗

热

1. 络热失血。
生地黄　丹皮　丹参　穞豆皮　泽兰　茯神

2. 脉弦劲，木火偏亢，逼络血溢。血失反能食，阳明亦热矣！议用苦降法。

生地　稽豆皮　茜草　白芍　侧柏叶　淡菜

3. 头胀，鼻衄。

犀角地黄汤加白茅花、侧柏叶。

4. 络伤嗽血，脉弦，切勿动怒。

丹皮　生地　稽豆皮　黑栀子　茜草　鲜荷藕

【按】生地豆衣益肾养阴，丹皮、黑栀子清血气之郁热，茜草、荷藕止血行血不留瘀。"切勿动怒"更是要点。

5. 肺热嗽血。

芦根　鲜冬瓜子　米仁　熟桃仁

6. 阴阳络热失血，心悸，晡热。

细生地　稽豆皮　天冬　阿胶　大珠菜　茯神

7. 沈（五十三岁）操家君相多动，酒热先入肝胆，血溢在左鼻窍，左升热气，从肝胆而出，戒酒及怒气，肝血宁必止。医用犀角地黄，乃阳明经降血之药，是不识经脏，无足道也。

炒丹皮　黑山栀　降香末　真青黛　小稽豆皮　炒柿饼炭
侧柏叶

8. 脉弦数，禀赋阴弱，阳动不潜，络逆吐血，宜摄阴和阳。

犀角　知母　玄参　生地　川斛　藕汁

9. 下体热，肛痒便血，湿热郁于阴分耳。

生地　黄柏　苦参　槐花　牡蛎　稽豆皮

10. 阴伤便血。

滋肾丸。

11. 薛（范壮前，八十岁）　禀阳刚之质，色厉声壮，迩来两月，肠红色深浓浊，卧醒咯痰已久，肺热下移于肠，肠络得热而泄，自言粪燥越日，金水源燥，因迫动血。

大生地　柿饼灰　生白芍　淡天冬　侧柏叶

12. 络伤失血，血去过多，不宜开泄。

生地　藕汁　茅花　牛膝炭　川斛　童便　丹皮　侧柏叶

13. 患尿血症，已三月矣。前用升补法不应，右脉虚涩无神，左关独弦，茎中作痛，下多血块，形色憔悴，又多嗳气。据脉论症，乃肝脾积热也。肝热则阴火不宁，而阴血自动，以血为肝脏所藏，而三焦之火，又寄养于肝也，故尿血茎中作痛。脾热则湿气内壅，而生气不伸，以脾为湿土之化，而三焦之气又运行于脾也，故时时嗳气，形色憔悴。法当益肝之阴，则火自平，利脾之湿，则气自和。

生地　白芍　草薢　丹皮　甘草　车前
继用逍遥散，加车前、草薢。

14. 酒毒内燔，吐血甚多，六七日后，瘀血又从大便出。酒性先入肝胆，次及胃络，照一脏一腑对治，勿骤用腻滞阴药。

金斛　丹参　稽豆皮　银花　地骨皮　丹皮　黑山栀　云茯苓

15. 稚年泻血，是饮食不调，热蒸于络，为肠胃之病。肛痔亦由湿热内蒸而致，热甚则阴液不充，风热上升，故干呛。法当与甘寒之剂，夫金水同出一源，况肺热必移大肠，肾开窍于二阴也。

鲜生地　地骨皮　麦冬　银花　稆豆皮　肥知母

16. 和　痰血，上午偏多，气分热炽。

金斛　川贝　桑叶　南花粉　大沙参　知母

🌿 劳伤

1. 劳伤失血，脉细。

茯苓　花蕊石　茜草　参三七　莲藕节　牛膝

2. 劳力络伤，延久失血。

枇杷叶　冬瓜子　土瓜蒌皮　杜苏子　薏苡仁　旋覆花

3. 劳伤肝阳，络松失血，左脉弦。

生地　稆豆皮　藕节　茯神　白牛膝　珠菜

4. 劳伤血发。

熟地　牛膝炭　茯神　川斛　稆豆皮　藕

5. 项（二十七岁）　失血如饥腹痛，是烦劳致伤，见血投凉，希图降止。乃胃伤减食，其病日凶。

熟地炭　湖莲肉　山药　茯神　芡实　炙甘草

6. 谭（仙人塘，四十八岁）　凡劳必身心皆动，动必生热，热灼络血上溢，肉瘦脉数。中年生阴日浅，可与甘寒润剂。

生地　麦冬　扁豆　北沙参　甘蔗汁　白玉竹

🌿肝肾虚

1. 血液暗耗，奇经失护，心中如焚，肢节交冷。

生地黄　天冬　阿胶　桂圆肉　柏子仁　归身　白芍　丹皮　枸杞　稽豆皮　茯神　枣仁

2. 脉数，失血咳嗽。

熟地　北五味子　茯神　芡实　湘莲　甜北参　山药　牡蛎　天冬　人乳粉　阿胶　麦冬

3. 络伤失血，脉弦而虚，恐其难耐夏热。

熟地　牛膝　花蕊石　大淡菜　茯苓　藕节　稽豆皮　川斛

4. 阴亏阳浮，则为嗽血，如见咳嗽，投以清润肺药，恐中戕病剧。

熟地　北五味子　海参　天冬　阿胶　北沙参　湘莲　茯神　紫河车　霍斛　山药　芡实

5. 肠红尾痛，责在下虚。

鹿角霜　熟地　沙苑子　生杜仲　巴戟　苁蓉

6. 年已望七，尿血腰痛，此非阴亏阳亢，乃无阴，阳无以化耳。

熟地　天冬　川斛　阿胶　龟板　稽豆皮

7. 失血气逆，咳呛能食，宜乙癸同治。

熟地　川斛　牡蛎　天冬　茯神　牛膝

8. 脉尚弦芤，初之气中，乙癸同治。

熟地　天冬　牡蛎　人参　茯神　川斛

9. 吐血，脉空大，最不为宜，恐其暴涌气脱耳，当静养为要。

熟地　参三七汁　青铅　鲜莲子　茯神　川金石斛　牛膝鲜藕汁

10. 少阴肾真下损，冲气不纳为嗽，扰络痰血，金赖胃强纳谷。

熟地　参三七　霍斛　五味子　白茯神　鲜莲子

11. 尿血脉微，年已花甲，此肾阴下夺，阳失其化，是以血从小肠而下，肾脏失封固之本也。

紫巴戟　粉萆薢　黑豆皮　生菟丝子　淡苁蓉　鸡内金　大麋茸　明琥珀屑

12. 张（无锡，二十二岁）　嗽血，秋季再发，夜热汗出，全是阴虚。大忌肺药理嗽，绝欲百日，助其收藏，胃口颇好。肾肝阴药，必佐摄纳。

熟地　炒山药　芡实　五味子　湖莲　茯神

13. 徐　内损肝肾，久嗽失血，近日畏寒，吐血盈碗，冬不藏纳，阴伤及阳，法当贞元煎温养。

人参　熟地　桂心　茯苓　五味子　白芍　童便（半杯）

14. 李（木渎，二十一岁）　男子血涌，出口已多，面色气散，冬乏藏纳，是无根失守，凶危至速。况脉小无神，医以寒降清火，希冀止血何谓。

人参　牛膝　白芍　熟地　枸杞

15. 吴（东山，二十七岁）　频失血，已伤阴，冬至后脉弦属不藏，是肾阴不足，虚浮热气之升。戒酒节欲，勿日奔驰，可免春深反复。

六味去丹皮、泽泻，加龟腹板心、清阿胶、天冬、秋石。

16. 朱　形瘦虚数之脉，血屡次发，痰嗽不止，此非肺咳，乃血去阴伤，阴火如电烁而致咳。如日进清肺降气消痰，则内损不起矣。

都气法去丹皮、泽泻，加脊髓、芡实、莲肉。

17. 胡（三十四岁）　不量自己，每事争先，此非伤于一时。春夏天暖，地中阳升，失血咳嗽，声音渐哑，填实真阴以和阳。

熟地　山萸肉　淮山药　茯苓　天冬　麦冬　龟甲心　女贞子　芡实　建莲肉

18. 戴（十六岁）　男子情窦动萌，龙雷内灼，阴不得充，遂有失血咳逆内热，皆阴虚而来。自能潜心笃志，养之可愈，数发必凶。

六味去丹皮、泽泻，加龟板、莲肉、芡实、人乳粉、金樱膏。

19. 陈（二十岁）　少壮春夏失血，次年至期再发，在里阴损不复，数发必凶，用药勿犯胃纳。

六味加麦冬、五味子、秋石。

20. 张（二十五岁）　血色浓厚，是肝肾阴虚。凡劳心情欲，必要禁忌，医药以寒凉滋清，久则胃伤减食变凶。

熟地　芡实　山药（炒）　湖莲肉　川斛　茯苓

21. 李（茜泾，二十一岁）　务农劳力，周身脉络皆动，暑天负重，两次失血，况已先有泻血，血聚在络，络系脏腑外郛。盖静养血宁，必一年可以坚固。

熟地　归身　枸杞　沙苑子　茯苓　山药　杜仲　巴戟
川斛

22. 潘（二十岁）　据述失血三年，不分四季而发，已逾数次。问未曾完姻及当家操持之累，必系先天禀薄，难耐动劳。用都气加秋石。

23. 顾（松江，三十三岁）　形似壮而肌肉松软，脉小促，按之无力，问壮年未有生育，明明肾虚，真气不摄，血随气升而溢，龙火熏蒸为咳，先议用：

熟地　山萸肉　山药　丹皮　茯苓　泽泻　牛膝　五味子

24. 罗（二十三岁）　遇春季则失血，烦劳必有衄血。凡冬月大气藏伏，壮年自能聚精汇神，不加保养，春半地中阳升，发生之气交，反为发病动机矣！是皆身中精气之薄，胃纳安旺，自能知惜静养则神藏。

　　熟地　山药　芡实　五味子　金樱　湖莲　山萸肉　龙骨　茯神

　　25. 沈（二十五岁）　年十三时，自食鹿角胶吐血，继用龟板胶而愈。缘稚少阳体，升补督脉已非，述有遗泄，虑血再发。肌肉消瘦，阴虚偏热，既虑夙恙，当戒奔驰用力，静处身心自宁，无发病之累。

　　六味去丹皮、泽泻，加水陆二仙、覆盆子、湖莲、龟腹板心。

　　26. 肠红日久，脾肾交虚，头眩，便溏。
　　黑地黄汤。

　　27. 吴（三十九岁）　自幼失血，是父母遗热，后天真阴不旺，幸胃纳颇强，不致延成损怯。血利十六个月，腹中不痛，但肛门下坠，刻刻如大便欲出。世俗见利，咸治肝胃，此系肾虚，阴阳下窍不固，固摄其下为是。

　　熟地炭　萸肉炭　山药　五味子　生白芍　茯苓

　　28. 潘　下血，纯用苦寒，幸得补阳，救正阴阳造偏。浮肿咳喘，此藏聚失司。当春升发泄之候，宜通补摄纳治其肝肾。若芪、术呆补，恐助浊凝，有胀满之变。

　　人参　五味子　茯苓　车前　熟地炭　炒枸杞　炒归身　巴戟肉

29. 廿三　病人遇春季失血，烦劳必有衄血。凡冬月大气藏伏，壮年自能聚精汇神。不加保养，春半阳生升发，反为发病根机，是皆身中精气之薄。胃旺安纳，自节欲静养，则神乃藏。

熟地　山萸肉　山药　芡实　湘莲　茯苓　金樱子　五味子
青龙骨

30. 潘（四二）　中年脉垂入尺泽，按之缓濡，腰椎疫痛，形体即欲伛偻。旬余大便必下血，此少壮不懊，肾真先夺，督脉不司固束，议用青囊斑龙丸。

【按】本案与《临证指南医案·虚劳》第18案乃一阴一阳，可互参。

31. 据述泻血五日，血止即患咳呛，左胁下有形如梗，身动行走，必眩晕欲仆。春夏减食，秋冬稍加。交冬，人迎脉络结瘿，诊脉虚，左关尺数。此肝肾精血因惊恐忧劳所伤，阳失阴恋，络中空隙，阳化内风，鼓动不息，日久消铄不肯复，为郁劳之症。四旬以外，生气已浅，非治病可却。春夏身中真气不耐发泄可知，屏绝家务，开怀颐养，望其病缓。

石决明　女贞子　枸杞　黑芝麻　桑叶　阿胶　桑寄生　柏
子仁　茯苓　炒当归

32. 唐（二十）　阳浮汗泄，衄血。皆下焦真阴不充，适值乘龙之喜，与病相悖。议填实下元之阴，制伏浮阳。

熟地　山萸肉　五味子　女贞子　旱莲草　茯神　秋石　黑
壳建莲
蜜丸。

🌿 心脾虚

1. 虽属瘀血，上吐下泄，而中焦气亦为之暗伤，色萎脉涩，耳鸣神倦，行动气逆，当治以甘温益虚，不宜谓其虚而攻之。

熟地　当归　茯苓　炙甘草　远志　枣仁　柏子仁　建莲

2. 胡（用直，四十六岁）　望色瘦少膏泽，按脉弦促而芤。问纳谷不旺，病几数年，每春夏阳升气泄，偶加烦冗，或情志不适，血必溢出上窍。已交中年，非少壮阴火相同。夫心主血，脾统血，肝藏血，脏阴内虚，阳动乃溢，常服归脾汤，减芪、术、木香，加芍和肝脾之阳，久进有益。宜静摄不宜烦劳，乃王道养正，善药不计骤功者。

3. 许（五十三岁）　脉大而空豁，中年操持，形体劳悴，此失血，食无味，乃气弱所致。见血投凉必凶。

小异功散。

4. 吴（二十三岁）　夏病入秋嗽血，外寒内热，乃虚证。阴阳交伤，色萎黄，脉大濡，可与人参建中汤。

5. 脉迟便血，心中嘈杂，由操劳使然，伤在心脾。

归脾汤。

6. 王（三三）　烦劳曲运神思，形与神交伤，阳气旋动，络血何以宁静？甘以缓热，补可益虚，必佐宁神镇怯，以摄之固之。

人参　柏子霜　炒枸杞　焦归身　桂圆肉　炙甘草　龙骨

茯神　金箔

7. 下血不已，汗出躁烦，心悸恍惚，头不安枕，转侧不能。两脉虚涩，虚为气虚，涩为阴伤。人身阳根于阴，阴附于阳，两相维系者也。今阴血暴亡，虚阳无偶，势必外越矣。虚阳外越，而阴愈无主，其能内固乎？阴阳相离，气血两亏，法宜兼补。然血有形，难以骤致，气无形，可以急固。固其气，则气自充。气充则不必治血，而血自守矣。先用归脾汤，继以大造丸。

人参　白术　茯神　枣仁　黄芪　龙眼肉　当归　远志　木香　甘草　生姜　大枣

8. 独粪后血未已，是为远血，宗仲景《金匮要略》例，用黄土汤。

黄土　生地　白芍　人参　清阿胶　川黄柏　归身　炮淡附子

9. 唐（二一）　痰血频发七八次，形寒妨食，无治痰嗽之理，急扶后天生气，望其知味进谷。

戊己汤。

10. 徐（二六）　胃减，痰血频发，上年误服玄参、山栀，致便溏泻，此受苦滑寒凉之累。

人参建中汤。

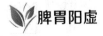 脾胃阳虚

肠血腹胀便溏，当脐微痛，脾胃阳气已弱。能食，气不运，

湿郁肠胃，血注不已。考古人如罗谦甫、王损庵辈，用劫胃水法可效。

真茅术　紫厚朴　升麻炭　炙甘草　附子炭　炮姜炭　炒当归　炒白芍　煨葛根　新会皮

以黄土法丸。

营虚

1. 何（南濠）　甘温益气见效，粪后肠血，乃营虚。

下药饴糖浆丸：

人参　白术　归身　炮姜　黄芪　黄精　炙甘草　白芍

【按】前以甘温益气见效，此诊则以理中丸加为甘温柔润之剂，可以久服。

2. 许（五十岁）劳倦伤阳失血，庸医以凉药再伤气分之阳，指麻身痛，法当甘温。人参当归建中汤去姜。

3. 徐（三十九岁）　劳形阳伤失血。

小建中汤去姜。

4. 任（山西，三十岁）　夏季吐血，深秋入冬频发，右脉弦实，左濡，是形神并劳，络血不得宁静，经营耗费气血，不比少壮矣。

黄芪建中汤。

【按】两案重复，但另一案脉象为"诊脉右弦空左濡"，备考。

5. 自失血半年以来，心悸征忡，胁左时动。络脉空隙，营液暗伤，议甘缓平补。

酸枣仁　柏子仁　桂圆肉　生地　茯神　枸杞　炙甘草

饥时服。

气血虚

徐（富郎中巷，四十三岁）　向来纳谷不旺，自失血咳嗽以来，仅能静坐。若身动必加气喘，问仍在操持应接，脉来虚濡，此皆内损脏真。若见血投凉，因嗽理肺，即是谬药。

人参　茯苓　黄精　炙甘草　枸杞　白及　枣仁　桂圆肉

肝胃

1. 左脉弦，嗽血气逆，酒客动怒致此，当理肝胃。

金斛　茯苓　白牛膝　米仁　牡蛎　白扁豆

2. 张　泻血八年，腹左有形梗痛，液耗渴饮，肝风大震，腑气开阖失司，溲尿不利，未可遽投固涩。

茯苓　木瓜　炒白芍　炒乌梅　泽泻　炙甘草

肝逆

1. 动怒肝逆，络松失血。

苏子　丹皮　牛膝炭　桃仁　钩藤　黑山栀

2. 动怒血吐成升，月余再吐，自述少腹常痛，夜必身热汗出。必经水得通，可免干血劳怯。

醋炙鳖甲　胡黄连　炒焦延胡　炒桃仁　茺蔚子　炒山楂肉

3. 问病，起于功名未遂，情志郁勃，人身之气左升右降，怒必木火暴升，肝胆横逆，肺反为木火乘侮，金无制木之权。呼吸病加，络血被气火扰动，亦令溢出上窍、更加勤读苦工，身静心动，君相何由以宁？春夏频发，地中气升，阳气应之。内起之病，关系脏真，情志安和，庶病可却。

丹皮　钩藤　金斛　白芍　米仁　苏子　藕汁　真降香

4. 于　驰骑习武，百脉震动，动则络逆为痛，血沸出口。纳食起居，无异平日，非虚损也。凡气为血帅，气顺血自循经，不必因血用沉降重药。

枇杷叶　炒苏子　生薏苡仁　金斛　炒桃仁　降香末

 郁

1. 久郁气血交痹，是以烦冤痰血，开怀为主。
丹皮　黑栀子　半夏　橘红　柏仁　丹参

2. 宋（四七）　脉濡涩，减食不运，脘中常痛，粪后血下如线。按经云阴络伤则血下溢。阅后方，补阴不应，反滋胀闷，盖因不明经营操持，多有劳郁，五志过动，多令化热。气郁血热，三焦失于宣畅，若非条达气热，焉望血止？
于术炭　枳实炭　郁金　广皮　炒焦桃仁　炒白芍　炙甘草茯苓

虚夹瘀

吐血，脉歇，二气惫矣，谨慎调理。

熟地　茯苓　川斛　参三七　藕汁　花蕊石

变证

1. 郁则络瘀气痹，失血气逆。法宜宣通，但脉弦劲，正气已虚。当以甘缓。

淮小麦　茯神　炙甘草　柏子仁　白芍　枣仁

2. 龚（无锡，六十三岁）　老年嗜蟹介，咸寒伤血，上下皆溢，当理其中。

理中汤。

3. 左脉数，按之无序，阴亏阳动之象，日久恐有失血之累，但鼻血、咳呛、项核，先宜清理上焦。

桑叶　南沙参　夏枯草　川贝　白花粉　生甘草

4. 谢（葑门，三十四岁）　上下失血，头胀、口渴、溏泻。若是阴虚火升，不应舌白色黄，饥不纳食，忽又心嘈，五十日病中受暑气热气，察色脉，须清心养胃。

人参　竹叶心　麦冬　木瓜　生扁豆　川斛

善后调治

1. 瘀行后宜益正气，戒酒为要。

焦术　广皮　炙甘草　建莲　茯苓　谷芽　木瓜　米仁

2. 血止身痛，左脉尚弦。

细生地　藕　牛膝　稆豆皮　茯神　川斛

3. 血虽止，脉尚弦数，晨起咳呛，阴亏阳动不潜使然，静养为主。

熟地　麦冬　真阿胶　茯神　川斛　鸡子黄

4. 失血后，脉涩咳呛，宜养肺胃之阴。

北沙参　茯神　麦冬　白扁豆　百合　霍斛

5. 血后咳嗽，宜益肺胃。

北沙参　麦冬　霍斛　白扁豆　茯神

6. 失血，寒热反止，营卫和矣。

葳蕤　川贝　鲜藕　茯神　白沙参　霍斛

7. 血后咳嗽咽干，肺胃之阴亏耳。

北参　麦冬　霍斛　扁豆　川贝　茯神

8. 右寸浮数，余脉虚涩，失血，寒热已止，但喉中作痒咳嗽，大便又不坚固。此脾肺俱亏，正在润肺碍脾，补脾碍肺之时，清心静气，病可渐却，至嘱。

川贝　丹皮　玉竹　生地　茯苓　甘草　牛膝　橘红　北沙参

9. 劳伤失血后，咳嗽气逆。

都气丸。

10. 蒋（枫镇，十九岁）　血止心脘热燥，当养胃阴。

生白扁豆　大北沙参　骨皮　玉竹　桑叶　甘草　青甘蔗汁

【按】天花粉与地骨皮一味之异，气血分接方之微妙。

虚　劳

 阴虚损

1. 阳浮不潜，耳鸣齿痛，当摄少阴。

大补阴丸。

2. 阴损难复，谷雨气泄可虑。

熟地　茯神　天冬　人参　阿胶　鸡子黄

3. 脉数，梦泄，咳嗽。

熟地　茯神　麦冬　女贞子　川斛　湘莲　北参　旱莲草

4. 病后脉数不复，三阴亏矣。谨慎调理，弗致重损。

熟地　淮山药　粉丹皮　北沙参　泽泻　白茯苓　湘莲肉
白芍药

5. 左脉数。

熟地　川斛　茯神　麦冬　旱莲草　女贞子

6. 年十九，形貌伟然。火升失血，向有梦泄，显是少阴肾真空虚，阳浮失守，冲激阳络使然。肾主封蛰，宜固之、摄之，而药饵草木，即血肉有情亦难充溢有形之阴，究竟全赖自知厉害，葆真为第一要义。

熟地　阿胶　天冬　女贞子　龟板　湘莲　珠菜　牡蛎　海参胶　旱莲草　茯神　山药　霍斛　稽豆皮

7. 脉微。

熟地　天冬　茯神　人参　霍斛　枸杞

8. 三阴交虚，法宜填摄。

熟地　北五味子　川斛　杜仲　茯神　线鱼胶　菟丝子　芡实　山药　金樱子　湘莲实　沙苑子

9. 左脉数，渴饮晡热，脏阴失守，阳浮外泄，虚损致此。最不相宜。恐夏气泄越，阴愈耗也。

熟地　真阿胶　龟板　天冬　鸡子黄　女贞子

10. 劳伤致身热，阴耗甚矣，夏暑炎蒸可虑。

北沙参　熟地　阿胶　川斛　麦冬　茯神

11. 右寸数，甘温之品宜缓。

熟地　茯神　旱莲草　天冬　湘莲　霍斛

12. 阴虚阳浮，耳鸣盗汗。

熟地　山萸肉　川斛　磁石　牡蛎　茯神　北五味子　天冬

13. 音嘶咽痛，脉细涩，是少阴肾真空虚，无以上承使然。切勿烦劳，夏暑炎蒸，宜绿荫深处静养为要。

生地黄　大天冬　上清阿胶　鸡子黄　霍斛　糯稻根须

14. 脉细数，脏阴下夺，虚损已露。

熟地　霍斛　鲜藕汁　茯神　鲜莲子　白扁豆

15. 脉弦数，三阴颇亏，法宜填摄。

熟地四两　线鱼胶三两　女贞子一两五钱　龟板二两　茯神二两　沙苑子一两五钱　北五味子一两　湘莲　青盐各一两　二仙二两　旱莲草一两五钱

16. 脉弦涩，体质阴伤，阳浮不潜，咳嗽内热，法宜填摄脏真。

熟地四两　川斛八两　牡蛎二两　旱莲草二两　山药二两　真阿胶一两五钱　天冬二两　北五味子一两　茯神二两　女贞子二两　湘莲二两　麦冬一两五钱

17. 下虚不纳，失血便痛，宜摄少阴。

熟地　龟板　川斛　茯神　天冬

18. 脉数，少阴空虚，葆真为要。

熟地　川斛　山药　枣仁　茯神　牡蛎　天冬　黑壳建莲

19. 背痛失血，属肾虚不纳，葆真为要。

熟地　牛膝炭　茯神　枸杞　川斛　天冬

20. 形悴脉数，阴枯气燥，络松失血，以形脉论之，病不易治。

熟地　牡蛎　川斛　茯神　稽皮　鲜荷藕

21. 阳浮气动，嘈杂，中脘刺痛，耳鸣，且摄阴以和阳。

熟地　苁蓉　茯神　山萸肉　川斛　枸杞　巴戟　牛膝

22. 左脉涩，按之跃，肾阴空虚甚矣，急急葆真，勿见咳投以清润肺药。

熟地　阿胶　龟板　天冬　茯神　牡蛎　麦冬　霍斛

23. 阴液枯槁，跷维失护，心中辣热，四肢若痿，摄阴为主。

生地　阿胶　天冬　茯神　牡蛎　料豆壳

24. 脉数无序，少阴颇虚。

六味汤加牡蛎、川斛、天冬，去萸。

25. 两尺空大，少阴自虚，阴虚则生内热。

生地　稽豆皮　人中白　龟板　茯神　川斛　女贞子　旱莲草

26. 脉数盗汗，心嘈咳嗽，腹痛便溏，形体日瘦，小溲淋痛。此肝肾真阴大虚，欲为劳怯，不可轻视。

熟地　芡实　炙甘草　女贞子　五味子　山药　茯神

27. 脉涩数，上盛下垂，肝肾真阴下亏，阳气内风上泛，舌龈欲腐，跗肿。进肾气丸三日，即见肠红，暮夜热蒸，晨朝汗泄，大便常有溏泄淋滞诸恙。当理足三阴之阴，仍佐固真摄下主之。

　　水制熟地　女贞子　茯神　白芍　五味子　禹余粮　芡实
秋石

　　糯稻根须、山药粉丸。

28. 幼年，冬月短气烦闷，寐中筋惕肉瞤，乃因未充长，阳浮则动，当用六味丸加麦冬、五味子。

29. 丁（常熟，二十四岁）　劳嗽寒热是百脉空隙，二气久虚所致，纯用填精益髓，犹虑弗能充养肌肉，日见干瘪，病患说医用沉香，声音逐哑（劳嗽大忌香燥。）大凡香气如烟云，先升后降，况诸香皆泄气，沉香入少阴肾，疏之泄之，尤为劳怯忌用。

　　山萸肉　山药　建莲　五味子　茯神　熟地炭　芡实　川斛

30. 顾（南京，三十二岁）　频年发失血症，嗽甚痰多，必有呕哕，日晡寒热，夜深汗泄。据述见血，医投郁金、姜黄、韭汁、制大黄，逐瘀下走，希图血止为效，此有余治法。凡人禀阴阳，造遍致损，由内损伤即是不足，脉左动数，尺不附骨，明明肾精肝血内夺，弱阴无能交恋其阳，冲阳上逆，吸气不入，咳嗽气并失旋，必呕哕浊涎黏沫。《内经》谓五脏六腑皆令人咳，奈今医以咳治肺，见痰降气清热，损者更损，殆不能复。不知脏腑阴阳消长之机，杂药徒伐胃口，经年累月，已非暴病，填实下隙须藉有形之属。

　　人参　紫衣胡桃肉　紫石英　茯神　五味子　山萸肉　紫河车胶一钱　秋石二分

31. 王（五十三岁）　问有女无男，呛咳甚于日晡黄昏，肌肉消瘦，夏季失血，天令暴暖，阳浮热灼，弱阴无从制伏。夫精损阴火上铄，必绝欲可以生聚，半百未生育，当自谅情保节。

熟地　龟甲　鱼胶　牛膝　茯神　远志　山萸肉　青盐　沙苑子　五味子　柏子仁

32. 顾（葑门）　失血既止，入冬不但血来，呛嗽火升，外寒内热，夫冬为蛰藏汇神之令，少壮不自保惜收藏，反致泄越，乃肾肝脏阴内怯，阳气闪炼自铄，草木填阴，暂时堵塞其隙，精血无以宁养，务潜以绝欲，百日不发为是，屡发必凶。

熟地（炒炭）　茯神　萸肉　五味子　湖莲　芡实　女贞子　川斛

33. 杨（二十二岁）　阴损体质，学艺倾银，火燃外铄内，液枯不能复，日饮上池无用。

糯稻根须　天冬　熟地　五味子

34. 狄（二十四岁）　左搏尺动，肝肾阴伤，血后干呛，夜汗。阴火闪动，阳不内交，虚怯阴损，壮水固本为要。医但治嗽清肺，必致胃乏减食。

人参　茯神　芡实　山药　熟地　五味子　山萸肉　湖莲　生龙骨

鲜紫河车胶丸。

35. 汪（水潭头）　肾阴已怯，心阳遇烦多动，所谓脏阴络损之血，甘以缓热，酸以固阴。

熟地（炒枯，水洗一次）　旱莲草　茯神　山萸肉　女贞子柏子仁　柿饼炭（三钱）

36. 王　禀质阳亢阴虚，频年客途粤土，南方地薄，阳气升泄，失血咳嗽，形寒火升盗汗，皆是阴损阳不内入交偶。医见嗽治肺，必延绵入凶。

熟地　芡实　五味子　茯神　建莲　炒山药

37. 叶（二十七岁）　此肾损久泻亡阴，当暑热气自上吸入，气伤热炽，音哑痰多，水涸金痿，非小恙也。绝欲固下，勿扰烦以宁心，精气再苏，望其痊可。

熟地炭　生扁豆　人参　茯神　川斛　女贞子

38. 朱（二十八岁）　归脾汤以治嗽治血，谓操持劳心，先损乎上。秦越人云：上损过脾不治。不曰补脾曰归，以四脏皆归中宫，斯上下皆得宁静，无如劳以性成，心阳下坠为疡，疡以挂线，脂液全耗，而形寒怯风，不但肾液损伤，阴中之阳已被剥研，劳怯多由精气之夺。

鲜紫河车胶　人参　炒枸杞　云茯苓　紫衣胡桃肉　沙苑子

39. 范（三十七岁）　穷乏之客，身心劳悴，少壮失血，尚能支持，中年未老先衰，久嗽失音，非是肺热，乃脏阴内损，不能充复。得纳谷安逸，可望延久。

早服六味加阿胶、秋石，晚用黄精、米仁膏。

40. 顾（二十岁）　内损是脏阴中来，缘少年欲念萌动未遂，龙雷闪烁，其精离位。精血虽有形象，损怯药不能复，必胃旺安纳。古称精生于谷，迨病日久，阴损枯涸，渐干阳位。胃口淹淹不振，中乏砥柱，如妖庙焚燎莫制。阳主消铄，遂肌瘦喉刺。《褚氏遗书》论损怯，首云男子神志先散，为难治之症。此下损及中至上之义。问大便三日一行而枯涩，五液干枯，皆本乎肾。肾恶燥，味咸为补，佐苦坚阴，医以不按经义杂治，谈何容易！

人参　阿胶　鲜生地　茯神　龟板　柏子仁

41. 邵（三十三岁）　五液变痰涎，皆肾液之化，阴不承载，咳痹痛甚，乃劳怯之末传。能勉强纳谷，可望久延。

阿胶　鸡子黄　黑豆皮　川斛　戎盐

42. 丁（二十二岁）　劳怯在前，痛利后加，外如寒，内必热，阴伤及阳矣。病深且多，医药焉能瞻前顾后，姑以痛坠少缓，冀其胃苏，非治病也。

理阴煎去炮姜，加白芍。

43. 宋（二四）　精壮年岁，面色萎浮，气冲逆，必心悸眩晕。问足跗易冷，间有遗泄。此皆烦劳办事，心阳过用，暗吸肾阴，下元日虚，虚风夹阳旋动不息，全是内损之病。治法取质味凝厚以填之，甘酸以缓之，重以镇怯，补以理虚，方是培本寻源之治。

熟地四两　萸肉二两　锁阳二两（炙）　茯神四两　五味子一两半　龟甲心二两　秋石一两　青龙骨二两（生研）　金樱膏二两　芡实四两

蜜丸。

44. 程（二五）　男子思念未遂，阴火内燔，五液日夺，孤阳升腾，熏蒸上窍，已失交泰之义。此非外来之症，凡阴精残惫，务在胃旺，纳谷生阴。今咽喉鼻耳诸窍，久遭阴火之迫，寒凉清解仅调六气中之火，而脏真阴火乃闪电迅速莫遏。清寒必不却病，良由精血内空，草木药饵不能生精充液耳。

细生地　清阿胶　猪脊筋　天冬　川斛

45. 诊脉尺垂，据述冲气上冲，肝脉必搏大无偏。视面色赤亮，肌肉瘦削，乃肾精肝血内耗，阴不和阳，致冲任不主把持，固摄壮水，正谓助阴抑阳。然久损不复，当与味厚质静或血肉有情，填实精髓，考古海藏、可久辈，咸遵是制。内损精血，务宜静养，使其加餐壮胃，所谓精生于谷也。且肝肾久伤，累及八脉，阴伤渐于及阳，岂一法网罗者。

46. 冲气上逆，宜摄下焦。
桂七味丸。

47. 脉涩，左肢麻，胁痛不能左眠，大便溏泄。此肾真空虚，木少涵养，厥阳冲扰，阳明失阖使然，无如乏力用参，唯摄少阴而已。
桂七味丸。

48. 阳升不纳，项肿足冷，法宜温纳。
桂七味丸。

49. 下虚不纳，头眩，食下少运。

桂七味丸。

50. 头蒙，短气少寐，少阴空虚，阳浮不纳使然。
桂七味丸。

51. 脉小。
附都气丸。

52. 两尺空大，嗽逆，行动气急，当摄下焦。
都气丸。

53. 劳损嗽甚，气急。
都气丸。

54. 劳嗽气逆，胃气不减，带病延年，不必见嗽见血。用药
治之。
都气丸。

55. 阅病原，诊脉数，不独脏阴内虚，气亦少附耳。最虑食
减，喘急。
都气丸，人参汤送。

56. 湖州（廿四）　少壮病不复元，失于保养，延为劳嗽，
胃气尚好，可与填精固下。
都气丸去丹皮、泽泄，加胡桃肉、二仙胶。

57. 壮水之药，且晚难以奏绩。
大补阴汤。

58. 阴亏阳亢。

大补阴汤。

59. 脉动搏且长，相火偏炽，阴分失固。咳呛痰血，最易成损。全在自知病因，勿妄欲念。恐心动精摇耳。

补阴汤加二至、丹皮、川斛。

60. 洪（吴江，二十七岁）　肌肉日瘦，竟夜内热，是内损阴虚，渐挨劳怯，安逸可久，天暖气泄病加。

早服牛乳一杯，另服补阴丸。

【按】晚年方案66案与医案存真168重复，有牛乳与乳酪之异，当是牛乳。

61. 营阴枯槁，心悸，嘈杂，咳嗽。

炙甘草汤玄参、干姜，加牡蛎、白芍。

62. 阅病原，参色脉，皆营阴不足，虚风萌动使然，法宜甘缓益阴。

人参　枸杞　柏子仁　茯神　紫石英　酸枣仁

63. 劳伤肾真，腰痛咳嗽。

贞元饮。

64. 脉微不耐按，真元已惫，何暇理邪？症危不易图治。

贞元饮。

65. 咳嗽，音嘶，脉细，宜摄少阴。

贞元饮。

66. 二气交虚。是以形神困顿，难以名状。药饵自宜血肉补之，先以贞元饮益之。

贞元饮。

67. 劳伤脱力，能食。

贞元饮。

68. 久嗽阴伤晡热，此属虚损。

贞元饮。

69. 养胃阴，谷增，不时形凛，理下焦保元为主。

贞元饮。

70. 阴损及阳，寒热日加，脉数形瘦，其何以理。

贞元饮。

71. 晡热月余，阴分渐伤，恐延劳怯。

贞元饮。

72. 劳伤肾，左脉弦数。

贞元饮。

73. 杨（海宁，二十六岁）　此劳怯是肾精损而枯槁，龙雷如电光闪烁无制。肾脉循喉，屡受阴火熏灼，必糜腐而痛，冬无藏精，春生寂然，胃气已索，草木何能资生？

猪肤汤。

74. 顾（铁瓶巷，十六岁）　稚年筋脉未坚，努力搂抱，致气血流行有触，胸背骨偏突成损，此属不足，非因外邪。在身半以上，为阳主气，致右肛疡成漏年余，真阴五液皆伤，纳食在胃，传入小肠而始变化。因咳痰不出，致呕尽所见乃已。喉痛失音，涎沫吐出，喉中仍然留存，明明少阴肾脉中龙火内闪，上燔阴液，蒸变涎沫，内损精血所致。医见嗽哑，清金润肺，未明呛嗽之源，是就其凶。

猪肤汤。

75. 申（余杭，二十六岁）　劳病，水枯肾竭不治。

猪肤汤。

76. 虚损，真阴内涸。当戊己君火主令，立夏小满，阳气交并于上，喉舌肿腐，是阴不上承。熏蒸腻涎，吐咯不清，皆五液之变，由司气感及躯质而然。检古方，以仲景少阴咽痛例，用猪肤汤。

77. 海宁（廿六）　劳怯是肾精内损，真阴枯槁，龙雷之火，闪烁无制。肾脉循喉，屡受阴火燔灼，必糜腐而痛。冬无藏精，春生亦无生发，胃气已索，草木何能挽回？

猪肤汤。

78. 兴化（廿四）　肛疡成漏年余，真阴五液皆伤，纳食在胃，传入小肠而始变化。因咳痰不出，必呕尽所食乃已。喉痛失音，涎沫吐出，喉中仍似存留。明明少阴脉中阴火内铄，上燔阴液，蒸变涎沫，内损精血，医见咳嗽音低，咸进清金润肺，不明此咳呛之原，是速其笃已。

猪肤汤。

79. 脉细数，咳嗽音哑，此属阴损，金水同治。

固本汤加北沙参。

80. 脉数无序，色萎。形瘦身热，脏阴损矣，急急防维，勿忽视之。

人参固本汤。

81. 吕（同里，二十岁）　夏令热气伤阴失血，冬藏气降，血症必然不来，肉瘦精虚，嗽不肯已。宜滋培脏阴，预防春深升泄病发。

固本加五味子。

82. 脉细。

熟地　当归　川斛　茯神　炙甘草　麦冬

【按】脉细提示阴血虚衰无以充养，贞元饮加麦冬、川斛以养肺胃，茯神以安神。

83. 失血色夺，脉弦，恐其食减。

熟地　白扁豆　北沙参　川斛　白茯神　麦冬

84. 血隶阳明而来，但脉芤而数，色痿少彩，少阴之阴伤矣。自知病因，葆真静养，庶几扶病延年。

熟地　川斛　麦冬　北参　茯神　扁豆

85. 咳嗽失血，脉大而数，由湿邪未净，延及少阴之损，将来有音哑之变。

熟地　麦冬　鲜莲肉　川斛　茯神

86. 脉弱带数，真元颇亏，内热咳呛。

熟地　天冬　稽豆皮　茯神　北参　霍斛

87. 阴不上承，咽痛音喝，柔金燥矣！金燥则阴何由而生？谓其延成肺痿，理固然也。

生地　鸡子白　人中白　玄参　南沙参　糯稻根须

88. 左脉弦数。

熟地　湘莲　龟板　茯神　天冬　麦冬　川斛　阿胶　女贞子　北参　海参胶　珠菜

89. 脉数，内热，背痛。

熟地　茯神　女贞子　川斛　龟板　旱莲草

90. 阳虚外寒，阴虚内热。

熟地　当归　炙甘草　茯神　白芍　麦冬

91. 阴亏阳升，耳鸣少聪。

磁石地黄汤加川斛。

92. 脉数。

熟地　龟板　女贞子　天冬　淮山药　茯神　白芍　粉丹皮　旱莲草　牡蛎　湘莲　海参胶

93. 两尺空大，鼻衄时发，脏阴亏矣。阳失其守，议仿虎潜意。

熟地　北五味子　虎胫骨　黄柏　茯神　龟板　苁蓉　川斛
牛膝　青盐

94. 罗（二十三岁）　壮年述冬季夜汗，入春吐血，问纳颇旺，无力举动，但喉痒发呛，此阴虚龙火上灼。议用虎潜去牛膝、当归，加五味子、二冬。

95. 朱（木渎，三十岁）　外视伟然，是阳气发越于外，冬乏藏阳，肝肾无藏。上年酸甘见效，今当佐苦坚阴。

熟地　五味子　山萸肉　茯神　天冬　黄柏

96. 李（三十二岁）　喜寒为实，喜暖为虚，冲气逆干则呛，黏涎着于喉间，是肾精内怯，气不摄固于下元矣。肾脏水中有火，是为生气，当此壮年，脉细不附骨，其禀质之薄显然。

紫河车　紫衣胡桃　五味子　云茯苓　枸杞　人参　沙苑子
黄柏（盐水炒）　秋石

捣丸。

97. 王（六一）　拮据劳形，操持劳神，男子向老，下元精血先亏，阳失交护，浮越上冒，致耳目清空诸窍不爽。凡下虚者必上实，此非风火，由阴不配阳使然。

虎潜丸。

98. 阴弱内热，渐延骨损。

六味汤去萸加白芍、九孔石决明、料豆壳。

99. 脉长弦数，阴亏阳不宁静，食下便溏，亦肾为胃关之义。六味汤去萸加牡蛎。

100. 脉细数，岂有阴精不夺乎？以脉论之，虚损已露，自知病因，保真为要。

水煮熟地　川斛　女贞子　天冬　北五味子　茯神　芡实
海参　龟净板　旱莲草　金樱　湘莲

101. 阴亏内热，左脉弦数，乙癸同治。

熟地　川斛　茯神　天冬　牡蛎　女贞子

102. 脉数无序，阴阳夹邪，难治。

麦冬肉　鲜藕　金钗川斛　鲜莲肉　茯神　蜜水炒知母

103. 嗽久失血，音哑，由外邪伤阴，阴枯则阳浮上亢，为少阴损也。

细生地　糯稻根须　人中白　玄参　鸡子白　粗旱莲草　白桔梗　生甘草

104. 张（嘉兴，十八岁）　阴火从晡暮而升，寐中呻吟，是浮阳不易归窟，形瘦食少，盗汗，摄固为是。

六味加人中白、阿胶。

105. 程（六三）　形瘦肌削，禀质偏热，夏秋病甚，是阴亏不耐暑热发泄之气耳。霜降收肃令行，浮阳潜伏，阴得自守，病觉稍退。述食辛辣热燥不安。其脏阴五液，为阳蒸变痰，非如痰饮可用阳药温通者。

人参　山萸肉　川斛　磁石　淡秋石　胡桃肉　女贞子　旱莲草

106. 病久反复，精气损伤，遂成虚怯。据说脐下闪闪升触，逆干咳嗽，兼痰多咽痹。明明元海无根，冲脉气震，无以把握，阴精内枯，阳乏眷恋。非静处山林，屏绝世扰，望其生生复聚？问医便投草木汤液，恐难久持。

鲜紫河车胶　秋石拌人参　云茯神　盐水炒紫衣胡桃肉

107. 嘉兴（十一）　肾肝内损，必致奇经失职，俗医混称阴虚，仅以钱仲阳小儿所用六味，曰：补阴和阳，益脏泄腑。要知此时仲阳非为虚损设立。

人参　紫河车　坎气　人乳粉　秋石　茯苓　五味子　紫衣胡桃

108. 阴亏则阳亢。

生地　龟板　芡实　旱莲草　黄柏　茯神　丹皮　女贞子

109. 下焦阴亏，心阳上炎，神烦舌干，当益阴潜阳。

生地　小人参　枣仁　灯心草　天冬　赤麦冬　茯神　川连

110. 脉弦数右大，舌绛色面微浮，咳呕上逆，心中热，腹中气撑，卧侧着右，暮夜内外皆热。自五月起，病百日不晓饥饱。病因忧愁嗔怒而起，诸气交逆，少火化为壮火，烦热不息，五液皆涸，内风煽动，亦属阳化，见症肝病，十之八九。秋金主候，木尚不和，日渐加剧，病属郁劳，难以久延。议咸苦清养厥阴之阴以和阳。

阿胶　川连　生地　糯米　白芍　鸡子黄

再诊。脉百至，右弦数，左细微。寒热无汗，渴饮呕逆；病中咯血，经水反多，邪热入阴，迫血妄行。平日奇经多病，已属内虚，故邪乘虚陷，竟属厥阴之热炽，以犯阳明，故为呕为闷，目胞紫暗羞明，咽中窒塞，头痛。由厥阴热邪通胃贯膈，上及面目诸窍。先寒后热，饥不能食，消渴，气上冲心呕哕，仲景皆列厥阴篇中。此伏邪在至阴之中，必熬至枯涸而后已。表之则伤阳，攻之则劫阴，唯咸味直走阴分，掺入苦寒以清伏热。清邪之中，仍护阴气，俾邪退一分，便存得一分之阴，望其少苏。

阿胶　鸡子黄　生地　白芍　黄连　黄柏

111. 络瘀泻之为，但左脉弦劲，肝阴颇亏，厥阳偏炽，亦不宜以此为长计也。

生地　淡菜　新鲜藕　牛膝　茯神　稽豆皮

【注】为，疑为衍文。

112. 少阴空虚，冲气上逆，卧则咳呛，咽干隐隐燥痛。少阴之脉循喉咙，阴少上承，阳乃亢耳。

熟地　女贞子　金钗川斛　天冬　人中白　糯稻根须

113. 脏真不固，阳浮失守，化风内煽，心悸不寐。火升气逆，阴不能平，阳不能秘耳。

桂七味汤加牡蛎。

114. 腰痛心悸，烦动则喘。少阴肾真不固，封蛰失司使然。切勿动怒，恐肝阳直升，扰动失血。

熟地　茯苓　左牡蛎　泽泻　牛膝　稆豆衣

115. 脉长尺垂，下焦脏真不固，阳浮血溢神倦，属虚损，非瘀也。

两仪煎。

 阳

1. 火虚不能燠土，不饥妨食，法宜脾肾同治。

人参　巴戟　益智仁　茯苓　葫芦巴　菟丝子饼

2. 阳气式微，行动气逆。

附子　北五味子　胡桃仁　茯苓　沉香汁　紫石英

3. 陆（二一）　腰冷，膝骨酸软，淋浊，尿后茎中空痛。少年未婚，此是勉强劳伤精关。且卧床必要垫实腰膂，虚象大著。交冬病加，问食少胃弱，非地黄腻滞、知柏泻阳可投。

菟丝子　覆盆子　芡实　沙苑子　家韭子　补骨脂　舶茴香　金樱子

线鱼胶丸。

4. 此伤于肾精不能封蛰，肝阳化风不宁，由冲海上逆，冲突无制，心悸，身若溶溶无定，是病静养葆真，调理经年乃复。

熟地　人参　茯苓　龙骨　牡蛎　飞金

5. 两尺空大，寐则汗泄，食下少运。

八味丸。

6. 唐　阅原案开列，皆肝肾为下元。男子中年已后，精血先亏，有形既去难复，五液内夺，阳气易越，治法从阴引阳，勿以桂附之刚。

鹿茸　角霜　当归　天冬　茯苓　苁蓉　枸杞　天麻　浙黄菊

7. 储（宜兴，三十三岁）　问生不长育，自觉形体不为矫捷，阴中之阳不足，精气未能坚充，莫言攻病，务宜益体。夫生化之源，在乎水中有火，议斑龙丸。

8. 腿软头眩，脉细。

大熟地　制附子　苁蓉　巴戟　枸杞　白茯苓　白牛膝川斛

9. 诊脉百至，数促而芤。劳损数年，不复寒热。大汗泄越，将及半载。卧枕嗽甚，起坐少缓。谷食大减，大便不实。由下焦损伤，冲脉之气震动，诸脉皆逆。医投清热理肺，降气消痰，益令胃气戕害。昔越人有下损过脾不治之训，此寒热汗出，二气不交所致。秋半之气不应，天气肃降乖离，已见一斑。生阳不发，入冬可虑，急固散越之阳，望其寒热汗出，稍缓再商。

救逆汤去白术，加人参。

气

1. 不独阴损，气亦乏矣，无力用参，奈何？
黄芪　当归　南枣　黄精　茯神　炙甘草

2. 关上（十九）　气泄，用阳药固气，若治嗽滋阴，引人劳病一途。

黄芪建中汤加人参。

3. 烦劳气泄，阳升巅顶，瞳神必胀，容色夺，目眶变。呼吸似乎下陷。若热气升，舌本必麻，即痰气阻咽。天暖风和必逸，乃血气因劳致虚，有藉乎天气之煦涵。《内经》云：劳者温之，取味甘气平以补其阴阳血气。然痰气宿恙，勿以腻浊为准。

人参　白术　当归　枸杞　茯苓　甘草　白芍　天麻　嫩钩藤　菊花炭

桂圆汁丸，午后服三钱。另早服虎潜丸四钱。

🌿 营卫

1. 脉数咳嗽，盗汗形寒，营卫交虚矣。
小建中汤。

2. 脉虚，知饥恶食，宜益营分。
当归　茯苓　炙黑草　煨姜　陈皮　南枣

3. 此劳伤营卫，寒热时作，心悸胸痛，怕其失血。
小建中汤加芍加牡蛎。

4. 色萎，脉弦数，营损之象，益以甘缓。
当归　炙甘草　煨姜　茯苓　广皮　南枣

5. 血乏，不饥，喜饮热汤，小腹冷。且益胃阳，佐以调营。
当归　谷芽　炙甘草　茯苓　新会皮　半夏曲

6. 寒热半年，少时色黄，气短咳呕，是内损营卫迭偏，劳怯重病。

人参　茯苓　黄芪　炙甘草　煨姜　南枣

7. 劳伤营卫，咳嗽寒热，日久有劳损之患。
小建中汤。

8. 病后营卫不谐，不时寒热。
小建中汤。

9. 此劳伤为嗽，脉来弦大，食减则剧。
小建中汤去姜易茯神。

10. 劳伤营卫，咳嗽，寒热，心悸。
小建中汤。

11. 劳伤营卫，寒热咳嗽，自汗妨食。
黄芪建中汤。

12. 脉涩，失血，咳嗽，妨食，盗汗，渐延劳怯之途，勿忽视之，须静养为妙。
小建中汤。

13. 稚年形消脉小，食物日少，晡热早凉，汗出，损劳难治。幼科门内损，必皮毛血肉之伤起因，议调营卫。

黄芪　归身　米糖　南枣

14. 杨（三十八岁） 病未复元，勉强劳力伤气，胸腹动气攻冲，或现横梗，皆清阳微弱，不司转旋。

小建中汤。

15. 张（二十九岁） 劳伤阳气，当壮盛年岁，自能保养安逸，气旺可愈。

人参当归建中汤。

16. 倪（枫桥，二十三岁） 劳伤营卫，不任烦冗，元气不足，兼后天生真不旺，古人必以甘温气味，从中调之。

建中法加人参、桂心、当归。

17. 顾 劳伤形气寒，脉小失血，乱药伤胃，食减，必用人参益胃，凉药治嗽必死。

人参　炙甘草　南枣　饴糖　当归　白芍　桂枝

18. 秦（三十九岁） 劳心力办事，气怯神耗致病，医咳嗽失血，多以清凉为药，视其形色脉象，凡劳伤治嗽药不惟无效，必胃口日疲。

小建中汤。

19. 吴（三十二岁） 述暑伏减食，即热伤气之征，中秋节令，知饥未得加餐。大凡损怯之精血枯寂，必资安谷生精，勿徒味浓药滋滞。

小建中汤。

20. 孙（二十六岁） 劳损未复，少年形瘦减食。

归芪建中汤。

21. 赵　纳食不充肌肤，阳伤背痛，阴囊冰冷。经营作劳，劳则气乏。经言：劳者温之。甘温益气以养之。

归芪建中汤。

22. 沈　背寒鼓栗而后发热，二便颇利，并不渴饮，入暮倚枕，气自下冲，呛咳不已，脉空大，按之不鼓，肌消神铄，是烦劳抑郁伤阳，寒热戌起丑衰，解时无汗，非外感表病显然。温养营分，立方掺入奇脉，宗阳维为病苦寒热之例。

川桂枝　鹿角霜　当归　炙甘草　生姜　南枣

又：进通和营分，兼走奇脉二剂，寒热已止，而操持烦心，皆属伤营耗气，未免滋扰反复。经谓：心营肺卫之虚，都是上损。立方不越益气养营矣！

人参　茯苓　广皮　炙甘草　炒白芍　当归　枣仁　生姜

23. 秋暑失血，初春再发，脉右大，颇能纳食。《金匮要略》云：男子脉大为劳，极虚亦为劳。要知脉大为劳，是烦劳伤气。脉虚为劳，是情欲致损。大旨病根驱尽，安静一年可愈。

炙绵芪　北沙参　炙甘草　白及　薏苡仁　南枣

 下焦虚

1. 固摄下焦方。

紫河车胶　熟地　山药　山萸肉　枸杞　大龟腹板　杜仲
五味子　茯神　芡实　真麋角胶　苁蓉　川斛　建莲

2. 下焦不纳，气逆脘闷。

熟地　牛膝　紫石英　泽泻　茯苓　川斛　沉香汁　山萸肉

3. 脉涩火升，食下稍有不适，即漾漾欲呕，究属下焦空虚，气冲无制使然，法宜填摄。

六味丸加湘莲、川斛、芡实、牡蛎。

4. 失血，咳呛，梦泄，皆属下焦不藏。

熟地　北沙参　天冬　旱莲草　茯神　川斛　山药　女贞子

5. 方（三十六岁）　脉细小垂尺，身动喘急，壮年形色若巅老，此情欲下损，精血内枯，气散不收。夫有形精血，药不能生，精夺奇脉已空，俗医蛮补，何尝填精能入奇经？

人参　胡桃肉　茯苓　补骨脂　河车胶丸

6. 詹（衢州，四十三岁）　阅开列病原，肾精内损，心神不敛，脏阴不主内守，阳浮散漫不交。中年未老先衰，内伤脏真，心事情欲为多，问后嗣繁衍，绝欲保真，胜于日尝草木。

九制大熟地　人参　金箔　石菖蒲　远志肉　茯神　生白龙骨　生益智仁

红枣蜜丸。

7. 周（十八岁）　能食胃和，后天颇好，视形神及脉，非中年沛充，乃先天禀薄而然。冬寒宜藏密，且缓夜坐勤读。

六味加秋石、人乳粉。

蜜丸。

8. 何（二二）　壮年脉乳少神，色痿肉瘦，食进不充形骸，不耐烦劳，乃内损也。节欲养精，安神养气，药用血肉有情，气血兼补，年少望其生振。

紫河车　人参　熟地　五味子　山药　茯神　莲肉　芡实

9. 肾精下损，乏阴气上承，浮阳上灼，咽喉痛痹，有喉宣发现，咳嗽喘促，是下焦元海不司收纳，冲脉之气上冲所致。故日进润剂，望其咳减，为庸医之良法，实酿病之祸阶，现在胃弱便溏，则非治嗽可疗矣。劳怯不复，当以固真纳气，培扶胃口，希冀加谷则吉。

人参　茯苓　芡实　坎气　湘莲子　秋石　五味子　胡桃

10. 怒伤肝，恐伤肾，二志交并，真脏内损。烦劳则阳气扰动，值春木之令，络血随气上溢，失血过多，阴气下空，阳无所附，上触清府，致木反乘金，咳呛气促，肺俞恶寒，脉弦数，乃下损之疾。

山萸肉　五味子　咸秋石　青盐　熟地

11. 男子脉大为劳。暑月阳不伏藏，初夏阳升血溢，皆内损少固。填精固气，是为药饵，静摄绝欲，经年可复。

线鱼胶　真沙苑子　五味子　龟板　茯神　淡菜胶　金樱膏
石莲　芡实

12. 咽喉如梗，脊热头眩，形神尪羸，脉来微细，经事如期。此属督脉空虚之候也，法宜温养。

鹿角霜　紫石英　白薇　川斛　枸杞　茯神　杜仲　桑椹子

13. 左尺空虚。

菟丝子饼 葫芦巴 茯苓 巴戟 砂仁末 橘红

14. 气因精而虚,乏力用参,何以补气?

枸杞 沙苑子 胡桃霜 苁蓉 杜仲 青盐 巴戟 羊内肾

15. 温养下焦。

鹿角霜 杜仲 巴戟 桑椹子 羊内肾 枸杞 苁蓉 沙苑子 白茯神 菟丝子

16. 食下少运,便泄,少腹气坠,脉细。命门火虚,清阳下陷,日久有腹满气急之患。

鹿茸 菟丝子 葫芦巴 人参 白茯苓 补骨脂

17. 温养下焦,佐泄厥阴。

巴戟 茯苓 葫芦巴 菟丝子 川楝子 桂心 小茴香 补骨脂

18. 温养肾真为主,所谓劳伤肾,劳者温之之义。

大熟地 枸杞 杜仲 苁蓉 线鱼胶 羊内肾 茯苓 菟丝子 巴戟 舶茴香 沙苑子 麋角霜

19. 冲脉为病,逆气至咽。

熟地 伽南香汁 茯苓 黄柏片 泽泻 白牛膝炭 桂心 紫石英

20. 脉弦数,少腹气冲,映背交痛,此高年阴血槁枯,少阴肾气不摄,势欲为奔豚,法宜温养下焦。

茯苓　紫石英　小茴香　枸杞　川楝子　柏子仁

21. 朱（临顿路）　精血空隙在下，有形既去难生，但阴中之阳虚，桂附辛热刚猛，即犯劫阴燥肾，此温字若春阳聚，万象发生，以有形精血，身中固生气耳。

淡苁蓉　桑螵蛸　炒黑大茴香　锁阳　生菟丝子粉

22. 邓（二十七岁）　精损在下，奇经久空，阳维脉络空隙，寒热已历几月，相沿日久，渐干中焦，能食仍有痞闷便溏，阴伤已入阳位，是虚损大症。俗医无知，唯有寒热滋降而已。

人参　麋茸　生菟丝子　炒黑川椒　茯苓　炒黑茴香

23. 二十日来，以甘温、益气、养阴，治脾营胃卫后天，渐得知饥纳食。思疟、痢致伤下焦，奇经八脉皆损，是以倏起寒热，背部畏冷，遇风必嗽痰。阳维脉无以维持护卫，卫疏则汗泄矣，从虚损门治。

人参　鹿角霜　沙蒺藜　补骨脂　茯神　枸杞炭　鹿茸
归身

24. 南京（三十五）　频年发失血症，嗽甚痰出，继以呕噫，日晡寒热，夜深汗泄。据述医见血，投以郁金、姜黄、韭汁、制大黄，逐瘀下走，希图血止，此是有余治法。夫人禀阴阳，偏则致病。自内损伤，即是不足。脉左动数，尺不附骨，明明肾精肝血内夺，弱阴无能交恋其阳，冲阳上逆，吸气不入，是以咳嗽气并，旋必呕噫浊涎黏沫。《内经》谓：五脏六腑皆令人咳。奈何今人以咳治肺，见痰降浊清热，损者更损，殆不复脏阴腑阳消长之机，杂药徒伐胃气。经年累月，已非暴病，填实下隙，须藉有情之属。

人参　紫衣胡桃　紫石英　茯神　五味子　山萸肉　河车胶　秋石

25. 王（同里，二十七岁）　向成婚太早，精未充先泄。上年起于泄泻，继加痰嗽，食纳较多，形肌日瘦，深秋喉痛，是肾精内乏，当冬令潜降，阴中龙雷闪烁，无收藏职司，谷雨万花开遍，此病必加反复。

秋石拌人参　紫衣胡桃肉　茯神　紫石英　女贞子　北五味子

26. 钟（四五）　未及五旬，肉消食减，此未老已衰。身动喘急，足跗至晚必肿，皆是肾真不司收摄纳气，根本先拨，草木微功，难以恢复。

坎气　人乳粉　五味子　胡桃肉

蜜丸，人参汤送下。

27. 久嗽形寒，行走喘急，是下焦先损。入冬阳不潜伏，喘甚失音，胃纳颇安。温养元海，佐其摄纳。若以清肺散邪，食减胃伤，必致败坏。

炒熟地　云茯苓　胡桃肉　牛膝　鹿鞭　淡苁蓉　炒黄枸杞

28. 当夏四月，阳气大升，体中阴弱失守，每有吐衄神烦。已交夏至，阴欲来复，进甘药缓补，所谓下损不得犯胃也。

熟地　莲肉　炙甘草　山药　茯神　芡实　阿胶　柏子仁

29. 徐（醋库巷）　年多下元自馁，气少固纳，凡辛能入肾，辛甘润药颇效。阴中之阳气，由阳明脉上及鼻中，当以酸易辛为静药。

紫衣胡桃　山萸肉　五味子　茯苓　锁阳　补骨脂
青盐丸。

30. 陆（虎邱，二十一岁）　肾肝内损劳怯，必致奇经失职。俗医混称阴虚，仅以六味，曰补阴和阳，益脏泄腑，彼时仲阳非为阴损而设。

紫河车　坎气　紫衣胡桃霜　人参　茯苓　五味子　人乳粉
秋石

31. 虚损心热，腭干，咳嗽，失血。此天气令降，身中龙相反升，下焦真气不得收纳故也。唯宁神静坐，斯天君不动，自得阴上承，阳下降，地天交而成泰矣。

紫衣胡桃肉　坎气　糯稻根须　北五味子　白蜜

32. 张（三十岁）　此肾虚不纳，冲气上干，喘嗽失音，夜坐不卧，医每治肺，日疲致凶。早服薛氏八味丸三钱。

33. 目涩，耳鸣，精浊，皆属肝肾虚。

熟地　枸杞　女贞子　葳蕤仁　磁石　北五味子　川斛　巨胜子

34. 朱（三十岁）　此内损也，损者益之。按脉虚芤，精夺于下，当补益肝肾精血。

35. 此劳伤肾也。

还少丹。

36. 徐（二十三岁）　内损，血后痰嗽，渐渐声哑，乃精血先伤，阴中龙火闪烁，迭经再发，损必难复，填实下元，虑其不及。庸医见血滋降，见嗽清肺消痰，不知肾液被阴火煅炼化痰，频发必凶。保养可久，服景岳一气丹。

37. 陈（二十六岁）　此劳病，自肾损延及胃腑，脉垂色夺，肌消日加枯槁，阴损及阳，草木不能生出精血，服之不效为此。

一气丹。

38. 徐（十四岁）　幼冲多六气之扰，少七情之伤，痛在下焦肢末，初痛必系寒湿痹阻于经络之中，方书谓为寒为痛，为湿为肿。砭刺疏通，引动脉中之气血，原得小效。寒湿邪气属阴，久蓄不得解散，蒸腐血液，变热成脓，附骨痛疡，久而精神日惫，理必延为漏危矣。三年宿疴，寒暑迭更，邪必涣解，此为损症。凡女子二七而天癸至，谓体阴用阳也。昔因客气而致病，再因痛伤，已损及真气，诸症所称难状痼疾矣。今攸热蒸蒸，喉燥呛咳，纳食日减，乃损至精髓，草木攻邪，日加剥斫。参、苓养气，难充形质，投药必不见长，无治病成法可遵。盖以有情之虚，养非气味之乘，强望胃纳扶持，至春回寒谷，再议丸方。身体热蒸多呛火升，用糯稻根须，漂、洗洁，阴干，两许煎汤，服此能退阴分燔灼之热。种植以来，不见天日，得水土之养，清而不克之药。人参非助热之药，本草云：阴中之阳，其气主升，故不宜单用。食少易热，咳呛，芪、术、归、地，皆为壅滞。以人乳旋成粉，和参末捏作钱许小丸，俾濡养血中之气。藉人身之生气，胃气略好，当与景岳一气丹，制膏与服，中有红铅一味，世间无有真者，以真坎气二十四枚代之，合乎二十四气以默运耳。

39. 孙（三十四岁）　内损精血，有形难复，淹淹年岁，非医药功能，病中安谷如饥，后天生气未惫。若究医药，必温煦血肉有情，有裨身中血气。冬春用天真丸。

🌿脾胃肾

1. 孙（南仓桥，二十四岁）　精损于下，阴中龙雷燃烁莫制，失血后肛疡脓漏，即阴火下坠所致。行走喘促，涎沫盈碗上涌，肾不摄纳真气，五液化沫涌逆，无消痰治嗽之理，扶胃口，摄肾真，此时之要务。

人参　坎气　胡黄连　紫石英　茯苓　五味子　芡实　山药

2. 汤（胥门，五十六岁）　酒客大便久溏，世俗谓聚湿脾伤损肾，脾病入肾，有久泻久痢为肾病矣。失血用滋阴凉降者，十居七八，以少年阴虚火炎为多。如中年积劳，走动欲喘，久立肛坠后重，所宜在乎摄肾固纳。理中汤劫胃水，能止上下失血，王损庵法立见，非是杜撰，不效之所以然，以肾虚恶燥耳。

人参　山萸肉　茯苓　石莲子　木瓜　炙甘草　五味子

3. 曹（三十一岁）　肾虚水液变痰，下部溃疡成漏，血后嗽呛不止，精血内夺，龙雷闪烁，阴损及阳，症非渺小。庸医见痰血及嗽，辄投凉剂，不知肾藏生气宜温，若胃倒便泻，坐视凶危矣。

人参　胡桃肉　五味子　茯神　鲜河车胶　湖莲子　芡实

4. 管（四十三岁）　食减肉瘦，食已不运，诊关前沉濡小涩，尺中虚芤。脾阳宜动，肾阳宜藏，见此脉症，未老早衰，内损以调偏，莫言攻邪。

人参　茯苓　荜茇　葫芦巴　生益智仁　生姜

5. 张（十六岁）　先天禀薄，真水不旺，先气不充，少壮诸事懒倦，竟夜阴中龙雷闪烁，早间齿龈血痕，风阳内攻，巅晕流泪，是根本之恙，胃口亦弱，不宜太清内热。

熟地　黑壳建莲　茯神　芡实　山药　炙甘草　川斛　木瓜

6. 庞　久损精神不复，刻下土旺，立春大节，舌碎腭腐。阳升阴不上承，食不知味，欲吐。下损及胃，最属不宜。

人参　炒麦冬　紫衣胡桃肉　熟地　鸡子黄　茯神

7. 庄（宜兴，十九岁）　疟痢后脾肾两伤，用缪氏法。
双补丸。

8. 左脉弦大空虚，右脉虚软涩滞，能食不能运，便溏跗肿，此系积劳伤阳。壮岁经年不复，当作虚证，宜补脾肾治。

人参　于术　茯苓　煨益智仁　淡附子　白芍　甘草　干姜　葫芦巴

9. 东山（三十四）　精损于下，阴中龙雷之火燃烁莫制。失血后肛疡脓漏，即阴火下坠所致。行走喘促，涎沫上涌，是肾不摄纳，真气五液变沫涌逆，无治痰治嗽之理。扶胃口，摄肾真，乃为对病之药。

人参　茯苓　坎气　五味子　紫石英　芡实　湖莲　山药

心脾

1. 阳衰则神疲，补阳宜甘温。

六君子汤。

2. 脉微，按之数，咳嗽，食下便溏。此阴损及阳，殊不易复。须胃强能纳，庶可撑持。

六君子汤去半夏加白芍。

3. 气弱神倦，妨食，耳鸣。

人参　当归　炙甘草　煨姜　茯苓　半夏　生谷芽　大枣

4. 气弱神倦，食少。

人参　北五味子　茯神　麦冬　鲜莲子　霍斛

5. 范（湖州，二十五岁）　形色黄瘦，脘痛呛血，问纳食减平日之七，自初春至霜降不得醒复。此内损七情，淹淹劳怯，若不扶其脾胃，但以嗽呛为治，殆不可为矣。

参归建中汤。

6. 无锡（三十一）　夏月带病经营，暑湿乘虚内伏，寒露霜降，天凉收肃，暴冷引动宿邪，寒热数发，形软食减，汗出。医工治嗽，恐其胃倒，渐致劳怯变凶。

归芪建中汤。

7. 戴（太兴，二十八岁）　色脉是阴虚，其喉妨纳，乃阴乏上承，热气从左升，内应肝肾阴火，前议复脉，大便滑泄，知胃气久为病伤，不受滋阴，必当安间静室以调，非偏寒偏热药能愈。

人参　扁豆　川斛　茯神　木瓜　北沙参

8. 程（六十二岁）　形神衰，食物减，是积劳气伤。甘温益气，可以醒复。男子六旬，下元固虚，若胃口日疲，地味浊阴，反伤中和。

异功散。

9. 范（二十四岁）　劳嗽三年，形羸便溏。大凡久损，必调脾肾为根本。当夏热发泄之后，须培脾胃，得加谷安适，仅图延久。

戊己汤。

10. 劳怯形肌日悴，食减自利，腹痛寒热，由阴虚已及脾胃。无治嗽清滋之理。姑以戊己汤加五味子，摄阴为议，是难愈之症。

炒白芍　炙甘草　北五味子

11. 不独下焦阴损，中气亦惫矣，当归家调理为要。

人参　茯苓　半夏曲　橘红　木瓜　大麦仁

12. 调益心脾，用王荆公法。

人参　益智仁　茯神　炙甘草　麝香　茯苓　龙骨　远志

广木香　朱砂

滚水泛丸。

13. 张（四十五岁）　中年肉瘦色黄，言语动作呛嗽，几番大血，自知劳悴。凡劳烦身心，必心脾营伤，医每嗽血辄投地、冬滋阴凉药。中年操持之劳，与少年纵欲阴伤迥异。盖心主血，脾统血，操持思虑，乃情志之动，非寒凉可胜，当用严氏归脾汤，去木香、黄芪。

14. 脉细软涩，气冲失血，寐欲遗精，今纳谷不运，神思日倦，缘操持太过，上下失交，当治中焦，心脾之营自旺，诸症可冀渐复。偏热偏寒，都是斫丧真元。

人参　归身　于术　广皮　枣仁　茯神　白芍　炙甘草

15. 有年劳伤神悴，肤无膏泽，时欲腹鸣啾痛，营血不得流行之故。开怀安逸，仅可带病延年。

人参　当归　肉桂　白芍　炙甘草　茯苓　远志　熟地炭

【注】啾，此言细微的肠鸣声响。

心肾

1. 徐（二十六岁）　少年读书久坐，心阳亢坠，皆令肾伤。医药乱治，胃伤虚里，胀闷吐水而滑精未已，乃无形交损。

人参　抱木茯神　远志　茯苓　益智仁　砂仁壳　青花龙骨炙甘草

2. 王（二六）　过用心思，营气日漓，心悸眩晕，遗精，腰膝下部畏冷。阴阳造偏，心肾交损，议镇怯，佐以固摄温纳。

桑螵蛸　人参　茯神　青花龙骨　金箔　锁阳

蜜丸。

 胃

1. 劳损，嗽逆，呕恶。养胃阴固属正治，然难奏绩。

人参　麦冬肉　茯苓　茯神　炙甘草　白粳米　南枣

2. 陆（西津桥，二十二岁）　节令嗽血复发，明是虚损，数发必重，全在知命调养。近日胸脘不爽，身痛气弱，腻滞阴药姑缓。议养胃阴。

生扁豆　北沙参　生甘草　米拌炒麦冬　白糯米

3. 幼年久有遗精，目疾，不耐劳烦。先后天未曾充旺，秋季疟邪再伤真阴，冬月夜热，嗽痰失血，不饥不食，盗汗伤阳，阳浮不藏，渐干胃口，皆久虚劳怯之象。此恙屏绝酒色怒烦，须安闲坐卧百日，必胃口渐旺，病可渐除，古称精生于谷食也。

北沙参　女贞子　茯苓　炒麦冬　米仁　川斛　芡实

4. 夏至阴气不生，乃损不能复矣。今当大热，气泄愈甚，百脉诸气皆空，脂液尽耗，难望再醒，为寒为热，无非身中阴阳互乘，阳由阴上越，则顶巅痛。风木之火入中，则呕逆呛咳，总之液涸神竭。进两仪煎、琼玉膏，扶至稍凉，再为斟酌。

麦冬　竹叶　人参　乌梅肉　大麦　鲜荷叶汁

水煎，澄冷服。

5. 泰兴（二十八）　　色脉是阴虚，其喉妨食纳，乃阴乏上承，热气从左上升，内应肝肾阴火。前议复脉法，大便滑泄，知胃气久为药伤，不受滋阴，必当安闲静室以调之，岂偏寒偏热药能愈？

人参　茯苓　扁豆　木瓜　石斛　北沙参

脾肺

1. 凡忧愁思虑之内伤不足，必先上损心肺。心主营，肺主卫，二气既亏，不耐烦劳，易于受邪。唯养正则邪自除，无麻、桂大劫散之理，故内伤必取法乎东垣。今血止脉软，形倦不食，仍呛咳不已，痰若黏涎，皆土败金枯之象，急与甘缓补法。

生黄芪　炒白芍　炙甘草　饴糖　南枣

2. 因时病而不慎口腹，以致咳痰呛逆，肌肉消铄，食下膹胀，甚则吐食，而成虚损矣。病在土不生金，金衰则不制木，互相戕克，有不能起之象，议以养金制木，使中焦无贼邪之患，壮火培土，使上焦得清化之权亦是一法，未知何如。

甜沙参　淮小麦　鲜莲肉　南枣　淮山药　云茯苓　燕窝

继进方：

人参　山药　白芍　茯苓　炙甘草　南枣　鲜莲肉

肺

1. 张（葑门，三十九岁）　　过劳熬夜，阳升咳血，痰多夜热，非因外感。尺脉中动，左数，肝肾内虚，失收肃之象。

北沙参　玉竹　麦冬（炒）　　扁豆　甘草（炙）　　蔗汁

2. 沈（四十岁）　　几年失血，继而久咳，乃内损之咳，痰多治嗽无用，已失音嘶响，损象何疑？

黄精　白及　米仁　茯苓

四味熬膏，早服牛乳一杯。

3. 姚（曹家巷，四十四岁）　　心腹如焚，肌腠寒冷，知饥不甘纳食，大便久溏，此属劳怯。医者见嗽清肺清热，损者愈损，未必用药能除病。

黄精　白及　米仁　炙甘草

4. 张（五十五岁）　　穷乏之人，身心劳动，赖以养家。此久嗽失血声嘶，是心营肺卫之损伤，不与富户酒色精夺同推。

黄精　白及　米仁　茯苓

5. 张（三十九岁）中年色萎黄，脉弦空，知饥不欲食，不知味。据说春季外感咳嗽，延秋气怯神弱，乃病伤成劳。大忌消痰理嗽。

麦冬汤。

 变证

1. 阴弱气怯，头晕肢冷，食下少运，甘温益之。

菟丝子饼　茯苓　甘草　谷芽　半夏曲　当归　广皮　煨姜

2. 两尺空大，少阴空虚，食下少运，噫气，亦肾为胃关之义。

菟丝子饼　葫芦巴　茯苓　砂仁末　益智仁　广皮

3. 不饥脘闷，漾漾欲吐。原属少阴空虚，刻下宜和中焦。

谷芽　半曲　川斛　茯苓　木瓜　广皮

4. 劳伤夹暑。

归身　半曲　扁豆叶　木瓜　茯苓　炙甘草

5. 脏真日渐削夺，全赖胃强纳谷，精血生于谷食是也。今晨起身热，上焦未免暑热留焉，先宜存阴和阳，暑自却矣。

人参　麦冬　鲜莲肉　茯神　霍斛　白粳米

6. 脉涩，背痛，咳嗽。

熟地　杜仲　炒枸杞　茯神　归身　牛膝炭

7. 阴虚之质，因暑热致嗽失血，复延肛疡。暑热乘虚内陷，酿成阴损矣。谷食不减，用药庶几有效。

熟地　山药　穭豆皮　川斛　茯苓　丹皮　泽泻　糯稻根须

8. 脉涩不利，梦泄食少内热。此少阴阴亏，谷气水湿下注，乃阴亏湿热之候也。

猪肚丸。

9. 脏阴暗耗，气浮肤热，脉数腹膨，阴亏渐及阳位，此属虚损，最不易治。

猪肚丸。

10. 潘（二十六岁）　少年失血遗精，阴虚为多。夫精血有形，既去难复，即是内损阴虚，日久渐干阳位，肝肾病必延胃府。所列病原，大暑令节，乃天运地气之交替，人身气馁，失司维续，必有不适之状。褚澄云：难状之疾，谓难以鸣诉病之苦况也。

妙香散。

11. 陈（蓳门，六十七岁） 老年仍有经营办事之劳，当暑天发泄之候，已经久嗽，而后呛血，是阳升上冒，阴不承载之病。病中再患疡溃脓泄，阴液走漏，天柱骨倒，尪羸仅存皮骨。两交令节，生气不来，草木焉得挽回！固阴敛液，希图延挨日月而已。

每日饮人乳一杯。

12. 顾（二十二岁） 少壮，冬不藏精，仲春内热招风，谓风温咳嗽，内伤略兼外邪，治邪必兼养正。昔人有温邪忌汗、下者，谓阴阳二气不可再伤也。一逆再逆，病日深矣。视面色黄白少泽，按脉形致虚，下垂入尺。问咳频气不舒展，必有呕恶之状，显然肾虚少纳，肝阳阴火冲起，犯胃为呕，熏肺喉痒，其不致骤凶，赖水谷未减安受。考血必聚络，气攻热灼，络血上涌，精血有形损伤，草木无情不能生续。血脱益气，乃急固其暴。治法以潜心宁静，必情念不萌，绝欲肾安，斯精血生聚。若频发不已，虽安养不能却病。

人参　熟地　川斛　五味子　女贞子　茯神　漂淡天冬　紫衣胡桃肉

13. 疟伤真阴，七八年来每交春季，即脊背肩胛胀痛，入夏更甚，冬寒乃痊。凡春夏之时，天地大气发泄，至秋冬方始敛藏。脏真既少，升泄病来。督脉行身之背，自阴而及于阳，但内伤不复，未易见功，唯养静断欲，用药可希渐效。

鹿角霜　鹿角胶　熟地炭　菟丝子饼　青盐　柏子仁

14. 脐旁有块，仍流动，按之软，或时攻胁刺痛，外肾寒冷拘束，病属肝血肾精之损。凡肾当温，肝宜凉，肾主藏纳，肝喜疏泄，收纳佐以流通，温肾凉肝，是此病制方之大法。

归身　枸杞　生牡蛎　炙鳖甲　小茴香　沙疾藜

15. 交四之气，热胜元虚，乃气泄之候，营卫本乎脾胃，不耐夜坐，舌心腐碎，吸吸短气，似不接续，中焦喜按，始得畅达。目胞欲垂难舒，四肢微冷失和，从前调理见长，每以温养足三阴脏，兼进血气充形，病减七八。今当长夏，脾胃主气，气泄中虚，最防客气之侵，是质重之补宜缓，而养胃生津、宁神敛液仍不可少。候秋深天气下降，仍用前法为稳，拟逐日调理方法。

人参　茯神　天冬　枣仁　知母　建莲肉　炙甘草　川斛

熬膏。早上进丸药一次。

遇天气郁勃泛潮，常以鲜佩兰叶泡汤一二次，取芳香不燥，不为秽浊所犯，可免夏秋时令之病。鲜莲子汤亦好，若汗出口渴，夜坐火升舌碎，必用酸甘化阴，以制浮阳上亢，宜着饭蒸熟。

乌梅肉　冰糖

略煎一沸，微温和服一次。

饭后饮茶，只宜炒大麦汤，芥片，或香粳茶，其松萝、六安味苦气降，中气虚者不宜用。瓜果宜少，桃李宜忌。玉蜀黍坚涩难化，中虚禁用。香薷饮泄越渗利，颇不相宜，或有人参者，可以凉服。暂用煎药，当和中清暑，以雨湿已久，中焦易困耳。

人参　木瓜　扁豆　麦冬　茯苓　甘草　佩兰叶

临晚进膏滋药：

人参　熟地　远志　甘草　绵芪　茯苓　桂圆肉　归身　五味子　枸杞

照常法熬膏，不用蜜收，白水调服。

当夏季反复变幻，因天地气机大泄，身气久虚，无以主持，故见病治病无功，而安中纳下，每每获效，入秋常进附子七味丸颇合。今秋分节，天气降，地气收，缘久热气伤，虚体未能收肃，是以肢节时寒，头巅欲冷。无非病久诸气交馁，斯外卫之阳少护，液髓暗耗，则血脉不营，而阴乏内守。凡此皆生气之浅鲜也，急当温养益气，填补充形，使秋冬助其收藏，预为来春生发之用。《内经》有四季调神之训，今投药亦当宗此旨。

鹿胎一具　生羊内肾十对　黄狗肾二十副　苁蓉一两五钱大熟地四两（砂仁制）　茯神一两五钱　五味子一两五钱　湖莲肉二两　人乳粉一两五钱　柏子霜一两五钱　紫河车一具（漂）青盐八钱

上用诸膏并捣地黄为丸，早服五钱，人参汤送。

【注】芥片，待考。

16. 勉强摇精，致阳缩囊纵，不但形弱伛偻，肛门脐窍皆为收引，咽喉牵绊，自此食物渐渐减少，由精血之伤有形，最难自复。少厥两阴脉，循喉咙，开窍于二阴，既遭损伤，其气不及充注于八脉，见症皆拘束之状。上年进柔剂阳药，服后头巅经脉皆胀，耳窍愈鸣，想是脏阴宜静，试以乘舆身怖，必加局促不安，宜乎升阳之动，药不灵矣。夫少阴内藏，原有温蒸诸法，厥阴相火内寄，恶寒喜凉。仿丹溪潜阳法，仍候高明定义。

龟板　知母　茯苓　秋石　生地　阿胶　远志炭　柏子仁

又：交四之气热胜，元虚则气泄不耐久坐，舌心腐碎，吸短气似不接续，中焦喜按，始得畅安，目胞欲垂难舒，四肢微冷失和。从前调理见长，每以温养足三阴，兼进血气充形之品，病减。今当长夏，脾胃主气，气泄中虚，最防客气之侵，是质重之补宜缓，而养胃生津、宁神敛液，仍不可少。候秋深天气下降，仍用前法为稳，拟逐日调理方法。

人参　麦冬　知母　天冬　茯神　甘草　川斛　建莲

遇天气郁勃泛潮，常以枇杷叶拭去毛，净锅炒香，泡汤饮之四次，取芳香不燥，不为秽浊所侵，可免夏秋时令之病，若汗出口渴，夜坐火升舌碎，必用酸甘化阴以制浮阳上亢。

蒸熟乌梅肉一钱，冰糖三钱，煎汤饮。

瓜果桃李御麦（即玉米），中虚禁食，香薷饮泄越渗泄，颇不相宜。暂用煎药，当和中清暑。雨湿已久，中焦易困。

人参　茯苓　麦冬　木瓜　甘草　炒香枇杷叶

临晚服膏方：人参　麦冬　熟地　远志炭　五味子　茯苓
枸杞

又：常夏季反复变幻，因天地气机大泄，体气久虚，无以主持，故见病治病，则无功，而安中纳下每每获效，入秋常服附子七味丸颇安。秋分节天气降，地气收，缘火热气伤，虚体未能收肃，是以肢节时寒，头巅欲冷，无非病久诸气皆馁，斯外卫之阳少护，液髓暗枯，则血脉不营，而阴乏内守，凡此皆生气之渐鲜也。急当温养益气，填补充形，使秋令助其收藏，预为来春生发之用。按《内经》有四气调神法，即今投药亦当宗此旨。

鹿胎　熟地　五味子　麦冬　人乳粉　苁蓉　黄狗肾　柏子仁　青盐

参汤下。

【按】医案存真 79 案与 88 案有类似，共存。

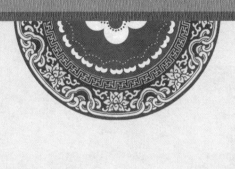

耳

1. 此湿火上蒸，耳聤胀痛，且溢黄水，先宜清之，而原本属肾虚。

大豆卷　银花　米仁　连翘　绿豆皮　夏枯草　通草　桔梗

2. 下焦阴虚，阳浮不纳，耳鸣，头倾欲晕。

灵磁石　川斛　山萸肉　熟地　牛膝炭　女贞子　牡蛎　茯苓

【按】肾阴亏虚，肝阳内风上扰，自当固封下焦，滋阴潜阳。耳鸣一证，殊为难医，确为肾虚者，非病程久远，其愈可期。愚曾以引火汤、封髓丹辈愈数人。

3. 左脉独弦，耳鸣偏左，木火无疑。

苦丁茶　鲜荷叶　连翘壳　绿豆皮　黄菊花

【按】此案类似俗称之"上火"，在诸清胆泻火药基础上加一味鲜荷叶升清以降浊。若夫时值夏秋，以鲜荷叶清暑以应时令亦是妥帖。

4. 耳聤，环口浮肿，是少阳阳明风热，久而失解，邪漫经络，倏然疹现随没，当与罗谦甫既济解毒汤。

枯芩　大黄　防风　银花　葛根　升麻　川连　荆芥　甘草

陈酒浸半日，阴干煎。

【按】此案虽选取罗谦甫既济解毒汤，实乃秉承刘河间"胃肠积热，三焦燥火怫郁"论。近人不知节制，饱食终日，少动懒言，脾胃肝胆多载荷运行，"胃肠积热，三焦燥火怫郁"甚众。虽有世药"黄连上清丸""防风通圣丸""槟榔四消丸"等，然娴熟斯法者稀。

5. 顾　左耳窍汨汨有声，左胁冲脉冲起欲胀，肝脏血络大虚，气偏乘络，络空为胀，当年痛发，用归脾最安。但芪术呆守中上，似与气升膜胀相左。有年奇脉已空，以宣通补液，使奇脉流行，虚胀可缓。

枸杞　归身　柏子仁　桃仁　桂圆　鹿角霜　小茴香　香附

茯苓

6. 洪　劳心营耗，风火交炽，饮啖酒肉，湿热内壅，络虚肺实，肉肿如痹。当此小满，阳气大泄，一阴未复，致内风夹阳上巅，耳目孔窍不清，舌苔黄厚，并不大渴，虽与客热不同，但口中酸浊吐痰。酒客不喜甘药，议进滋肾丸。

【按】此案令人深思，世人生活节奏快，喝酒熬夜，嗜食厚味，形神俱惫，时医长以"黄连上清丸"辈调治，随可稍缓，每致诸症丛生，反复不已。"滋肾丸一方，乃补水之方，亦纳气归肾之方也。"确系善法。

7. 疟后耳窍流脓，是窍闭失聪，留邪与气血混为扭结，七八年之久，清散不能速效，当忌荤酒浊味，卧时服茶调散一钱，患耳中以甘遂削尖，插入，口内衔甘草半寸许。

【按】此案用茶调散或有"风能胜湿"之意，外治法以反药相激或有不可思议之效。类似案例本人曾治数例，多委以异功理中辈，自认为略佐白芷"托毒透脓"，看来仍是"风胜湿"之用。

目

1. 气弱，右目昏花眶垂，宜益其虚。

参须　黄芪　柴胡　归身　葳蕤仁　白芍　升麻　炙甘草

【按】此案为补中益气汤变法，益气升阳，兼顾阴血，当效。临证余袭用益气聪明汤化裁，取效尚可。有是证，用是方，眼花耳鸣不可尽责肝肾不足。

2. 徐（五十六岁）　眼胞上下，脾肾之脉循行，垂不开阖，太阴脾脉已倦，甘补体用为宜。

蒸于术　枸杞　桂圆　归身　黄芪　炙甘草　煨木香　浙菊花

3. 眼胞上下，脾肾之脉循行，倦于开合，太阴脾脉已钝，甘补体用为宜。

蒸于术　枸杞　桂圆肉　归身　黄芪　炙甘草

【按】此案类徐案，从"太阴脾脉已钝"描述而言或较上案为甚，故木香类亦减去不用。

4. 黄（嘉兴，三十九岁）　向年戌亥时发厥，是以肝肾阴虚，阴火内风蒙神，治逾五载，迄今左目流泪，至暮少明，胃脘中隙痛。经谓：肝脉贯膈入胃，肝窍在目。此皆精血内亏不足之象。若云平肝是疏克攻治，乃相反矣。

天冬　熟地　枸杞　玄参　浙菊花　谷精珠

【按】此案取用补益肝肾之法，兼以清肝明目。大补真阴，熟地最宜。今人不敢用大剂量熟地，恐其滋腻碍胃，殊不知对阴精不足重症，放胆用之，其效可期。亦可从小剂量开始逐渐加量，少则30克，多则90克、120克不等。奈何今时之熟地多难觅古法炮制品，笔者常用先煎久煎之法以弥补不足，尚可。

再按：肾阴大亏，气散虚逆，熟地放胆重用，30～100克甚有佳效，不唯无腻，且有增食体健之效。

5. 茹（三五）　向来无病，因服地黄丸，反左胁腰中脐旁，气攻作痛，间有遗精，目暗虚花或起浮翳，据述用细辛、桂枝翳退，遂加头痛，此体质阳虚，误用阴寒腻浊所致。夫肝主疏泄，肾主藏固，肝宜凉，肾宜温，纳肾佐以通肝，温下仍佐坚阴，以制木火，是为复方。

当归　小茴香　补骨脂　胡桃肉　茯苓　穿山甲　炒黄柏
青盐

6. 周（五一）　正视一物见二，晲视则否。凡积劳气泄阳伤，当夏热气再大泄，虽曰肝窍开目，实脏真精华会聚之处。当甘缓理虚，酸收其散，大忌苦降辛开。

桂圆肉　枸杞　炙黑甘草　五味子　山萸肉　菊花炭

7. 王（二六）　目患，其来甚骤，医投风药寒凉，渐起翳障眵肉，欲遗未泄，已见淋浊。阴虚弱质，暑湿热气直入于阴经，非欲速易愈之症。

石蟹　苦丁茶　金斛　桑白皮　飞滑石　干荷叶　夏枯草

8. 形劳悒郁之伤，脉得左部弦劲，肝血胆汁已少，目翳红赤。治以凉肝滋液。

穞豆皮　菊花炭　谷精草　淡天冬　枸杞　生地

9. 瞳神散大无光，乃动怒阳盛，致血耗水涸，精采散越之象，治宜养血敛液。

熟地　五味子　山萸肉　茯苓　女贞子　白芍　炙甘草

丸方：

熟地　五味子　茯苓　磁石　山萸肉　枸杞　白芍　青盐

龟胶丸。

10. 男子七旬，下元脂液已少，阳气升腾，阴少承供，目羔先从左起，肝主左升也。血无内藏，阳上蒸迫，为障失明，显然水亏无以生木。不足之症，焉得用龙胆、黄柏泻火之理，倘苦寒伤胃，噬脐莫及。

羖羊肝　谷精草　浙菊花　制何首乌　夜明砂　濂珠粉

枸杞

鼻

1. 脉小，阳未振动，自觉鼻孔凉生。肺开窍于鼻，主乎一身之气，气弱阳微是其征也。

于术　茯苓　生姜汁　附子　桂枝　大南枣

2. 风火郁于上焦，鼻流秽浊气腥，当薄滋味。

薄荷　黑栀子　象贝　连翘　天花粉　菊花

【按】此案所述，现代鼻科之急性鼻窦炎也，《素问》"胆热移于脑，则辛頞鼻渊"此之谓也。故取黑栀子清三焦肝胆之火，薄荷、连翘、菊花清解风热于上焦，象贝、天花粉润燥化痰排脓。

3. 风袭脑门，巅痛涕溢，最不易治，虽有成法，鲜能除根者。

蔓荆子　川芎　僵蚕　白蒺藜　辛夷　茯苓

【按】巅痛流涕溢，多见于急慢性鼻窦炎。言"鲜能除根者"，当属见道之言。此类疾病取效易，守效难。此案叶氏取川芎、蔓荆子祛风定痛，僵蚕、白蒺藜祛风痰，辛夷花通窍治其标，茯苓健脾蠲饮治其本。加以摄养，其愈或可期。病程迁延者，余袭用此类方药中加龟甲、益智仁、山药、紫河车等益肾填、精潜阳温涩品，效增。

4. 周　情怀动则生热，是五志气火上灼心营肺卫。腭痛鼻渊，咽中似窄，只宜甘药濡养，莫见热而投寒。

人参　麦冬　川贝　柏子仁　茯神　甘草

5. 吴趋坊（四十五）　清窍在上焦气分。搐鼻宣通，固是好法，但久恙气锢，湿痰必生，茶调散卧时服五分。

薄荷八钱　川芎四钱　荆芥四钱　羌活二钱　白芷二钱　防风一钱五分　细辛一钱　炙甘草二钱

茶调匀服。

牙

1. 阴亏阳亢，失血牙宣。

熟地　龟板　淡菜　女贞子　天冬　川斛　茯神　旱莲草

2. 肝阳上冒，齿痛腮肿。

生地　丹皮　人中白　川斛　黄柏　赤茯苓

3. 阳升牙宣，宜摄少阴。

大补阴汤加人中白。

4. 阳明不降，寐则火升齿痛。

金斛　广皮　半曲　茯苓　木瓜　米仁

5. 火郁发热，齿痛。
薄荷　天花粉　黑栀子　生甘草　赤芍

6. 阴火上亢，龈腐牙痛。
大补阴丸。

7. 火郁上焦，龈痛目赤。
竹叶心　连翘　黑栀子皮　飞滑石　赤芍　绿豆皮

8. 阴弱失守，阳升牙宣。
大补阴汤。

9. 阴亏阳升，牙痛时发。
生地　天冬　条芩　阿胶　石决　白芍

10. 阴弱阳浮，火升牙宣。
六味去萸加二至、海参、湘莲、麦冬、川斛。

11. 邵（杭州，三十六岁）　寇宗奭桑螵蛸散，温固下窍，佐以宁静。以阳之动，既有齿痛热升，理阴药和阳摄阴。
芡实　旱莲草　锁阳　金樱子膏　龟板心　女贞子
蜜丸。

口 舌

1. 沈（塘栖，四十五岁）　舌乃心苗，肾脉系焉。舌下肿硬，伸缩不得自然，乃心阳自亢，肾阴暗耗。内关脏液虚损，清热消肿无用，常服大补阴丸。

2. 顾（四三）　操持无有不动心神，心阳上引，相火交升，燔灼营液。舌为心苗，遂起痱瘰。病由情志不适，非汤药直清直降可治。议天王补心丹，制伏跷阳道路，营液得以升降自如，然必心境怡悦，方能祛病。

天王补心丹。

咽 喉

 湿

霉雨滂沱，咽喉暴痛，必因湿邪干肺，痛止纳食无碍，咽水则呛，兼吐涎沫，此痹阻在喉不在咽，仍以轻剂理肺。

枇杷叶　马兜铃　通草　米仁　射干　茯苓

热

1. 咽痛时发，由火热上炎耳。

玄参　射干　连翘　桔梗　桑叶　川贝

2. 咽喉肿痛，汤入咽有阻，此皆郁热欲变喉风痹塞，急急清散。

牛蒡子　玄参　银花　桔梗　连翘　射干　绿豆壳　通草

另用川连、冰片、硼砂、牛黄点痛处。

喉痹势缓，郁火酿痰，未经全清，补汤少进。

炒黄川贝　天花粉　大沙参　夏枯草花　鲜菊叶　白通草

3. 庄（新盛，二十二岁）　烟熏犯肺，呛逆咽痛，以清气分之热，轻可轻扬，味重即非治上。

大沙参　绿豆皮　葳蕤　桑叶　生甘草　灯心草

4. 陆（葑门，二十五岁）　未嫁有喉痹，上热下寒，由情志郁勃之热上灼，有升不降者。情志无怡悦之念，遣嫁宜速，医药无用。

川贝　夏枯草　连翘心　钩藤　江西神曲　茯苓

5. 左脉弦数，咽痛如梗。

细生地　射干　川贝　南沙参　玄参　霜桑叶

6. 咽痛暮盛，痰多脉小，午后形凛，水涸阳乃浮矣。

滋肾丸。

【按】上病下取，叶氏所擅长也。取滋肾丸滋水平木、坚阴润燥，堪为典范。

7. 咽痛舌辣，晡热，无非阴枯阳炽也。
生地　阿胶　左牡蛎　天冬　茯神　鸡子黄

8. 阴亏咽痛，便溏。
滋肾丸。

9. 曹（三八）　阴火喉痹。
滋肾丸。

虚

1. 咽喉病缠绵不已，从少阴治。缓图，乃不易正则也，葆真静养，尤为最要。
熟地　虎胫骨　川斛　湘莲　秋石　女贞子　龟板胶　牛膝
黄柏　天冬　旱莲草　茯神
【按】余习医之初，尚不解咽病治本治水之法。后观摩世传喉科每以大剂量熟地疗"慢性咽炎"收效颇佳，探究始知引火汤加减。业医待久方晓仲师纳咽痛常为少阴病妙义。另方中虎骨可用塞隆骨代替，尚可补缺。

2. 右尺空大，阳火由下亢炎，咽疼，继而神倦无力，法宜填摄下焦。
熟地　女贞子　茯神　牛膝　川斛　黄柏

3. 戴（枫桥）　咽痹痰咸，是肾虚水泛，下焦少力，浮阳上升，阴不上承，以咸补甘泻实下。

熟地　远志　苁蓉　茯苓　青盐　补骨脂　胡桃

红枣肉丸。

4. 戈（三十七岁）　夺精阴损，不肯生聚，致肾中龙火如电光闪烁。庸医以喉痛音哑咳嗽，愈用寒凉清火强降，亦如倾盆大雨而电闪更炽耳。凡肾脉上循喉咙，萦于舌下，诸络贯通，出乎耳窍，必得阴中五液上涵，龙光不得上射冲搏。况在冬月，气宜潜藏，下乏把握失藏，春半阳升必加重，夏半阴不能生，危矣。

【按】本案与《临证指南医案·咽喉》第11案病情类似，可互参。

5. 咽腐不愈，咳呛音嘶，虚阳炎炎，由少阴之阴不能上承也。

生地　糯稻根须　人中白　玄参　大鸡子黄　生甘草

6. 徐（太仓，十八岁）　每交五六月，喉间宿病，蛾发既愈，仍有鼻塞火升，上热下冷，经水或前或后，形瘦，脉小数，是阴弱不旺，肝阳左升太速，右降不及。夏季阴伏于里，阳泄上浮，致病发因由。

阿胶　石决明　丹皮　生地　天冬　黑豆皮　银花　白芍

丹参

7. 汪裕当　喉痒呛甚，形寒忽热，今早便溏，卧醒咽干，不为口渴。议养胃阴以供肺。

扁豆　北沙参　南枣

元米汤煎。

瘰疬　瘿结

1. 瘰疬不消，伏邪寒热。

海石　生牡蛎　黄芩　橘红　小生地　蛤粉　夏枯草　土贝
银花　丹皮

水泛丸。

【按】此方软坚散结、清肝泻火、滋阴润燥凉血并举，可谓消核之法咸备。某地一中医亦善用自制丸药治疗淋巴结炎，效果颇捷，成当地专科标杆，处方秘而不宣，引业内人士争相探究。机缘巧合，余一友窥知其配方，乃此案方加羌活少许耳！加羌活宣通，有火郁发之之意，使配方更趋完善，效当可期。

2. 沈（十七）　兀坐目注针黹，少阳气火上升。阳明气血因热怫逆，遂有结瘿瘰疬之累，前医不明解郁两和肝胃之治，致病日加增。今每日寒热，心躁若裂，经水较前已少，须虑热炽血干，且纳谷大减，难投重剂清寒。

生鳖甲　丹皮　川贝　香附　谷芽　夏枯草花

3. 瘰疬从情志易怒而来，久郁气火燔灼，值产育频经，奇经八脉不固，阳乘脉动，经来如崩，《内经》谓：阴络伤则内溢。脉来虚数，肌肉易热，阴乏不主内守，浮阳扰越外翔，形症及脉，难用温暖之药，平昔饮酒，不喜甘味滋腻，徒然参、苓，仅到中宫。凡经水于由血海而下，血海即冲脉。自述腰髀酸楚，其损已入奇经。考宋元明诸贤人，凡不受热药体质，必用震灵丹以固下，更佐能入诸经之品，通摄兼进。

人参　茯神　女贞子　天冬肉　炙甘草　旱莲草　炒枸杞　炒当归

送服震灵丹六十粒。

4. 周（塘栖，二十五岁）　湿是阴邪，肤腠中气升，瘰结病起，大便自泻，从太阴治。

生白术　淡熟小附子　细川桂枝尖　茯苓块

疮　疡

 虚

1. 漏疡血液下渗，气弱形寒发热。
贞元饮。

2. 年高表疏，海氛风毒侵入阳位，盘踞闭塞隧道，发为痈疡，中、下两焦受困。今津竭便难，无味食减，内风日炽，节过春半，恐有病加之虑，宜润补。

淡苁蓉　枸杞　柏子仁　牛膝　当归　麻仁

【注】海氛，海上的云气。

3. 破伤失血液涸。

淡苁蓉　枸杞　生地　川斛　当归　天冬

4. 阴损有漏疮，咳逆欲呕。

炒熟地　女贞子　山药　炙甘草　白芍　茯神

5. 能食形色夺，肛疡痛，遗精，酸苦泄热不应，当通阳摄阴。

苁蓉　熟地　黄柏　远志　茯苓　锁阳　龟甲　白芍
羊肉胶丸。

6. 肠红日久，年已六旬，不独营伤，气亦耗矣。是以食下少运，神倦形萎，日久其衰耳。大凡益营护阳，古法当以甘温主议，养营法最合，当遵之。

养荣膏。

【按】肠红日久，气血大衰，神倦形萎，当属虚劳之疾。食下少运，说明胃气不足。治以人参养荣膏，补气血，调脾胃，缓图善法。

7. 病劳寒热食减。

参归建中汤，去糖加茯苓。

8. 吴（江阴，十六岁）　十二年春夏发疮，内因之湿，本乎脾胃，忌口可愈。

生于术一斤　白蒺藜一斤

用糯薏苡仁十两煎汁泛丸。

9. 何（三一）　脐流秽水，咳嗽，腹痛欲泻。询知劳动太过，阳气受伤。三年久恙，大忌清寒治嗽，法当甘温以治之。

黄芪建中汤去姜。

10. 脉涩无神，便溏食少，肛有疮疡，两月未合，已成漏症，延绵竟有痼疾之虞。近日嗔怒气扰，中焦隐痛。至于耗气劫夺，万难再饵，议进东垣益气汤减黄芪，加木瓜、白芍，用姜、南枣以制肝木。

实

1. 阳气发泄，水谷气蒸，留湿为疡，流脓之后而睾丸偏坠，下焦疮疾，皆湿甚郁热之征，以宜行气分、健阳运湿治。

刺蒺藜（鸡子清制）四两　生薏苡仁四两　制半夏　生益智仁各二两　生于术八两　白茯苓（注：无剂量）

水泛丸。

2. 病起北方，冬月始于腰间，肤膜凝形，既经消散。凡静坐良久，若皮里膜外中有牵绊不和之状。想凝着之寒，必入营分血络之中，由此壮年不愈，气血日薄，有痈疡累悴矣。

麝香　全蝎　川乌头　乳香　地龙　没药

【按】此案用药有小活络丸合西黄丸化裁之意。病起受寒，故以川乌温经通络，以散络中风寒湿邪。并用乳香、没药行气活血，以化络中之瘀血，并能止痛。因"肤膜凝形"已"消散"，故未用南星、白芥子化痰散结之品。引申临床，此案可为后学治疗皮下囊肿、脂肪瘤之类疾病提供有益思路、线索。

3. 冯（宁波，二十五岁）　面起疡疮，疮愈头痛，牙关不开。凡头面乃阳气游行之所，不容浊气留着，外疡既合，邪痹入骨骺，散风药仅走肤膜，上焦气多，血药无能为干上部之隧。

角针　蜂房　淡豆豉　牙皂　甜瓜蒂　大豆卷

🌿 虚实夹杂

1. 不时寒热，饮食渐减，肌肤疮痍，此长夏暑湿内伏，不独在卫，而营亦阻矣。两和营卫，令邪徐徐越出，始可望愈。

焦术　归身　黄芩　炙甘草　柴胡　半夏曲　白芍　青皮
陈皮　丹皮

2. 夏秋内伏暑湿，皆是阴邪久疮，渐致食入痞满。形寒脉小，当温中醒阳，莫以清凉治疮。

米仁　生白术　薄肉桂　茯苓　五加皮　猪苓

3. 疮家营卫自虚，寒热神疲，调补二气非谬。久虚不复，不徒恃药，当以静养身心为要。

黄芪　归身　制何首乌　茯苓　桂枝皮　枸杞

饴糖浆为丸。

4. 阴分固虚，经脉有湿热阻塞，所以下焦发疡。津液不得上涵，遂久咳不止。幸得能食，不致伤及中宫，薄味静养图安。

生地　干何首乌　米仁　黄柏　麦冬　三角胡麻　茯苓　萆薢

5. 风毒湿郁，为六气所伤。医治经年，必损气血，为内伤症。

白蒺藜（鸡子制）　枸杞

6. 吴（四十二岁）　面色枯黄，枯若老颓，脉形全乏生阳，咽物必痰涎浊沫上涌阻痹，述秽毒疳蚀，毒收即发此病，治反胃噎格，决不效验。

无方。

7. 五旬外不得安闲，凡恼怒烦动，多主五志之阳上举，而肝胆相火为甚。几年前，制壮水之剂加磁石、龟甲之沉潜，乃乙癸同治之义。今年暴暖多风，风热上搏，清窍为蒙，湿热蒸为脓水，此为客邪乘本体之虚。治标宜轻扬以清上，静坐宅中，可以向安。

连翘　赤芍药　草决明　羚羊角　薄荷梗　黄芩　山栀皮　荷叶梗

饭后服。

8. 里真气衰，不能贯通外膜，致声若瓮中，而蛙鸣、蚊震之声不绝。前之流脓水，时令湿热气加也。今议补下、镇纳，收敛方法。

龟胶　磁石　牛膝　牡蛎　远志　石菖蒲　淡菜胶

同蜜丸。

热

1. 阳上冒，郁热蒙窍。

桑叶　鸡子白　海浮石　芦根　沙参　麦冬　川贝

2. 患处热蒸痛痒，是经脉气血不行。但痈疽之余，毒轻为疮痍，重延流注。清解固宜，然胃弱少餐，苦寒宜慎，且疡发身坐以上，气分之郁必究。

银花　川贝　白蒺藜　夏枯草　地骨皮　香附汁

3. 金（杭州，三十四岁）　当正面傍左发疡，牵出黄水，湿中生热，由阳明少阳经来，宜薄滋味，忌辛辣。

连翘心　飞滑石　浙茯苓　苍耳子　干浮萍草　白鲜皮　银花　紫花地丁草

4. 孙（五十八岁）　爱饮火酒，酒毒湿热，自肠胃经络蒸搏肌腠，疮痍遍及肢体，经年久蕴不解。法当用《局方》凉膈散，攻其无形之热。

5. 行走多动阳，酒湿多变热，热气上升，犯冒清窍，头蒙聤胀，衄血成流，上腭腐疡，久必漏危。世俗通套，每用犀角地黄，然酒性先入胆，次及胃。酒客性恶甜腻，从苦降定议，以苦能却湿也。

桑叶　苦丁茶　连翘心　荷叶边　丹皮　射干

6. 顾（四八）　凡寒湿痹，久则变热，六气客邪，悉从火化，邪客躯壳节骸，热气还蒸诸窍，肤腠瘾疹瘙痒，忌食酒肉，方可向愈。

羚羊角　犀角　僵蚕　粗桂枝　天花粉　白蒺藜

溃脓后

1. 痈疡脓溃以来，卧床气机未畅，肥甘过进，胃壅生热，致口中味甜，纳少不饥。只因津液溃散之余，原非痰凝之比，辛燥渗泄，都是动药，洞然忽空，求助于食，阳动为消也。自述火升由下上巅，病来迅若风雷，与仲景厥阴心热如饥恰合。可见厥阳震，内风生，肝失和，胃受扰，咽干舌枯，亦是厥阴消渴。此肝为主病之脏，胃为受病之腑，古人谓九窍不和，都从胃治。夫清养胃阴，必先制肝阳之扰，故取甘酸化阴之法。

人参　炙甘草　炒麦冬　佩兰叶　木瓜　生白芍　乌梅肉

2. 疡溃腻补，胃阳壅遏，加以暑湿熏蒸，自口鼻由中道而入，胃更不和，呕逆泄泻。古人谓九窍之疾都为胃病也，但胃为阳腑，刚燥须忌。久卧床褥，脾困艰运，和补仍佐通泄为宜，勿使气分呆滞。

人参　金斛　广皮　荷叶　茯苓　乌梅肉　木瓜　泽泻

3. 溃疡未合，频进培养，反昼夜渐寒潮热，食物日减，形神日损。近热甚衄血，口渴舌绛，肉腠麻木。本虚之体，夹杂暑热，虑液涸昏厥，拟用复脉汤。菀悖阳生，血气紊乱，遂成痈疡。溃脓以来，进参、芪内托，益气生肌，虽为正治，但中、上两焦补法，阳愈升腾，肝木震动，铄筋袭络，致有偏枯麻痹。诊面色油光，平居大便久溏，酒客虚中，有湿不受甘腻温柔，议以苦降和阳，佐以息风。其平时调理方法，俟再斟酌。

金斛　陈胆星　人参　橘红　乌梅肉　茯苓

4. 溃疡营损不能食，便泻复闭。

四君子汤，加当归、白芍。

5. 王（十八岁）　真阴未充，冬失藏聚，春阳初动，阴火内灼成疡，溃脓更伤血液，此咳乃浮阳上熏之气。日晡及暮，神烦不宁，治在少阴。

乌胶　龟板心　黄柏　天冬　川斛　生地

【注】乌胶，即阿胶。

6. 王　酒力湿热下注，蒸血为脓，疡溃半年，气血皆损。麻木不仁为虚，当以两补气血，勿以温燥。

天真丸。

7. 袁（黎里，二十九岁）　肛疡脓漏将一年，气下垂，精血伤。补下流，佐坚阴除热。

人参　熟地　湖莲肉　海参　茯苓　黄柏

8. 许友官　幼年疡溃成漏，后天不能充长，其吐血后，嗽不止，夜热，晨汗热止，日见色夺肉消，减食恶心，便溏。乃劳怯阴阳，中下并伤，草木药饵，何能挽回生生真气？难效之症。

人参　山药　芡实　炙甘草　五味子　熟地炭

疥　癣

1. 脉细数。春夏间水颗如疥，下焦先发，延及四肢，此先天遗热伏于阴分，乘天地之气升越而发。病虽渐渺，除根最难，盖阴液难成易损，情欲之感，皆与真阴有乖也。

虎潜丸。

2. 骨骱屈伸之间，疥癣经年不愈，痛痒流水，外治敷贴不效，曲折处结核，抑且频噫干呕，纳食咽中似阻。经水期至，常有带下。此阳明经络中久有湿热，浸淫既久，必有虫蚀。外治清热祛湿杀虫，内服药饵以调和气血为主，佐苦辛通其经络，使气血流行，内外两治相合。

生芪皮　防风　生米仁　白蒺藜　当归　防己　桔梗　威灵仙

3. 大风疬疾，周身皮脱如麸，夜则烘烘潮热，昼起鼓栗寒战，其风毒流布营卫，无地循环不到，铄人气血，深入脏腑，为疡科紧要之症。余非疡科，仅阅古人方书，推古方醉仙散为首，考其药性，藉毒驱毒，虑有齿牙之伤。此症发于秋，甚于冬，至春暖入夏，则鲜相沿发，非缠绵之恙，非规矩准绳所能调摄者。暂宗罗氏既济解毒汤，与高丽参末。

黄芩　升麻　大黄　防风　黄连　柴胡　威灵仙　甘草
陈酒浸一日，竹篮内摊干，煎服。

痈

1. 情怀悒郁，肝气不疏。患乳生痈脓溃，血液大耗，气蒸上逆咳嗽，左胁内痛，不能转侧。盖肝络少血内养，左右升降不利，清润治嗽无益。

炒桃仁　当归　茯神　丹皮　阿胶　柏子仁

2. 寒热胁痛，脉弦，温邪袭于肝络，吐血犹可，最怕成痈。

丹皮　桃仁　钩藤　黑栀子　茜草　桑叶

风疹　瘙痒

1. 从未生育，乃是气血不和，形躯丰溢，是外盛内亏，肌肉疹痒，搔摸成块，风在表，湿热在里，乃是气分之病。病非大恙，而取效最难，明理之医谓：肥人不可多投攻表泄阳。当于夏月，施砭刺法可效。

生茅术须　生香附　白僵蚕　白鲜皮　白芥子　老苏梗

2. 风块而多汗泄，非辛凉解肌可治。

黄芩泻白散。

3. 复感暑风，发为风疹。

桑皮　芦根　桔梗　大力子　薄荷　连翘　赤芍　飞滑石

【按】暑风夹湿。

4. 先却风疹之邪。

薄荷　连翘　生甘草　射干　大力　桔梗　天花粉　赤芍

5. 湿热郁于营分，是以四末如烙，肌肤瘙痒，治以苦辛。

稽豆皮　银花　粉萆薢　酒炒黄柏　白苦参　地肤子　赤芍
药　晚蚕沙　白蒺藜　豨莶草

6. 风湿相搏，发热头重，肌肤瘙痒。

茵陈　桑皮　豆卷　杏仁　浙苓　米仁

7. 寝食如常，自上年失血之后，巅顶、肌肤发现疥癣瘙痒，
春发冬瘥，先以和血平调方。

制何首乌　九蒸桑叶　浙菊花　炒枸杞　三角胡麻　银花
红枣肉和丸，每三钱。

8. 顾（嘉善，四十八岁）　五六月间，气候温热，地泛潮
湿，六气之邪，其时湿热为盛。凡湿伤气，热亦伤气，邪入气
分，未及入血，瘾疹瘙痒，其色仍白，气分郁痹之湿邪。病人说
汗出或进食后，疹即旋发。邪留阳明，阳明主肌肉，医称曰风，
愈以散药，不分气血，邪混入血分，疹色变赤，此邪较初感又深
一层矣。

飞滑石　石膏　紫花地丁　寒水石　白鲜皮　三角胡麻　生干何首乌　木防己

9. 陆（陕西，三十八岁）　血脉有热，外冷袭腠，气血不和，凝涩肌隧，遂见瘾疹。凡痛多属冷闭，痒由热熏，渺小之恙久发，欲除根不易。平时调理，忌食腥浊，发时用凉膈散二日，愈时用和血息风。

连翘　生甘草　炒黑山栀　赤芍　薄荷　桔梗　枯芩　生大黄

接用丸方：

何首乌　胡麻　当归　松节　茯苓　地肤子

黑豆皮汤丸。

痔

1. 痔血。
炒枯六味汤加柿饼炭、炒槐花。

2. 阴伤湿热，下坠肛痔，尿涩精浊。
生地　黄柏　川斛　炒黑槐米　丹皮　知母　泽泻　银花

3. 沈（丁家巷，六十五岁）　痔血与肠风不同，心中嘈辣，营分有热，非温蒸补药矣。

生地　白芍　柿饼炭　槐花　银花　地榆

4. 诊脉右弦左濡，久痔注血，致纳食不易运化。此脾营先伤，胃阳继困，腑气不能宣畅，大便不爽，温补不能通调，腑气疏滞，更损脾胃生阳。东垣每以治土必先达木，不宜过投燥剂。仿古治中汤法，佐以疏肝解郁。

人参　青皮　陈皮　木瓜　黑槐米　益智仁　山楂肉　茯苓
黑地榆

水泛丸。

疝

冲疝

1. 此冲疝也，由精血暗伤，冲气失守使然，法宜温养通摄兼施。

天真丹。

2. 冲疝里急腹痛，法宜温养，但脉来弦涩，寤多寐少，营阴颇亏，偏于辛热不宜。

当归　巴戟　紫石英　茯苓　桂心　柏子仁

3. 冲疝。

巴戟　葫芦巴　川楝子　茯苓　小茴香　桂木

4. 冲疝。

茯苓　当归　荔枝核　桂枝　小茴香

痛止脉弦。

香附　半夏　广皮　青皮　茯苓　麦芽

寒

1. 寒侵，疝逆腹痛。

川楝子　荔枝核　茯苓　大橘核　小茴香　桂木

2. 徐（十七岁）　虚质，肝络受寒为疝，议温养入营中和血治疝。

炒橘核　桂心　粗桂枝　归身　茯苓　冬葵子　小茴香

3. 疝后肢冷汗泄，浊阴上干，阳乃伤矣，是以妨食脘闷，大便不行，从火虚治。

半硫丸。

4. 刘（四十岁）　疝瘕由客邪凝结经脉，用毒药锋锐，走而不守，气血通行乃解。

5. 赵（五十岁）　下焦冰冷，睾丸偏大。

川乌头　舶茴香　川椒　葫芦巴　川楝肉　吴萸　熟川附子

黑豆汁泛丸。

6. 方（七七）　高年宿疝不愈，入夏阴囊、足跗、腹大，乃阴脏之真渐竭，腑中阳气不行，一派浊阴迷漫。述二便皆不通爽，明知老弱久虚，然呆补必助浊壅塞，议通阳一法。

白通汤去葱白。

7. 男子结疝，在《内经》则曰冲任为病。子和统论疏肝。今疝未愈，脐右腹高突硬起，乃由疝渐至瘕聚肠覃之属。夫肠覃者，寒气客于大肠，与胃气相搏。大肠与肺表里传送，肺气寒则气凝不行，清气散而浊气结为瘕，迁延日久，如怀胎妊，按之坚，推之移，气病而血不病也。

穿山甲　椒目　桂枝　川楝子　小茴香　茯苓　麝香　白芥子

8. 高年疝症，是下元虚，气冷凝冱，结聚攻坠，乃沉痼之疾，药难取效。暖气助阳鼓动，俾阴邪浊气稍解，不过暂时小安耳。病在肝肾，道路纡远，药必从咽入胃，由胃入肠，始达病所，而上中无病之处，必受疝药攻克之累，倘胃减妨食，何以救疗？夫阴浊盘踞成形，例取纯阳气雄之药。昔胡大封翁，高年宿疝，用十全大补不效，喻氏驳其半阴半阳非法，议以姜、附为丸，参、苓为衣，喉间知有参、苓，过胃始露猛烈之威灵，恰攻病所，此议甚正。

生炮附子　淡干姜　大茴香炒

研为细末，真水安息香三钱，捣为小丸，以人参末不拘多少为衣，早服二钱，少少进汤送下。

 气疝

1. 吴（朱婆桥，六十三岁）　寒入厥阴之络，结为气疝，痛则胀升，气消寂无踪迹。老年下元已乏，不可破气攻疝。尿管胀或阻尿，温养下元，佐以通窍，仿香茸丸。

鹿茸　大茴香　韭子　蛇床　当归　麝香　青盐　覆盆子

2. 王（宁波，四十八岁）　七疝肝病为多，有声响为气疝。寒入募络，积疝坚硬下坠，中年不可从张子和，用八味加大茴香、葫芦巴。

3. 李（二十七岁）　两年久病，决非风寒暑湿。据云腹鸣不和，左胁下坚硬，直至少腹，睾丸偏大，子和七疝，主肝为多。男子纵欲伤及冲任，亦多是病，辛香流气，壮年可用。

小茴香　真橘核　茯苓　泽泻　川楝子　青木香　黑栀子仁青皮子

水泛为丸。

 虚

1. 杭（六十岁）　疝病属肝，子和每用辛香泄气。老人睾大偏木，夜尿有淋，非辛香治疝。向老下元已亏，固真理阳犹恐不及。

炒黑川椒　鹿茸　归身　韭子（炒）　舶茴香　补骨脂羊内肾丸。

2. 李（四四）　劳必疝坠，按之有声而解，是虚而气乘，非因寒也。阅所服之药，半属辛热，不知质偏精血内空，法当摄固，不必偏热偏寒。

熟地　茯神　炒远志　线鱼胶　柏子仁　五味子　紫衣胡桃肉　沙苑子

3. 渴热向愈，自更衣用力，阴囊忽大，此宿疝举发。明明阴虚气坠，非子和七疝同法。身前陷坠，任脉失其担任。小便通调，酸甘定议。

人参　天冬　熟地　山萸肉　川斛　炙甘草

 狐疝

1. 徐　狐疝气坠。

鹿茸　大茴香　当归　沙苑子　干苁蓉　生姜　肉桂
羊肉丸。

2. 狐疝者，厥阴之痹也。发则睾丸痛引少腹，得呕气泄则止。此属寒湿之阻，议以利湿温经祛风丸方，服久自愈。

川楝子　小茴香　淫羊藿　葫芦巴　茯苓　半夏　杜仲　韭子　砂仁　防风　当归　漂淡苁蓉　泡淡吴萸
双合水泛丸，日服二次，每服二钱五分。

3. 狐疝。

淡苁蓉　枸杞　巴戟　茯苓　沙蒺藜　当归　小茴香　真肉桂

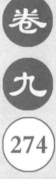

调 经

气血

1. 经来腹痛，脉涩，宜两和气血。

当归　山楂炭　乌贼骨　香附　艾炭　炒延胡索

【按】温化瘀滞。

2. 尤（神仙庙前，四十三岁）　漏经四十余日，色瘀腐成块，病中动怒，遂胸膈胀闷且痛，少腹胀满，瘀下稍宽。医治漏血，投地、芍、归、胶，下焦未沾其益，脘膈先受其滞。宗经议先理其上。

生香附汁　南山楂　老苏梗　生麦芽　桃仁　延胡索

【按】疏肝行滞治在气，以助瘀下。

3. 经来渐迟，色淡而少，当期必暮夜腹痛䐜胀，腰髀酸楚，经络牵掣少舒。脉数右小左大。此乃奇经冲、任二脉为他经之气所束，以致气机日钝，血少贮蓄。若加暴怒，须防经漏沸溢。用药须择入奇经者为宜，血海固阳明隶属，奇经肝、肾为多。议两和气血、宜通奇脉方。

当归　茺蔚子　生香附　小茴香　焦麦芽　大黑豆皮

调入西琥珀末一钱。

4. 滞痰阻经脉之气，瘀浊阻络脉之血，病甚难治。每每经水将至之候，必腹痛坚胀，上年用乌骨鸡丸，坚胀势缓痛减，不时举发。今议治法：经水来时，用回生丹三四日。经过用后方，但主宣通络血中气，可免胀满之累。

鹿角霜　败龟板　生香附　熟地炭　南山楂肉　小茴香　茅术炭　茯苓块

用鲍鱼汁为丸。

肝脾胃

1. 经来涩少，便泻汗出。因惊恐致病，由肝传脾，用戊己汤。

2. 左肢麻木，经迟宿瘕，中年从未生育，脉数，怒则腹胀。和肝胃之阳，即调经要领。

生地　当归　砂仁（盐水炒）　炒楂仁　稆豆皮　香附　知母

3. 周（东汇，二十一岁）　此情怀多嗔，郁热自内生，经来愆期，心嘈辣，腹中痛，干咳忽呛，皆肝胃气热上冲，久则失血经阻，最宜预虑。

小黑稆豆皮　细生地　清阿胶　生白芍　云茯神　漂淡天冬

4. 唐（二一）　经来一日，偶食冷物，经水即止，遂痞闷不食，乳旁坚肿痛胀，此是肝气郁结。盖经水由冲脉而下，冲隶属阳明，胃中受冷，而冲脉血凝。理从肝胃同治。

青橘叶　香附汁　漏芦　蒲公英　厚朴　杏仁

【按】有成痈之势，疏肝行气，以蒲公英、漏芦解毒散结。

热

经来潮潮涩少，汤饮入脘嗳吐。平昔善吐涎沫，心摇震惕。厥阴、阳明皆逆，龙荟丸主之。

龙荟丸，每服二钱。

虚

1. 背痛形凛，经阻带多，法宜温养奇经。

鹿角霜　沙苑子　紫石英　当归　小茴香　茯苓　生杜仲羊肉

2. 脉涩，经事先期，脘痛引及腰髀，不时寒热，此二维为病也，良由营血不足耳。

鹿霜　当归　茯苓　枸杞　紫石英　小茴香

3. 经事淋漓，带下，下体怯冷，心悸。

大熟地　杜仲　人参　紫石英　鹿角霜　沙苑子　茯神　巴戟　桑椹子　枸杞　白薇　归身

4. 向来经水调和，自上年冬季，每月经转两次，天柱脊椎即酸垂，心中嘈杂忽痛，头面烘热，脊背指足常冷，经期落后四五十日。此属八脉不和，皆肝、肾脂液暗伤，养液息风，冀其奇充经调。

清阿胶　鹿角胶　枸杞　归身　生地黄　龟甲胶　桂圆肉
白芍药　天冬　白茯苓

乌骨雄鸡去毛骨头足肠杂，青蒿汁、酒、醋加水，煮汁收
胶。以胶为丸，淡盐汤送下，每日四钱。

5. 脉数经迟，面起痱疹。肝阳内风，冲逆上升，胃减少食。

清阿胶　炙甘草　柏子仁　小生地　白茯神　火麻仁

【按】复脉汤化裁，滋阴血以息内风，外证自解。

6. 质偏于热，阴液易亏。女人肝为先天，月事虽准而少，里
乏储蓄，无以交会冲脉，此从不孕育之因由也。凡生气及阴血，
皆根于阳，阳浮为热，阴弱不主恋阳，脊背常痛，当从督、任
脉治。

龟板　桑螵蛸　归身　细子芩　鹿胎　枸杞　桂圆肉　茯苓

7. 经来绵绵不止，恐延淋带，此后遇里急，为阴弱不内
守治。

熟地炭　芡实　艾炭　茯神　湖莲　炒归身

8. 脉数，下焦冷，经淋不止，少腹腰臀痛，火升面热。

枸杞　生杜仲　生地　炒蒺藜　川斛　女贞子

9. 脏属阴，阴亏内热自起，阳搏动则经多如崩，带下绵绵。
治宜坚固其阴。

熟地　牡蛎　秦皮　樗皮　艾叶　阿胶　黄柏　白芍　茯苓
羊肉胶丸。

10. 暴崩去血过多，络中空虚，浮阳夹内风以动，心悸，筋脉痿软。奇经已乏，每经来必病，最难调治。

炒熟地　阿胶　女贞子　湖莲肉　白芍　旱莲草

【按】临证见阴血亏虚体质，经来则病，头晕腰酸，疲倦卧床，此方有效。

11. 郁勃阳升，八脉不和，下少固摄，有崩漏之累。

枸杞　鹿角霜　小茴香　醋艾　茯苓　沙苑子　淡苁蓉　当归　香附　益母草丸

12. 冯（十四岁）　室女经初至，必是畏热。因热受凉，致冲任伤，遂经漏不已。血色凝紫，腹中仍痛，是从前经至失调所致。和血脉之中必佐阴中之阳，勿腻滞者。问痛得按姑缓，属虚。

归身　炒小茴香　甘枸杞　真沙苑子　人参　鹿角霜　交桂心　紫石英

13. 交节令血下成块，腰痛尿淋，乃下元虚，八脉无气，最多反复，议升阳固脉法。

人参　鹿茸　补骨脂　当归　鹿角霜　茯苓

14. 陈（白莲桥，十四岁）　室女无温热药之例，视色夺脉弱，下焦未寒先冷，经事淋漓，是冲任虚冷，二气不交。冬宜藏阳，用温摄升阳。

麋茸　鹿角霜　紫石英　人参　归身　枸杞　沙苑子　小茴香　蛇床子

15. 顾（二十二岁）　产后形肉日瘦，经水逾期，此属内损。问经来无痛，与方书气滞经迟迥异，养肝调冲任可矣。

乌骨雄鸡　生地　枸杞　白芍　桂圆肉　归身　紫丹参　柏子仁　云茯苓

16. 徐（三九）　月事将至，尻骨脊椎酸痛。此督脉循行之位，况经水之下必由冲脉，产育频多，奇脉失固，议治阴中之阳。

麋茸　人参　归身　炒黑小茴香　茯苓　川斛

17. 向来经水不调，冲任脉病，医未明奇经脉络，久治无功。后患阴疟延虚，经来色淡淋漓，少腹攻触疞痛，晨必瘕泄。当通阳摄阴，非破泄真气，偏寒偏热之治。

鹿角霜　补骨脂　炒当归　小茴香（炒黑）　白茯苓　炒川椒　紫石英　淡苁蓉

🌿营卫虚

1. 经事参差，不时寒热盗汗，阴血下夺，阳无所附，营卫为之不谐也。

炙甘草　白芍　火麻仁　生地　粗桂枝　牡蛎　麦冬　阿胶

2. 冬温失藏，肝木反泄，阳明脉虚，血海不按期而经下，乃体不足、用太过之象。法当辛酸甘缓，两和肝之阴阳，而苦降走泄，不但妨胃，且助劫耗。

炙甘草　枸杞　柏子仁　生白芍　桂圆肉　茯苓

3. 朱（徐家湖头，三十五岁）　操家劳烦，过动内起之热，皆情怀中来。热灼血伤，经水愆期，食少干呛，难用通经峻克，居家安闲，不致骤成劳损。

资生丸。

【按】叶案中的调养法需要引起重视，劳心忧虑，渐损心脾的案例在临证中常见，务必要安神静养，辅之药物，方有效果。

4. 十年不孕，奇脉大伤，经来如崩，周身筋掣，自脑后痛连腰膂，食少腹胀，干呕气冲，小溲如淋窒痛。盖奇经诸脉，隶于肝肾恒多，肾失纳，肝失藏，脉络气血消乏，何以束骨充形，此病之最延绵难却也。阅古人法中，脏真宜固，脉络宜通，非偏寒偏热之治。

鹿角霜　归身　柏子仁　川桂枝　小茴香　真茯神

5. 胃脘痛起，必经漏带淋，呕吐不纳食。医者多以开泄理肝，及参、连、姜、桂治三月，病几危殆。六月念四诊，议宗《内经》阴维脉病获效。秋燥冬温气加，因咳嗽而吐血。思络空气乘，非偏寒偏热可治。女人肝为先天，首重调经，恪守此议为正。

乌骨鸡胶　生地　女贞子　建莲　桂圆膏　白归身　阿胶
柏子仁　茯神

胶、膏为丸。

【按】念四诊，念为"廿"的大写，当是二十四诊。

6. 经漏一载，腰痛带下，此属奇经失护使然，宜用丸剂调理。

7. 营虚气弱，经事后期，食下䐜胀，心悸少寐，宜甘缓益虚。

黄芪　白茯神　酸枣仁　当归　桂圆肉　柏子仁

8. 寒热经阻，形瘦脉涩，此属耗血，最不易治。
小建中汤。

9. 血瘀自下为顺，但形神顿减，明是积劳已伤。血脱必益气，否则有复瘀之虑。
补中益气汤。

10. 脉细弱，形寒久嗽，寒热频来，易于惊恐，经来色淡且少，不耐烦劳。此阴阳内损，营卫造偏。仲景凡元气有伤，当与甘药。知清凉治嗽等法，非醇正之道。
黄芪建中汤去姜。

变证

1. 五十岁　天癸当绝，而反多于昔，冲、任之脉不固，已属下焦主病。脉不束骨，痛无定所，与三气客痹迥异，群药未尝及下，胃伤肝垂呕吐。问病人口味苦，气塞必哕，必如悬旌，当以胃虚客气攻逆，议用旋覆代赭汤。

人参　炒黑川椒　乌梅肉　茯苓　钉头代赭石　生白芍
【按】降肺易敛肝。

2. 久漏成崩，上有疡症，用药极难，仿《内经》七方之一，固下漏，少佐清上。

醋炙蟦蛸　茜草

煎好滤清，加黄芩、阿胶，煎数十沸，取清服。

3. 沈（桐泾桥，四十五岁）　经漏已三年，淋漓带下黄白，视色脉不受温暖，固下汤散力量难以直达冲任。古《局方》中有震灵丹，每早服六十粒，是固奇脉药，可使其缓，欲求全愈，非大剂人参不可。

4. 经漏百日，淋带不止，是冲、任、督、带、奇经诸脉不能固摄，病在下焦。脉左关沉微而缓，右部浮。阳升于上，阴亏于下。然先以血凝成块，决非血热妄行。况食减味少，胃气屡惫，补中益气，仅升脾营，焉得药到病所？滋阴堵塞沉腻，与胃衰少谷相背。考古崩漏不止，先用《局方》震灵丹，直达冲、任以固之。继用人参汤、震灵丹续其生气，得效再为进商。

震灵丹。

5. 经停两月，恰值嗔怒，阳气升降失和，血随气行，冲、任脉络不固，遂为崩漏。且血凝成大块，非血热宜凉。从来血脱，必须益气。但冲、任、奇经在下焦，又非东垣归、芪、升、柴升举诸法所宜。须固摄奇经之药，乃能按经循络耳。

人参　茯苓　乌贼骨　鲍鱼　茜草

震灵丹冲服。

再诊。昨拟震灵丹通摄，咸苦入阴，加人参见效。但头痛身热，是血大去，阴气不主内守，阳孤失偶泛越。景岳云：阳因阴而离散，宜从阴以收散亡之阳。两仪煎加龟甲、秋石主之，谅中病机。

人参　熟地　茯神　龟甲　紫石英　桑螵蛸　当归

6. 经漏腹胀，脏阴为病，浊攻脾胃为呕逆。

人参　淡附子　茯苓　蒸于术　淡干姜

7. 长斋有年，脾胃久虚。疟由四末，必犯中焦。血海隶乎阳明，苦味辛散，皆伤胃系。虽天癸久绝，病邪、药味扰动血络，是为暴崩欲脱。阅医童便、阿胶，味咸滑润，大便溏泻，岂宜润下？即熟地、五味子，补敛阴液，咽汤停脘，顷欲吐尽。滋腻酸浊之物，下焦未得其益，脘中先以受其戕。议以仲景理中汤，血脱有益气之治。坤土阳和旋转，希图中流砥柱，倘得知味纳谷，是为转机，重证之尤，勿得忽视！

人参　炒焦于术　炮姜炭　茯苓　炙黑甘草

8. 袁（同里）　经年累月宿恙，全是郁勃内因。五志中之阳气有升无降，故得泄泻反爽，背椎必捶摩而胀减。盖脏阴之热鼓动，经腑中气皆逆行上巅。春间经漏，议进滋清补方，亦从权随时令也。暑伏已过，肃降未至，以顺天之气，应乎人身推求。

川连　广藿香　生麦芽　茯苓皮　蓬术汁　胡黄连　泽泻
南楂　丹皮

9. 经漏日久，犹然腹膨气激，块下气腥，此血去过多，厥阳无制耳。

黄牛角䚡　真陈墨　人参　白薇　乌贼鱼骨　血余炭　艾炭
川断　椿根白皮　陈棕炭　阿胶　姜炭

10. 经来后期两旬，牙宣吐血，防其倒经。议养肝阴，兼通冲脉。

生地　天冬　枸杞　牛膝　茯苓　白芍　阿胶　桂圆肉　丹参　茯神

乌骨鸡煮烂为丸。

闭　经

气血滞

1. 气郁滞则血不行，当理血中之气。

四物汤加香附、山楂炭、益母草。

2. 劳烦继以悲哀，经阻三月，是二阳之病发心脾。

当归　泽兰　白芍　川芎　香附　山楂肉

接服柏子仁丸。

【按】两案重复，另一案是泽泻，泽兰与泽泻之别，备考。

实

1. 经水不来，先天素弱。因多郁嗔怒，肝木疏泄，水饮旁渍而肿胀，最为难治。

米仁　牡蛎　防己　茯苓　泽泻　萆薢

2. 脉沉右弦，月经渐少而闭，肿由下而上，此血化为水，气壅经脉。大便久泻，小便不利，六腑不通，从太阳开导，以泄其水。

五苓散，加厚朴，调入琥珀末。

🌱营虚

1. 茹素营气不长，咳嗽妨食，天癸渐断，恐延干血。

黄芪　炙甘草　茯神　归身　大南枣肉

2. 停经已九月，少腹重坠而痛，及诊少阴脉涩小，并非妊象。冲任虚馁，怕其暴崩。

八珍汤加砂仁。

3. 色脉无神，虚烦久咳，寒热不止。因悲哀惊恐，病势反加，胃气渐减，大便不实，月事过期不至，恐有下损及中之虑，拟建中法。

人参　白芍　桂枝　茯神　黄芪　炙甘草　牡蛎　南枣

4. 戈（木渎，二十四岁）　经水不来，是络脉无血。古云：气旺血自生，大忌通经。

人参　茯苓　麋茸　归身　桂心

羊肉胶丸。

【按】两案重复。另案年龄32岁，方中是鹿茸，精羊肉胶和丸。

5. 周（四十一岁）　两三月经水不来，少腹痛胀下坠，寒疝属虚，当与《金匮要略》当归羊肉生姜汤。

6. 经闭淋沥。（初）

柏子仁　苁蓉　女贞子　郁李仁　当归　川斛

肝风逆，经闭淋沥，便艰。（复）

柏子仁　归身　川斛　女贞子　郁李仁　黑穞豆　淡苁蓉

7. 暴崩，癖聚腹胀，经水不来五月，络虚所致。

葱白丸。

红枣、蕲艾煎汤送下。

 郁

1. 久病形神日消，脉象坚大，是谓脉无胃气矣。曾于上年夏季便泻腹痛食减，舒肝健脾疏补，春进安胃丸，此生气不至。当女子天癸将通之岁，经脉气机怫逆，久郁热蒸，渐为枯涸之象，最足虑也。议用汪石山郁劳治法。

川芎　白芍　湖莲肉　青蒿　当归　熟地　南山楂肉　香附

2. 脉涩经滞，食入脘痞，都因情怀失和，肝脾郁结使然。

香附　广皮　豆蔻　丹皮　山楂炭　茯苓　神曲　钩藤

3. 昼夜腹痛，泄气则缓。夜卧扪之，常高突有形横处其间，为肝郁不舒，致冲、任二脉乏气流行。经期不来，营卫阻闭，为寒热互作。因泄泻已久，风木久乘中土，峻攻非宜。

川楝子　归身　青木香　山楂　龙胆草　小茴香　炒橘核

青葱

4. 郁损经停，膀胀难便。

归身　川楝子　茺蔚子　小茴香　生白芍　泽兰

5. 经水两月不来，腹形胀大，兼有形攻触。目瞑将寐，先欲厥冷，后渐热多汗。此皆郁损成蛊之象。

当归须　茺蔚子　五灵脂　小茴香　小香附　炒山楂肉

6. 郭小姐　诊脉左劲似数，右寸虚大，中下虚濡，面色㿠白，少寐消渴，纳谷最少，经候不至，已十四月。上年夏秋间，头面肢体曾发风疹。此属血液内夺，阳动化风，以和肝清热得安。今思藏血、统血，固在肝、脾，必得阳明脉络充旺，斯血海流行称职。议甘补佐以两和方意。

人参　炙黑甘草　归身　赤白制何首乌　茺蔚子　酒炒白芍　桂圆肉　小黑稆豆皮

7. 形壮色白，气虚有痰，痰阻经络，气血不通，经事三年不来。古人治此，必以调气为先，盖气为血帅也。见病治病，终亦无裨。

生台术　茯苓块　香附　砂仁　蒺藜　制半夏
淡水熬膏，临好以文火炖收，清晨开水调服。

 血枯

血枯经闭。
乌贼骨丸。

肾肝虚

风动液亏，腹痛肠红，经闭，暮热惊恐，治在肾肝。

熟地炭　黄肉炭　炙甘草　五味子　白茯神　白芍

变证

1. 病起左肢痛痿，即《灵枢》云：意伤忧愁则肢废也。盖肝脏多气少血，气胜则热，血不营养经脉，阳明日空，血海无贮，经事遂闭。内风挟阳上升，眩晕，咳出痰沫。冬令天地闭藏，病不致凶。万花畅茂，有增剧之虑。议镇肝安胃法，用麦甘大枣汤，麦以镇逆，枣、甘益虚，遵《内经》肝苦急，急食甘以缓之也。

甘麦大枣汤。

2. 症是损怯经闭，诊左脉濡小。前用温通汤药，心下稍舒，继用膏子柔腻，便溏，少腹坚硬，小溲不利。凡胀属气滞，质虚断不可强执通经，议早服五苓散，暮服禹余粮丸，壮水脏以分利小便，是气郁胀闭治法。

白术　猎苓　桂心　茯苓　泽泻

3. 脉弦数，腹䐜便泄，目自泪出。经来身体掣痛，今秋冬两月不至。据说两年患病，医药不效，缘情怀抑郁，热自内起，厥阴风木化火，阳明侵削日迫，气血内蒸，血海无贮，渐渐延及干血劳症。凡调经诸法，须论在气在血。今久郁热胜，经阻有年，正气已亏，补药固宜，而气血偏滞，非徒补可以治病。议厥阴、阳明同治，酸苦泄热为先，和补胃气为佐。

吴萸　川连　胡连　川楝子　乌梅　人参　白芍　延胡索
云苓　香附　南枣

益母草膏同乌梅肉捣丸。

淋　带

虚

1. 形寒心悸，头眩身如溶溶，此二维、任、带病也。由带中血液下渗，奇经失灌溉之源，日久有怔忡、腰折之患，及早图之。

熟地　牡蛎　桂心　巴戟　茯神　枸杞　白芍　白薇

2. 悲哀太过，心脾交伤，奇经遂尔失护，带下赤白，心悸少寐。

鹿角霜　建莲　血余胶　白茯苓　白薇　桑椹子

3. 脉细涩，带下赤白。

鹿霜　莲须　禹余粮　茯神块　黄丝　白薇　生杜仲　椿根皮

【注】黄丝，即菟丝子。

4. 带多，身痛，腹膨，法宜温养。

新鹿角霜　杜仲　白薇　沙苑子　枸杞　当归

5. 带多，腰痛。

熟地　鹿角霜　杜仲　沙苑子　枸杞　白薇

6. 八脉空虚，冲阳上逆，上热下冷，肉瞤筋惕，带下变色，晨必瘕泄，非滋清阴润所宜。

桑螵蛸　生杜仲　湖莲　菟丝子　沙蒺藜　茯苓

7. 任、督失司，脂液暗消，八味丸可以常服，再议固奇脉方法以佐之。

人参　菟丝子　覆盆子　鹿茸　锁阳　补骨脂

8. 赵（三十三岁）　脘痛映脊，甚则四肢逆冷，问当年产后瘕泄，今带淋经漏，脊椎酸垂。《内经》云：阴维脉病苦心痛，医不和维脉，阴阳异治，谓痛以破气降气，何见识浅陋乃尔。

鹿茸　角霜　当归　小茴香　枸杞　白蒺藜　茯苓　苁蓉

9. 产后阴伤，寒热疟，几两月病发，白带淋漓，八脉空隙大著，腹有动瘕，下元虚惫已极，议固下真通脉方。

人参　鹿角霜　茯苓　归身　苁蓉　粗桂枝木

10. 居（胥门，六十岁）　女人多产，奇经八脉诸络患病，五液走泄殆尽而枯。年已六十，反患淋漏带下，大便日见枯涩，少腹形膨䐜胀，血液难生，气散不收，日服炒枯肾气汤一剂。

11. 俞（申卫前，五十岁）　任督失担任督摄之司，脂液暗消不禁。八味丸可以常服，再议固奇脉方法以佐之。

鹿茸　补骨脂　人参　生菟丝子　覆盆子　锁阳

12. 入土旺用事，食减恶心，淋带反多。老年阳气渐泄下坠，议东垣升阳法。

人参　熟术　炙甘草　当归　羌活　防风　独活　广皮

13. 食少便溏带下。

人参　生术　小茴香　鹿角霜　杜仲　茯苓　炮姜　炒当归
桑螵蛸　艾炭

红枣肉为丸。

14. 脘中气通，带下赤白，此平素血虚，近日时气复伤其阳，
六脉无力，下滑不禁。为病卧久，非堵塞可愈，仿东垣固真寄升
降方法。

人参　生干姜　柴胡　郁李仁　广皮　炙甘草　黄芩　白
葵子

15. 项（二八）　心热巅空，交寅卯带下。向来阴不足，少
阳阳动。中虚食减，静养至秋凉，可望阴充。

人参　柏子仁　丹参　天冬　茯苓　建莲　龙骨　白薇

 热

脉左数，上热下冷，淋带不止，此内热湿郁，久则元虚。
花波罗滑为末，浆丸。即珍珠粉丸三钱。
孕妇忌服。

变证

1. 邢　暴怒伤肝，白带下注，继而间血。人身冲、任、督、
带诸脉皆丽身半以下，医用上、中二焦疲药，焉能图幸？自言月
事来而漏带息，初起必少腹腰痛，此内热是血络阴液损伤耳。性

嗜酒，酒力先入肝胆，急当禁止。议固脉以摄下。

炒枸杞　炒黑当归　白薇　桑螵蛸壳　青花龙骨　生紫石英
煎药送震灵丹。

2. 久崩淋带，少腹结瘕，液涸气坠，二便皆阻。辛甘补方，
冀得宣通，勿谓崩症徒以涩药。

柏子霜　淡苁蓉　郁李仁　归身　枸杞　葵子

胎　　前

虚

1. 娠五月，足太阴司胎，太阴与阳明为表里。阳明隶乎冲
脉，冲脉空虚，是以易于堕胎，法宜固之升之。

人参　菟丝子　杜仲　焦术　条芩　禹余粮　白薇　湘莲

2. 邱（钟由吉巷，二十八岁）　凡交三月胎殒，是足厥阴
肝阴内怯，热入于阴，冲脉胎形渐长，任脉不司担任而坠，见症
脊椎尻垂，腰酸痿弱，肾肝奇经虚不摄固。议孙真人方。

桑寄生　清阿胶　生白芍　细生地　蕲艾炭　条芩　砂仁末
归身

3. 怀妊若患时症，古人主在保胎。今喜暖恶寒，升则厥，痛
坠欲便，腰腹绕痛，大虑胎坠。辛香温柔之品，冀其止厥。

鹿角霜　沙苑子　枸杞　小茴香　淡苁蓉　茯苓　柏子仁
当归

【按】病及奇经，斑龙丸化裁。

4. 娠八九月，胎吸母液，阳扰烦蒸，心痛引入少腹，谓之子悬。失治有三冲、三激之累。

生地　天冬肉　柏子仁　真陈阿胶　女贞子　茯神

5. 沈（槐树巷，二十二岁）　自交秋初，皆令阴阳巅胀失血，三月怀妊，法当养阴固胎。

人参　黑壳建莲　子芩　阿胶　白芍　桑寄生

6. 邵（枫桥，二十八岁）　每怀妊百日内即产，已历十余次矣。今春溲尿如淋，入夏若崩若尿半月，半月后经水又来，上午少瘥，临晚夜深，频频至圊，溲尿滴沥酸痛。夫胎濒二三月，足厥阴肝病，且胎形渐重，任脉不固下坠，血伤液枯，阴气不收，此尿淋是肝肾阴虚，庸医清火分利，更夺真阴。半年缠绵，致难以速功。养阴方中忌投酸味，令人癃闭。

细生地　黑豆皮　生鸡子黄　清阿胶　人中黄　川斛

7. 安胎。

桑寄生　人参　石壳建莲　川断　砂仁　台州青苎

8. 培土安胎。

人参　焦术　建莲　茯苓　广皮　砂仁

9. 午后诊脉，问及踢伤胎漏，用两补气血安胎。

人参　炒当归　炙甘草　炒砂仁末　茯苓　炒白芍　广皮

实

1. 暑湿阻气，胎热由下而升，两热相搏，咽喉欲痹，寒战，周身诸脉震动，防胎下坠，治宜清上。

竹叶　枇杷叶　知母　连翘　郁金　川贝

2. 痛由背绕肋，胀至胃脘，停住不移。妊交六月，阳明司胎。阳升气阻于络，斯为痛胀宿恙，当春半而发，脉弦搏鼓指。胃为阳腑，和阳以苦味之流行，仍佐宣利气分郁遏为治。

金斛　鲜竹茹　黑山栀　老苏梗　化州橘红　香附汁

热

1. 热深日多，至于动血。血属阴象，主乎养胎。邪热乘袭，胎元难固，因此变症有诸，况呕家最能伤胎。今脘痞潮热为病证，徒攻病，置胎气于不理，非也。

川连　条芩　知母　乌梅　生芍　枳实汁

脉左数，下重。热入血中，恐胎难保。暮夜烦躁无寐，亦是阴伤。太仆所云：寒之不寒为无水，当益其阴。今衄血又来，应减气辛耗散，仿苦寒佐以咸寒为治。

黄芩　川连　人中白　白芍　知母　玄参

脉形细小搏数，舌刺肌燥，津液告涸。呕逆烦冤，食粥乃定，胃气已虚，虑有变证，清热安胎为主，更兼养胃。

川连　竹菇　知母　玄参　麦冬　条芩

心中热，舌生刺。暮夜烦躁觉热，呕逆触动少腹，一团热气炽甚。阴伤，胎元未能稳保。频频叮咛，主家视参如毒奈何？与王先生再议他法。

生地炭　天冬　知母　阿胶　川斛　茯神

2. 气塞干哕，不欲进谷。怀妊四月，腹大如足月，足跗浮肿，得血下洞泄而来。询知两月前已不纳，立秋交节，血乃暴下，为阳明胃虚，滞气逆攻。血海隶乎阳明，致有淋漓之状。法当清热安中，以暴胀常多热证耳。

生白芍　乌梅肉　苏梗　参汤（另进）　子芩　知母　川连

3. 厥阴之阳上冲，呕逆腹痛，防胎上攻，以苦寒清泄法。

川连　黄芩　川楝肉　青皮　白芍　郁金

4. 临月，用清热理气。

苏梗　芩皮　知母　白芍　砂仁　大腹皮　黄芩

5. 胎孕而患时疟，古人先保胎，佐以治病。兹诊齿燥舌白，呕闷自利，乃夏令伏邪至深秋而发，非柴胡、枳实之属可止。呕吐黑水，腹痛，胎气不动，邪热深陷入里，蒸迫脏腑，是大危之象。

黄芩　黄柏　川贝　黄连　秦皮

再诊。寒少热多，即先厥后热之谓。热甚胎攻冲心而痛，盖胎在冲脉，疟邪从四末渐归胃系，冲脉属阳明胃脉管辖，上呕青黑涎沫，胎受邪迫，上攻冲心，总是热邪无由而发泄，内陷不已，势必坠胎。且协热自利，外邪从里而出，有不死不休之戒。

方书保胎必固阴益气，今热炽壅塞，参、胶、归、地反为热邪树帜矣！前以纯苦气寒，取其急过上焦，阳明胃与厥阴肝两治。今用酸苦泄两经之邪热，外以井泥护胎。

川连　乌梅肉　黄芩　草决明　炒川椒　石莲肉　白芍

三诊。苦辛酸清泄阳明。厥阴邪热，兼外护胎法，病势减十之二三。视舌黑芒刺，舌心干板，而心中痛不已，此皆热邪内迫，阳津阴液告涸。两日前虑其陷伏闭塞，今又怕其液涸昏痉，最难调治。夫护胎存阴，清热去邪，俱不可少。

川连　鲜生地　知母　阿胶　鸡子黄

6. 始于嗔怒动肝，冬季温暖少藏，肝气多升，肺气不降，遂令咳逆喘促，热郁入里，耳聋自利。延绵经月，真损必然殒胎，非轻小之恙。

黄芩　瓜蒌皮　杏仁　白芍　橘皮　乌梅

变证

1. 脉左虚右弦，身麻肢冷，脘中胀闷，不饥吞酸，由中虚肝气内动之故。五六月当脾胃司胎，又体质不受苦寒，非清火破泄气分之治所宜。

人参　枳壳　生姜汁　炒半夏　桔梗

【按】本案与医案存真95案重复，一案是"脉左右弦"。

2. 胎气日长，诸经气机不行，略进水谷之物，变化水湿，不肯从膀胱而下，横渍肌肤为肿，逆奔射肺，咳嗽气冲，夜不得卧；阴阳不分，二便不爽。延绵经月，药难治效，当刺太阳穴，使其气通，坐其安产。

桂枝　五味子　牡蛎　杏仁　茯苓　淡姜　泽泻

3. 脉沉，怀妊八月，久咳背冷，冲逆不得卧。此因抑郁，阳失转旋，浊凝饮结，当治饮不治咳。

桂枝　淡姜　白芍　茯苓　五味子

恶阻

1. 经阻两月，脉象虚数，呕吐清水，仍以恶阻调治。
竹茹　半夏　广皮　生姜　茯苓　厚朴

2. 女科胎前以立基为要。恶阻呕吐味酸，是热化，宜安胃调气。

人参　半夏　竹茹　茯苓　生姜

3. 李（用直，三十三岁）　凡女科有胎气，以立基为要。恶阻呕吐酸味，是热化，安胃调气。

人参　竹茹　茯苓　半夏　金斛　生姜

4. 女科有胎气，以立基为要。恶阻呕吐酸味，宜安胃调气。产后下虚，血病为多。今脘中痞胀，减食不适，全是气分之病，但调气宽中，勿动下焦为稳。

生香附汁　苏木　神曲　豆蔻　桔梗　茯苓

产　后

营虚

1. 产后营虚寒侵，身痛形凛。

当归桂枝汤去芍加茯苓。

2. 小产后经月，泄泻腹痛，下血不止，干咳呛逆。乃气血两虚，当以建中法。

归芪建中去姜。

3. 半产后，冲任虚，瘕聚，少腹痛，胃痛形寒身疼。

桂枝加桂、当归、茯苓，去姜。

4. 新产阴气下泄，阳气上冒。日晡至戌、亥，阳明胃衰，厥阴肝横，肝血无藏，气冲扰膈，致心下格拒，气干膻中，神识昏谵。若恶露冲心则死，焉有天明再醒之理。回生丹酸苦直达下焦血分，用之不应，谅非瘀痹。想初由汗淋发热。凡外感风寒，理从外解，此热炽神乱，即仲景之新产郁冒也。倘失治必四肢牵掣，如惊如风痉，立见危殆。议从亡阳汗出谵语例，用救逆法。

龙骨　桂枝　南枣　牡蛎　炙甘草　小麦

5. 小产后，汗多寒热。

龙骨　白芍　南枣　牡蛎　炙甘草

6. 产后去血过多，阴伤阳损，致畏冷倏热，急宜温养营气，勿杂治也。

人参　归身　桂心　桂圆　茯神　炒芍　炙甘草　枸杞

7. 阴虚潮热，在产后肝肾本虚。始误于逐瘀泄气，镇补稍安。再误延胡、枳实攻逐，腹中刺痛，营伤何疑？

人参（秋石拌烘）　生地　炙甘草　茯神　阿胶　白芍

8. 产后自乳阴伤，即是亡血虚象。陡然惊恐，内动肝肾，脊椎尾闾骨凸，肌瘪，自脏阴损及奇脉矣。先冷后热，厥冷见症，良由骨枯髓竭，草根树皮，何能济事？

常用人乳热饮，日二三次。

9. 产后腹坚有形，气聚不通，渐成胀满，乃冲脉为病。其大便秘阻，血药润滑不应，柔腻气愈凝滞。考徐之才云：肾恶燥，以辛润之。

归身　精羊肉　舶茴香　老生姜

 肝肾亏

1. 产后飧泄，数月不痊，下焦冲任空虚，清阳下陷，奇经失护使然，法宜温养。

人参　鹿茸　砂仁　肉豆蔻　巴戟　赤脂　山萸肉　菟丝子　建莲　补骨脂　山药　北五味子

2. 遇劳气泄胎坠，胎去下焦先空，足冷腰脊皆病。阴阳两损，但以温养之补，怀孕即止。

人参　沙苑子　归身　肉桂　雄羊内肾　茯神　麋茸　白芍（酒炒）　枸杞

共为丸。

3. 产后血去阴伤，肝肾先亏，致奇经诸络不至内固，阴既不守，阳泄为汗，多惊多恐，神气欲散。此摄阴固液，而有形岂易速旺？古人必曰封固、曰镇纳，皆为此而设。

人参　桂枝　龙骨　炙甘草　附子　煨姜　牡蛎　蜀漆

4. 产后汗大出，目瞑神昏，此为郁冒欲脱，大危之象。勉拟镇固补虚一法。

生龙骨　桂枝　人参　生牡蛎　炙甘草　归身

生羊肉煎汤。

5. 产后将半月，头汗耳聋，便泻不食。阴分大虚，阳气上冒，防其痉厥，不可忽视。

熟地炭　炒当归　炮姜　茯神　炒白芍　炙甘草

6. 产后十七朝，因恼怒阳升为郁冒，寒热如疟，经半月不止，乃阴伤于下，阳潜于上，肝胆之邪肆行无制，故乍寒乍热，不得息也。拟进甘缓法，使阴气稍复，寒热可缓。

复脉汤去姜，加甘蔗汁。

7. 郁冒汗出，血下液亏。

人参　龙骨　枣仁　熟地　五味子　茯神

8. 产后真阴下虚，真气不主收纳，咳逆汗泄，肉膜刺痛。未至半月，恶露已尽，大便不实，断非清润治嗽可疗。此摄固敛液，一定治法。

熟地　山药　枸杞　五味子　建莲　芡实

9. 产后五十日，暮热汗出，身动气喘，带下绵绵不断，腰脊酸软牵痛，此肝肾液亏，冲、任空乏，法当通补下焦，久延怕成蓐劳。

淡苁蓉　炒枸杞　归身　紫石英　白茯苓　生杜仲　炒白芍
五味子

10. 产后内虚，复感冬温，遂寒战后汗出，乃厥阴如疟，非轻症也。

炒生地　炙甘草　阿胶　炒麦冬　生白芍　麻仁

11. 脉数左甚，冲气上咳吐血，嘈杂如抓，常有眩晕喘促。此产后失调，肾肝内损，若不断乳静养，春末夏初，必致受累。

熟地炭　炒山药　炒枸杞　五味子　建莲肉　白茯神

12. 产后厥证，下虚为多。怕风寒，面肿，肌肉如虫行，腹泻肢纵，此方虚风，议和八脉。

枸杞　小茴香　鹿角霜　菟丝子　杜仲　当归　沙苑子
茯苓

姜、枣汤泛丸。

13. 徐（二八）　产后未经旬，长途驱驰以劳形神。归值母丧，悲哀哭泣，伤及情志。述肉瞤，易惊恐，少寐。产伤阴分起见，肌肉悉热如焚，乃阴不摄阳。

熟地炭　山萸肉　龙骨　茯神　淮小麦　南枣肉

14. 金娘娘　少腹酸郁不和，据述因寒湿而起，缘产后精采不复，冲任已空，跷维不摄。经言：阳维为病，苦寒热矣。若云疟邪，焉有三五日休息而至。盖脉络空乏，须填补孔隙，区区滋清之补，与产后奇脉之病迥殊，故不获效。

人参　紫石英　炒归身　鹿角霜　炒枸杞　茯苓

接服斑龙丸加参。

【注】精采，含精神与面色。

15. 产后下焦先亏，腰膂如痿，肛坠不爽，此乃肾虚不摄。痢血与脾病迥异，摄固其阴，略兼通腑。

熟地炭　五味子　茯神　炒白芍　炙甘草　炒楂肉

16. 肝风阳气升于清空，咽喉阻痹，心似悬旌。缘春半地气上加，产后下虚，藏纳未固，随时令而越。议用镇阳守阴方。

龙骨　阿胶　生白芍　牡蛎　鸡子黄　米醋

又：人参　小麦　生白芍　阿胶　茯神　川楝肉

又：淡天冬　陈阿胶　制何首乌　茯神　黑豆皮　生白芍

17. 张（无锡，三十九岁）　初秋经停几两月，下血块疑似小产，遂经漏不止。入冬血净，加五心脊椎骨热，天明微汗热缓。凡经漏胎走，下元真阴先损，任脉阴海少液，督脉阳海气升，所谓阴虚生热矣。精血损伤，医投芪术呆补中上，是不究阴阳气血耳。

人参　建莲　女贞子　茯神　糯稻根　阿胶　炙甘草　白芍
山萸肉

18. 杨（二七）　食入即饥，心空易惊，经水或歇或至。病起产后，逾年不复，自述多食生冷。据理肝阴久损，不宜骤用温补。

人参　茯神　炙甘草　黄精　龙骨　金箔

19. 起病由于小产后，是冲任脉虚所致，温养摄纳，最为近理。病根在下致胀，乃芪、术、升、柴，守而兼升，浊僭上行。炒焦肾气丸可以常进，但不能入奇脉耳，更议法以辅其不及可也。

鹿茸　补骨脂　人参　大茴香　鹿角霜　归身　苁蓉
蕲艾煎汤代水。

20. 形冷惊怕，旬日经淋漏注，心怔悸如悬旌，自七八年产后致病。夫肝主惊，肾主恐，产后先虚在下，奇脉不为固束，急急温补固摄，仍佐通药，其力可到八脉。

紫石英　炒枸杞　人参　麋茸　乌贼骨　沙苑子　茯苓

21. 频产脉络已空，胎前已见带下，痛甚不随利减，奇经气散不摄。仲景建中之议，取意在脾营，为上中法，而药力原不及下焦也。肾气汤乃收摄阴中之阳，产后营虚，不耐桂、附之猛烈。当年先哲，每炒炭煎服，亦如刘河间浊药轻投，盖汤、散、饮子，不同法程耳。

熟地（四钱）　山药（二钱）　丹皮（钱半）　附子（一钱）
车前（一钱）　山萸肉（二钱）　茯苓（三钱）　泽泻（钱半）
肉桂（一钱）　牛膝（一钱）

各炒炭，急火煎服。

22. 冲任内损，经淡日迟，形神渐渐瘦瘵，犹是产后不复，先议温通八脉一法。

归身　鹿角霜　紫石英　小茴香　淡苁蓉　茯苓

23. 卒然心痛寒热，恰在产后，即《内经》所谓阳维为病苦寒热，阴维为病苦心痛。维主一身之纲维，其阳行卫，其阴行营，二脉致偏，不饥少纳，腹胀瘕聚泄泻，夏月经必先期，秋冬下焦常冷。

鹿角霜　当归　生杜仲　芡实　白茯苓　沙苑子　小茴香
淡苁蓉　湖莲　炒黑艾紫石英（醋炒）

红枣肉为丸。

又：去艾，加紫河车胶。

🌿气血证

1. 血菀气痹，寒热日加，产后致此，当慎加调理。
当归　白芍　茯苓　橘红　丹皮　青皮　半夏曲　麦芽

2. 小产后，血下暴崩，汗淋昏冒，寐则梦与人争斗，此脏血大走，肝魂易越，补方必兼敛摄。血崩久淋带，致冲、任脉络不固，不但不得孕育，更延痼疾耳。

人参　龙齿　炒归身　炒枸杞　炙甘草　茯神　炒枣仁　五

味子

3. 产后阴损下虚，孤阳泄越，汗出惊悸，百脉少气，肢体痿废，易饥消谷。阳常动铄，阴不内守，五液日枯，喉舌干润。理进血肉有情，交阴阳，和气血，乃损症至治。

羊肉　五味子　紫衣胡桃　当归　牡蛎

4. 初产。

益母草　炒山楂肉　延胡索　泽兰　炒麦冬　黑豆皮

5. 张（万年桥，二十八岁）　半产重于大产，左胁有形，是气乘肝络，攻之则变中满。从前胎坠，寒热呕逆，震动之伤。当培养气血，不可怠忽，不致劳怯。

归身　鳖血制柴胡　广皮　南枣肉　白芍　茯苓　蒸于术
炙甘草

 阴亏

1. 小产后经年淋漓，旬日带下绵绵不断，骨节痿软。经临筋脉牵掣，骨热如蒸，皆冲、任受伤，久而不复，五液皆枯，日久损怯一途。所幸胃气尚存，按候调摄经年，冀可血气充复。

四物汤，加胡黄连、炒黄柏。

2. 潘　眉心痛，心中热，腰脊酸痛，五心皆热，自产后半载，形消食减，乃下焦阴液大耗，而肝风夹阳震动矣！病自内损，固当补益，然阅所服方药，虽曰养阴，半投芎柴辛散，是昧于根蒂已虚，杂用升泄，恐咳喘躁厥至矣。

生地　阿胶　生白芍　麻仁　炙甘草　麦冬

羚羊角磨汁。

3. 舌色白晦，脉得右大，来去不整，左部小促。耳聋身热不寐，语言謇涩。非是少阳伤寒，良由小产，阴气不复，阳气上冒，恐有牵搐暴厥之忧，无以轻浅视之。

生地　阿胶　丹皮　麦冬　白芍　蔗浆

再诊。前方去白芍，加玄参、羚羊角。

4. 产后发热后，阴虚为多，阴不内守，阳外泄为汗出。自秋徂冬，形肉消铄。

人参　炙甘草　炒芍　五味子　炮姜　茯神

甘温佐以酸收，阴阳有渐交之机，热缓加谷，可谓明验。然产后损伤，古人远刚取柔，使有情生气日泰，理体可以却病。

人参　熟地　河车胶　归身　五味子

5. 产后十二日，诊脉数疾，上涌下垂，此血去阴伤，孤阳上冒，内风燔燎，肝魂不宁。面赤头痛，昼轻夜重，阴弱阳亢，上实下虚。若不按法施治，必增瘛疭厥逆。议咸润益下和阳方。

小生地　生牡蛎　淮小麦　阿胶　麦冬　玄参

实

1. 产后下虚，血病为多。今脘中痞胀，减食不运，全是气分之病，但调气宽中，勿动下焦为稳。

生香附　桔梗　神曲　苏梗　豆蔻　茯苓

2. 肝脾不和，少腹胀，足浮肿，带下因于产后未复。

大腹皮　归身　芜蔚子　柏子仁　茯苓皮　小茴香　小香附

3. 胎前水溢浮肿，喘满不得卧，开太阳获效，即产浮肿自然渐退。女科不明产后下虚，多以破气宽胀，百日来腹大且满，按之则痛，此皆气散弥漫，为难治之症。议用炒枯肾气丸，兼调琥珀末以调其血。

4. 钱（二十四岁）　上秋产蓐，自乳伤血，夏热泄气，一阴不复，入秋咳嗽，震动失血，饮食不少，经年不致凶。既已断乳，必在冬前经转可卜，春深不致反复。

茯神　炒白芍　钩藤　炒山楂　炒麦芽　焦丹皮　新会皮

 变证

1. 小产后劳动嗔怒，陡然血崩，乃身中阳动，阴弱失守之证。用药气味，最忌辛温走泄，无有不向安者。缘辛香温热，胃中不安，致呕逆频频，神复欲愦，皆血下而阴亏为病，呕多则阳气再伤耳。古人上下变病当治其中，此安胃第一要旨。以胃为脏腑之大源，能纳谷，斯后天生气再振，何容缕缕经营乎！

人参　小麦　茯神　乌梅　木瓜　白芍

镇补肝胃，既得进谷。阅来教仍是阴弱阳浮，姑拟补摄足三阴脏，必得小效。

人参　炙黑甘草　山药　芡实　熟地炭　茯神

2. 半产后，失血咳逆不得卧。
小青龙法。

3. 半产后，咳逆不得卧，腹膨。

肾气丸（一两）

用沙囊悬起煎汤，早上服。

4. 产后骤脱，参、附急救，是脱阳固气方法，但损在阴分，其头痛汗出烦渴，乃阳气上冒。凡开泄则伤阳，辛热则伤阴，皆非新产郁冒之治。

细生地　黑山楂肉　牡蛎　真阿胶　茺蔚子

5. 产后几五十日，下利滑腻，痞闷呕逆。此阳结于上，阴散于下，仿仲景独治阳明法。

人参　赤石脂　五味子　茯神　炮姜炭　炒黄米

6. 产后病起下焦为多。今右偏头痛，得暖为甚，纳食则脘腹加痛，必泻则已。夫痛随利减，已显湿郁气阻，热自湿升，恒有是证。从脾胃门调治。

生于术　紫厚朴　煨木香　嫩香梗　茯苓皮　小茵陈　新会皮　香附汁

【注】嫩香梗，即苏梗。

7. 产后腹痛脉数，足不能伸，瘀留入络，结为小腹痛矣。

失笑散加桃仁、当归尾、醋炒蓬术。

8. 方（五泾庙前，二十六岁）　死胎至旬日乃下，必有尸秽浊气留着冲任脉中，至今黄白淋带，病患说腰以下冰冷，大便久溏，产后刚药难用，用朱南阳方法。

獭鼠粪汤。

9. 冬至一阳初复，骤有肢麻火升，其失藏已属下虚月余。值黄昏气塞心痛喘逆。戌、亥阴时，冲逆下起，肝脏厥逆，直将犯上，至于坐不得卧。直至产后，下虚更极，水谷湿气未能循腑分流，旁渍渗入经脉，从前厥逆，肝气肝风由然，沸腾搏激，似湍水东西，可使过颡之喻。究竟病根，全在平昔抑郁，《内经》惊恐明指肝肾，今既失司，腑气不主宣化，至阴之脏调之非易，议以专走足太阳表中之里，冀阴阳渐分，经旨谓太阳司开立法。

薏苡仁　淡干姜　茯苓块　大杏仁　五味子　生白芍

10. 此水气结聚，壅遏经隧，致呼吸有阻为噫气，而其声在咽嗌。况任脉行乎身前，母子经行，必关冲、任。今气痹水蓄，血亦化水为肿胀，胸高腹大，水性就下，搏激可使过颡。下窍久闭，状如瓮瘕。曷不效禹治水之功？徒执寒热补泻为法，宜乎久药无功也。

十枣丸。

11. 产后，宗王损庵劫胃水法，用理中汤。
人参　焦术　炒姜　炙甘草
劫胃水已应，议升阴中之阳，互入摄固。
人参　炒当归　五味子　茯神　麋茸

12. 叶　自五月间生产，将交白露，日泻五六次，每泻必先痛，形寒战栗，气冲入脘欲呕，脉来右濡，下坠入尺，以冷湿夹阴浊，致阻遏阳气流行。法当辛温，宣通阳痹。

炒黑川椒　煨广木香　天台乌药　川楝子　生益智仁　生香附

13. 张（三十九岁）　半产是下焦先虚，血少内风鼓动，眩晕，腰椎不和，胃弱恶心，勿以温燥。

茯神　阿胶　川斛　天冬　生地　女贞子　枸杞　菊花炭

14. 朱　大队阴药佐以人参诚为阴分益气之法，服之热疖累累而起，恶露缓缓而下。扶正却邪，并行不悖。今谷食已安，谅无反复。然难成易亏之阴，须安养可望图成。倘加情志感触，轻则奇经淋带，重则髓枯内损。

15. 新产不满百日，天暑汗出，气泄加以澡浴汤蒸，更助开发。阳浮上升，阴弱莫制，遂喉痒咳逆，牵连左胁及气街背部皆痛。盖产后肝血未充，肾液未足，奇经诸脉悉皆怯弱，阴亏阳炽，血不能荣养筋脉。法当味厚质静，流护至阴之脏，兼温奇经。仿仲景阿胶鸡子黄汤。

阿胶　生地　鸡子黄　白芍　穭豆皮　石决明

再诊。考足厥阴肝经，过胃贯膈，上循喉咙。因肝阴少藏，阳气有升无降，每交暮夜，咳甚如哕。戌亥乃肝阴旺时。肝阳扰胃则阳明脉衰，四肢倦怠，面色青晦。阳化内风，掀越鼓动，为肌浮偏肿。心无液养，似嘈非嘈，似痛非痛。热酿涎沫，吐出复聚。余不以咳嗽为治，急于流护至阴，静制风阳内鼓，夜分更以胃药助之。

午服：

鸡子黄　白芍　枸杞　阿胶　甘菊　炙甘草

暮服：

人参　南枣　秋石

16. 产后阴虚阳实，热易怫郁。近日客邪，乃冬应寒而温。凡羌活辛温、柴胡扰动肝血，皆属禁忌。谓阳明未复，再动冲阳耳。恶露变成腥水，亦是热犯肝阴之极，液不养筋，内风必动，致面肿身痛，消渴呕逆，自利，暮热汗多，全是肝胃受病。诸厥皆隶厥阴，呕不能食，厥阴之气冲犯阳明所致。产后厥冒，厥而下利，恐其阴涸难愈。今神气欲昏，正是冲阳上犯。治以镇逆，佐以酸苦，泄热调经。

牡蛎　乌梅　黄芩　茯苓皮　川连　郁金　秦皮　炒山楂

17. 产后六日，恶露仍下，每呵欠寒栗，凡进汤必呕逆，舌粉白有苔，面目四肢浮肿，兼之消渴，喜得凉饮，胸脘痞闷不饥。此临产外邪乘虚竟入厥阴，邪犯阳明，状如疟证，但产后虚弱，值冬暖不藏之候，得汗方解，显然客邪。然柴胡动竭肝阴，决不可用，议和胃清邪一法。

制半夏　郁金　新会皮　天花粉　杏仁　竹茹

18. 产后肿胀不愈，显然下焦先虚，肝肾气散，不主收纳，形寒痞闷，食少痰多，形消肉削，治从温纳，分利，攻消法。

济生肾气丸三钱，磨沉香汁三分，冲开水送。

19. 产后两三日，恶露即止，下白甚多，明系湿阻，体虚感邪，更疟半月，食减气壅，延久必致虚脱，且拟补虚镇坠以治气逆，气降进食，庶有生机。

代赭石（煅）　旋覆花　制半夏　人参　茯苓　新会皮　炒白芍

又：服煎汤逆气已降，饮食渐进，有向愈之机，然产后肝肾自虚，若不填纳，恐冲气复逆。

大熟地（砂仁炒松）　人参　枸杞（炒）　炒白芍　茯苓　生杜仲

又：进填纳，神气虽振，寒热未已，白带仍下，湿郁所致，宜用开湿破瘀引邪，以冀疟止。

青蒿　生鳖甲　茯苓　当归（炒）　桃仁　新会皮　生香附

20. 小产后，肌肉似乎丰溢，是阳气发泄，即外有余内不足。病样甚多，何堪缕治？在女科莫重于调经，气血逆乱，扰动肝脾，心胸痛发而呕，述遇怒着冷痛甚，胃阳已衰，厥浊易逆，先理胃阳，用《金匮要略》法。

人参　吴萸　茯苓　半夏　高良姜

21. 产后五十余日，腹满不减，膨胀愈甚，二便不爽，此因下焦空虚，腑阳失气化之司，先宜通阳，得胀势稍缓再议，方用五苓加椒目。

22. 方　此血痹之症，产蓐百脉皆动，春寒凛冽，客气乘隙袭入经络，始而热胜，继则寒多，邪渐陷子阴络，致夜分偏剧汗多，神昏谵语，由邪逼神明，岂是小病？正如仲景劫汗亡阳、惊谵同例。议救逆汤减芍药方治。

23. 产后络脉伤，腹痛频发，嗔怒，食物不宜则甚。当调和脉络，庶不延成痼疾，宜葱白丸。

24. 久泻无不伤肾，况兼产后起因，补中必当理下，是为脾肾两补。

五味子　生杜仲　云茯苓　杜芡实　菟丝子粉　台人参　补骨脂　焦白术

 恶露

1. 产后恶露不行，腹痛脘闷，法宜两和气血。

香附　丹皮　茺蔚子　延胡索　泽兰　山楂肉　稽豆皮　柏子仁

2. 恶露冲心，防其昏厥。

泽兰　山楂炭　香附　川贝　童便　茺蔚子　延胡索　广皮通草

3. 浊气上逆，恶心不食，冷汗烦躁，最防暴脱，不可但执恶露滞满，而专泄气攻血。

人参　干姜　泽兰　附子

冲入童便。

【按】病现暴脱之势，人参四逆变方，加泽兰童便以入血祛瘀。

4. 产后下虚，腹中刺痛，虽因恶露未尽而起，然病经五十日，未可专以逐瘀为主。

当归生姜羊肉汤。

妇科癥瘕

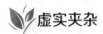
虚实夹杂

1. 女科肝病为多，产后必病及八脉，即如少腹聚瘕，瘕气攻心下必呕吐，上泛则咽喉闭塞。经水半年不来，越日必有寒热。凡下焦多属血病，瘕属气聚，癥为血病，病在冲脉、阴维、阳维，混混医药，乌得入于奇脉乎？

地鳖虫　川楝肉　鳖甲　桃仁　麝香　延胡索　山楂肉
蓬术

2. 本质最虚，多忧积郁。春深入夏，阳气发泄，脾弱失运，纳谷渐减，土中阳渐，湿生气钝，肝木来克，肿胀日著。血败化水凝结，小便日加短涩。湿坠注肠，大便鹜溏。阳气不交于下，膝下寒冷不温。脉涩经闭，显然血蛊。浊气上干，必有喘急，夜坐不卧，见症险笃已极，勿得小视。以通阳腑理虚，冀阴浊不致闭锢。

人参　淡干姜　茯苓　淡附子　猪胆汁　泽泻

3. 动怒忽心腹痛有形，此气聚成瘕，乃肝虚气逆，用辛补体用方。

人参　炙甘草　当归　川楝皮　茯神　白芍　桃仁

4. 肝失疏泄，二便不利，少腹素有瘕症，气逆为厥，治以辛润。

当归　葱管　柏子仁　小茴香　桃仁　茯苓

5. 冬季腹大，大便不实，以通阳泄浊，初用相投，久则不应。久寡独阴无阳，郁虑，至少腹结瘕，其病在肝。五旬外正气日衰，邪不可峻攻矣。

六味加小茴香、川楝子，水泛为丸。

6. 冲、任脉虚，带下，少腹瘕聚，肢麻。

归身　桑叶　牡蛎　茺蔚子　茯神　建莲

7. 少腹瘕聚攻痛，淋涩不止。

葱白丸，艾、枣汤送下。

8. 产后瘕癖。

葱白丸，每服二钱，艾枣汤送下。

9. 产后坚痛，少腹癥。

桂心　当归　白芍　茯苓　紫石英　小茴香　香附
羊肉胶丸。

10. 肝痹胀至心下，腹大经闭，二便涩少。（初）

橘叶　青皮　银柴胡　茯苓皮　青葱　山楂肉　五灵脂　大腹皮

血结为瘕，腹胀大如缶，进疏肝通瘀稍安，续进针砂丸以缓攻之。

11. 杨（三十三岁） 产后十五年不得孕育，瘕聚心痛气冲，乃冲脉受病，久则未易图速功。

南山楂　茯苓　蓬术　香附　炒小茴香　葱白

12. 施（刘真巷） 经漏，脐下如卵形，已见血损气结，冲脉为病，女子瘕聚带下，少腹形象是也。血伤忌投气燥温热血药，不取沉滞，血中宣气为主。

南山楂肉　茺蔚子　新绛　青葱管　生香附

13. 王（无锡，三十九岁） 冲脉为病，男子成疝，女子带下瘕聚，经水仍来，是气攻入络脉，为有形矣。况产后又十六年不育，冲任病显然。

小茴香　川楝子　橘核　甜桂枝　茯苓　南山楂肉　生香附　蓬术

【按】两案重复，另一案方中有附子而无香附，共存。

14. 钮（吉安州，三十五岁） 女科肝病最多，产后必病及八脉，即如少腹聚瘕，瘕气攻心下必呕吐，逆上则咽喉闭塞。经水年半不来，越日必有寒热。凡下焦血病为多，瘕属气结，癥为血痹，病在冲脉、阴维、阳维脉中，混杂医药，焉得入奇经？

地鳖虫（一两）　延胡索（一两）　山楂（一两）　桃仁（五钱）　蓬术（五钱）　金铃子（五钱）　麝香（三钱）

共为末，用青鳖甲五六两，去衣捣碎，用无灰酒煮汁一杯，和前药末为丸，每服二钱，益母草汤送下。

15. 庚（四十九岁）　痕结阴络，络病善胀，自古及今，无硝黄攻伤其阴之理。腹胀忌咸，谓水寒逆犯脾阳，此胀误在频频攻荡，阴亡液损，二便不通。《内经》谓：食酸令人癃闭，医药言食酸忌咸，乃目不知书。

桑叶　柏子仁　松子仁　黑芝麻

青果汁丸。

16. 曹（长善浜，二十二岁）　产后寒入胞门，经水逾期不爽，少腹痕形渐大，面色清皖肉瘦。自上秋产蓐痕起，今夏诊二次，议以痕属气结，用《大全方》葱白丸暨乌骨鸡煎丸，温通冲任脉，令气血自和。两方不效，是下元虚冷，再攻必变胀矣。

人参　云茯苓　交桂心　生薪艾　归身　鹿角玄霜　小茴香

生香附

17. 徐（三十五岁）　少壮从不生育，冲任脉中久虚，六七年少腹有形，日渐坚大，口食寒凉泄泻，是下焦阳衰，冷浊气聚成痕。庸医希图宽胀，久服平肝破气，气愈损，坚胀愈加。

炒枯肾气汤。

18. 杜　少腹气冲胃脘，每痛呕恶，吐黏涎，三年频发，少腹已结痕形，月事迟，肝胃病始伤及冲脉，病是嗔忿而得，治法不越调经。俾气血流行，不致逆攻犯络。《内经》论痛，皆曰络病，医药不入络脉，乃无效矣。

南山楂肉　小茴香　延胡索（醋炒）　蓬莪术　川椒　金铃子　生香附　云茯苓　青葱管

19. 张（二四）　上年产后，至今夏经转寒凛，遂结气瘕，自少腹攻至胃脘，脘痛气结宜开，先用金铃子散。

延胡索　金铃子　青葱管　山楂　生香附　蓬莪术

20. 伍　崩淋已久，少腹结瘕，液涸气坠，辛甘温润之补，冀得宣通，勿谓崩症，徒以涩药。

淡苁蓉　枸杞　柏子仁　郁李仁　冬葵子　归身

21. 女科肝病，为多产后必及八脉。即如少腹瘕聚，冲气攻心，必呕吐逆上，则喉间闭塞。经水半年不来，越日常有寒热。凡下焦多属血病，癥属气聚，瘕为血痹，病在冲脉。阴维阳维，混混施治，焉得为奇经？

延胡索　川楝子　蓬术　桃仁　生鳖甲　地鳖虫　麝香　山楂炭

22. 少腹瘕聚，从左上升，每月事将至，经络腹胁先痛。自述嗔怒病加，病在肝俞血海。由气逆血滞，故年逾三旬，未得孕育，下焦时冷。治当理气血以调经，若缕治病样，未免太拙。

当归　川芎　木香　麝香　香附　桃仁　山楂肉　葱白　延胡索　吴萸　川楝子　小茴香　韭白

水泛为丸，益母草汤送。

23. 万年桥（廿八岁）　半产重于小产，左胁下瘕形，是气乘肝络，攻之则变为中满。从前有震动，胎坠呕逆，寒热之伤。今当培养气血，正旺则瘕自消，不可怠忽，致延劳怯。

当归　白芍　鳖血制柴胡　茯苓　蒸于术　南枣　炙甘草

24. 流贞巷（四十九）　漏经继下如卵，形已见，血损气结。按任脉为病，女子带下瘕聚，少腹形象是也。血伤忌投气燥温热，但血药不取沉滞，血中宣气为是。

南山楂　茺蔚子　青葱　新绛　生香附

妇科虚损蓐劳

🌿 虚损血痨前期

1. 包（十八岁）　经阻三月，咳嗽失血，交夜蒸蒸身热，脉来左搏而促，是阳气烦蒸，致逆诸络，血液不得汇集冲脉，秋深经水不来，必加寒热瘦削，称干血劳矣。

生鳖甲　全当归　生白芍　粉丹皮　原生地　茺蔚子　南山楂肉　生麦芽

2. 此劳怯是悒郁内损，阳土为阴木乘侮，冲脉乏血，经闭肉瘦气胀，减食便溏，五液日枯，阴不上承，喉舌干涸，仍不嗜汤饮。《内经》谓二阳之病发心脾，风消息贲，皆是久损传变见萌。

人参　乌梅肉　南山楂肉　茯苓　白芍　老苏梗

3. 吴（十七）　胁中刺痛，血逆，心中漾漾，随嗽吐出，兼有呕恶腹痛。此笄年情志郁勃，阳气多升，络血逆行，经水不下，恐延干血重症。

山楂　桃仁　柏子仁　丹皮　延胡索　益母草

🌱三阴成损

脉数左弦右涩。产后经年，右肢痛楚，不能步趋，虽曰劳怒伤肝，营阴暗亏，不能涵养筋骨所致，然久久阳明之脉交伤，焉能束骨利机关之用？肌肉渐瘦，寒热不止，是足三阴交虚成损，上及胃腑之象。议药当主通补，但病久延，根蒂已亏，恐淹缠不已，病日加增，未敢轻谈易易也。

羚羊角　制何首乌　女贞子　生杜仲　白蒺藜　大胡麻　金斛　黄芪

🌱肝肾

1. 产后形肉日瘦，经水逾期，此属内损。问经来无痛，与方书气滞经迟迥异，养肝、冲、任可也。

当归　生地　柏子仁　丹参　白芍　枸杞　茯神　桂枝

乌骨鸡丸。

【按】变桂枝茯苓丸为滋养方。

2. 蓐劳下损，损及八脉，医投清内热滋阴，致胃伤食减寒热，下元冲气上逆咳呕，而咳嗽药治肺，与内虚下损益无干涉。带淋骨热，髓竭液枯，蓐损较平常损怯更难。寒暑更迁不复，草木焉能奏功？勉与血肉有情，望其加谷，可得悠久。

紫河车（洗洁，一具）　人乳（八两）　生紫石英（一斤，捶碎）　血余炭（二两）　秋石（一两）

同煎，河水熬膏。人参汤服二钱。

3. 产后失调，蓐劳下损，必映奇经。心腹痛寒热，脊酸腰痿，形肌消铄殆尽。若缕缕而治，即是夯极。凡病宜通，补而兼通，能入奇经。

人参　炒黑枸杞　炒黑小茴香　麋茸　炒蒺藜　归身

4. 渐延干血，急急护阴。

熟地　天冬　川斛　阿胶　茯神　鸡子黄

5. 脉右弦左数。五年前经漏癥瘕，又复生产，继之带下绵绵。年来色夺气短，食减，外寒内热，脊骨腰髀酸楚若坠，时欲拊扣少安。仲景谓：产损诸病，多从下焦肝肾起见。脏阴亏损，渐干阳分，而冲、任、督、带诸奇脉受伤，有形精血难以速成，下焦空乏，隧道迂远，虽补剂频施，不能沾及，故未易取效也。若暴崩暴漏，温经固涩可投，今屡年带淋，脂液暗耗，阴分大伤，岂可温热刚暴，再劫其阴？宜从阳引阴，扶之培之可耳。见病治病，有何益哉？日久髓枯，将有损不得复而成劳怯者。

鹿角霜　苁蓉　当归　熟地　沙苑子　杜仲　小茴香　茯苓

6. 肝血内耗，已成干血瘵疾，咽痛音哑，晡热便溏，最不易治。

生地　糯稻根须　川斛　麦冬　稆豆干皮　茯神

7. 蓐劳久损不复，舌络牙关牵掣。阴乏上承，浮阳内风上炽，当与静药养阴和阳。

生地　天冬　归身　桂圆膏　阿胶　麦冬　女贞子　乌鸡胶

丸方。

8. 虚损久嗽失血，昼寒暮热，经闭食减，大便不实。当交春病增，少阳生气不至，春半后肝木大旺，其能久延乎！

炒生地　阿胶　炙甘草　莲肉　炒麦冬　茯神　生白芍

又：人参　芡实　生地炭　茯神　莲肉　川斛

9. 蓐劳下损，咳逆不得卧。

乌骨鸡丸。

10. 朱（吴江，十六岁）　天癸从未至，肉瘦色悴，呛嗽着枕更甚，暮夜内外皆热，天明汗出热减，痰中或稠或稀，咽中总不爽阆。此先天所秉最薄，既长真阴不旺，阴虚生内热。怡悦勿攻针齿，必要经来，可得热除，即世俗所谓干血劳怯。

复脉汤去麻仁。

11. 干血瘵疾，不易调治。

炙甘草汤。

12. 朱（八圻，十六岁）　女子十四而天癸至，以禀质为阴，二七少阳生动，阴体以阳为用也。父母有病而生，属乎先天，即良医妙药，弗能疗疾，如苗禾秀而不实，树果将成自坠耳。庸人不识其故，徒以清热治嗽，坐困胃口而致凶者屡屡。

生白藕　桑寄生　清阿胶　天冬　云茯神　甘州枸杞　桂圆肉　大元生地

13. 汪（二十八岁）　视色究脉，损在奇经诸脉，晨起瘕泄，交晡夜尿淋痛楚，任督为阴阳二海，脂液枯竭，由阴损损及乎阳，引导令其渐交，非时下可以速功。

人参　鹿茸　舶茴香　龟板心　生菟丝子粉　归身

14. 巴（西沿塘，三十四岁）　十年前产育，即经候不和，带下，腰椎酸垂，少腹刺痛，损伤奇脉，已非一所。凡先伤于阴，例取温柔，佐以凉肝，合乎通补，谓经水必循日月耳。

15. 方（长浜，三十岁）　络脉少血，气聚形象，升降而动，起居如惊。跗踵乏力登高，久已未育，乃下焦肝肾虚损，累及八脉。

紫石英　巴戟肉　归身　鹿角胶　白石英　淡苁蓉　枸杞
杜仲

羊肉肾丸。

16. 悒郁内损经阻，筋骨皆痛，损伤不复，即是劳怯。温养流通，望其郁痹气血融和。但以清热见血理嗽治，百无一活。

当归　生鹿角　桑寄生　枸杞　生杜仲

17. 寡居菀劳，系乎情志损伤，草木难以奏功。因近日火升下寒，暂进加味贞元饮，制龙相之陡起。

熟地　白芍　青铅　牛膝炭　茯苓

【注】菀，通蕴。菀劳即思积于中不得发泄而成劳。

18. 此冲、任病也，带多，血液下渗，厥气无涵，是以不时气逆，经事不至，即有干血之患。

枸杞　白茯神　当归　沙苑子　紫石英　小茴香

19. 仰（三十岁）　产后自乳三年，肉消夜热，咳嗽蓐劳，皆产伤真阴，阴虚生热，络中无血，气入络，变化有形，为气聚之瘕。医攻瘕则谬，理嗽亦非。以下损之伤在肝肾，奇经之虚，肺药寒凉，望其止嗽，嗽必不效，胃伤经阻则凶。

炙甘草汤。

20. 徐（十七）　经水未来，春末夏初痰血，形瘦，耳鸣，食过如饥，饥不纳食。肝阴不生，热自内灼，渐成干血劳症，必要经来可愈。但女工针黹，凝眸谛视，即动阳升火，此大忌。

细生地　天冬　柏子仁　丹参　泽兰　知母

21. 闵　既产已过十年不孕育，经将至，周身脉络牵掣，腹中不和，若用力劳悴，即起寒热，乃经后劳乏，奇经益损。当安逸一年，络血宁，八脉自苏。愚人遍尝药汤，不知养病大旨，损不能复，劳怯莫救。

鹿角霜　枸杞　小茴香　当归　沙苑子　南山楂肉　茯苓
香附

22. 沈（新市，三十四岁）　产后不复元，血去阴伤骨热。大凡实火可用清凉，虚热宜以温补。药取味甘气温，温养气血，令其复元。但产伤之损，蓐劳病根，全在肝肾，延及奇经八脉，非缕杂治所宜。

人参　鲜紫河车　枸杞　紫石英　茯神　紫衣胡桃　归身
淡苁蓉

23. 沈（齐门，三十岁）　上春产蓐无乳，已见乏血虚象，延及年半，经水不来，少腹瘕气有形。病患自述背脊常冷，心腹中热，视面黄色夺，问食少不美。夫督脉为阳脉之海，由腰而起，齐颈而还，下元无力，其脉自背至颈，阳虚生寒。任脉为阴海，冲乏贮血，气入脉络为瘕。考《内经图翼》，病机宛然在目，此产损蓐劳，非是小恙。无如医不读书，见寒热经闭而妄治，淹缠成损而已。

人参　小茴香　炒当归　枸杞　鹿角霜　桂枝　沙苑子
白薇

【按】本案与医案存真 177 重复，有茴香入汤与拌炒当归之异。

24. 邱（钟由吉巷，四十七岁）　十年前小产血崩，损伤未复，家政操持，形神俱不获安养。上年夏秋漏带，久矣淋漓，不但肝肾脂液先竭，奇经与诸络无血存蓄。气冲犯上，气攻聚络，为胃脘刺痛，胁肋高突，更推下焦寒冷，腰围如带拘缚，两足麻木，跣地痿软，二便塞窒不爽，五液枯槁，至阳不交于阴，有关性命大症。病人说一年尝药，从未见效，更有医见痛用沉香者。凡血枯液涸，香燥大忌，姜桂燥烈，亦非亡血所宜。姑以血肉掺入人参，若春和温煦，草木借以资生，血有形难生，益气无形以充有形耳。

人参　归身（小茴香拌炒拣去）　羊内肾　苁蓉　枸杞　真沙
苑子　黑芝麻

【注】两案重复，唯方中小茴香入汤与拌炒之别。

25. 蓐劳下损，损及八脉，医投清内热滋阴，致胃伤食减，寒热，下焦冲气上逆，而咳嗽药惟治肺，与下虚内损，并无干涉。带淋骨热，髓竭液枯，蓐损较平常损怯更难。寒暑更迁不复，草木焉能奏功？勉与血肉有情，望其加谷，望其悠久。

鲜紫河车（一具）　人乳（八两）　生紫石英（三两）　血余灰（二两）　秋石（一两）

人参煎汤送二钱。

26. 女子四十九，天癸当止，谓阳明脉衰，冲脉力怯，不能招集诸络之血聚于血海，按月行经，此向老皆然。今秋热致伤，客邪不重，已见带淋，肌麻血阻，内伤之势已露。况所患，甚于腰腹，是必脏阴内损，及于八脉。有形之血既去，无形之气掀旋。诸窍百骸，攻迫肆虐，即身中之阳气独行不得，真阴眷恋耳。熟地、五味子滋收，固不甚谬，然不入奇经。法当介用潜阳，咸味下引，酸味内收，或佐微苦微润。盖肝恶刚喜凉，肾恶燥喜暖，古人之制然矣。

盐水炒阿胶　茯苓　山萸肉炭　盐水炒鳖甲　知母　女贞子
盐水炒旱莲草　天冬　盐水炒黄柏

27. 产育颇多，冲任先伤，其咳嗽失血，呕吐涎沫，都是下元不摄，冲气上逆所致。况晨刻必泻，乃属肝肾虚滑，为瘕泻鹜溏。此病原系蓐劳，根本已怯。倘经水阻隔，无法可商。急急招纳下元散失之真，固之摄之尤虑弗及。若见血见嗽，用滋阴沉降，非内热肺咳，奚益于病？徒使迁延胃败，遂至废食，岂不危哉。

盐水炒补骨脂　石壳莲肉　熟地炭　炒黄山药　覆盆子　五味子　芡实

再诊　前方服二剂泻止，今去补骨脂、覆盆子，加青花龙骨。

三诊　自前方固摄之后五六日，精神颇觉向安。但寒在四肢背部，热在心前腹中，即《内经》阳虚外寒，阴虚心热之旨。然产后气虚，必自阴分伤及阳位。张景岳云：气因精而虚者，当补精以化气。况产后八脉空虚，填补方中必佐以收拾奇经之散亡也。

熟地炭　龙骨　湘莲　紫石英　五味子　人参　芡实　茯神

丸方：

砂仁拌炒熟地　芡实　桑螵蛸　五味子　紫河车　茯苓　人参　远志　沙苑子

山药浆丸。

28. 频因小产，奇脉不固，经来甚多，经过带下。早晨大便溏滑，纳谷日少，时觉心悸震动。始养血滋腻，即脘闷不思纳谷。此皆自下焦损伤，渐及中焦，致脾胃不能转运。近日拟用王荆公妙香散，宣通补中，仍兼顾下。虽似相投，然于调和经带，其力未专。再议两法分治，中宫宣通，下焦固摄。

鹿角霜　淡骨脂　青盐　炒黑小茴香　紫石英　禹余粮　当归　茯苓

用雄羊肾蒸熟捣丸，人参汤下。

29. 产育致虚，病情多歧，不能缕分。思产后八脉皆空，损伤非在一脏一腑，所以诸恙并起。稍涉情志不适，药饵便少功效，沉痼宿恙骤难奏功。阅病原，再诊脉，知内因虚损，小效病复，实由于此。姑拟迩日再急在腹胀洞泄，胁腹疼痛，冀得少缓一二，为进商之步。

人参　鹿茸　茯苓　舶茴香　紫石英　补骨脂

另用禹余粮、赤石脂等分，糯米煮糊为丸，煎前方送二十丸。

30. 孕育已十一胎，未到七七，天癸已绝，八脉不司约束，脊腰酸痛，足跗骨中麻痹，间有带淋畏热。此属阴虚，虎潜法治之。

熟地　龟板　虎骨胶　知母　当归　白芍　黄柏　牛膝

31. 脉数，左促右小，咳嗽已一年，喉痒火升食减，经水仍来，从未生育。凡女人以肝为先天，肝阴不充，相火上燔莫制，嗽久痰带红丝，皆劳怯势成，日见消铄，清肺凉药不效，根本先亏也。急养肝肾之阴，不失延久之计。

乌骨鸡　大熟地　麦冬　炒白芍　清阿胶　归身　川贝　炙甘草　地骨皮　北沙参　白茯苓　焦黄柏

鸡去毛、肠、头、足、翅，入药在肚内，酒煮烂，去骨，用其药肉，捣晒重磨，余汁打糊丸。

32. 堕胎十八次，冲、任奇脉血液无存。厥气入络，为胀为痛，或时冲逆犯膈，八脉皆不为用，淹淹渐成损怯，徒欲止痛宽胀，乃不明之论，俗医皆然。

真鹿胎　枸杞　牛膝　淡苁蓉　归身　沙蒺藜　舶茴香　浔桂心

33. 产后下损，八脉交虚，形寒内热，骨痛耳鸣，血液日耗，生气不充，冬季不得复元，春深发泄司令，延为劳瘵矣。

枸杞　归身　紫石英　沙蒺藜　茯神　建莲肉

34. 产后脉虚，舌白，背寒凛，身痛，干咳，不饥，是血气两损，不肯复元，有蓐劳之虑。急当培养足三阴脏，莫以肺经咳嗽治，再伐胃气，用贞元饮方。

熟地　归身　炙甘草　茯神　枸杞　桂圆肉
饥时服。

35. 下焦阴亏不摄，里热泄泻，厥阳上泛头痛，又产后兼病损。

甘草　熟地　茯神　芡实　山药　建莲　川斛

36. 绍兴眷（三十一岁）　少腹痛坚，攻及当脐。每午后必气胀滞痛，贯串腰尻，环跳肉腠之间，肌肤亦渐浮肿。再问经事延期，仅得些微黄水，是阴寒已入血络。病盖起于产蓐，累及奇经八脉，身伛不直，俯不能仰，此肝肾入奇经之见症。

炒枯肾气汤。

营卫

1. 蓐损当夏发泄，恶风畏冷，便溏汗出，法宜养营。

人参　冬术　桂心　五味子　炒白芍　茯神　广皮　炙甘草

全当归

2. 背痛彻心，带证多下，兼有气逆冲心，周身寒栗，乃冲、任脉虚损，病从产后来。

归身　炙甘草　桂心　白芍　枸杞　茯苓

3. 产后蓐劳，厥阳逆行，头痛昏晕身热。

生龙骨　生白芍　炙甘草　当归　生牡蛎　桂枝木　大枣肉
羊肉

4. 周（三一）　蓐劳。下元先空，咳音不转，必致呕吐，是冲脉虚，气逆上攻，熏蒸肺脏。延及不饥减食，腹痛便溏，乃清内热泄肺医嗽之误。

炒当归　生白芍　炙甘草　南枣肉

5. 寒热因经水不来而甚，此《内经》谓二阳之病发心脾。女子不月，肌肉日瘦，腹有动气，即风消息贲矣。内损成劳，非通经逐瘀所能愈也。

柏子仁　归身　白芍　桂枝　桂圆肉　生黄芪

【注】风消息贲，古病名。风消为热极生风，津液消竭。息贲为肺气积于胁下，喘息上贲。

6. 脉细咳逆，不得侧眠，肌消色夺，经水已闭，食减便溏。久病损及三阴，渐至胃气欲败，药饵难挽。拟进建中法，冀得胃旺纳谷，庶几带疾延年。

建中汤去姜。

7. 鬼神亡灵，皆属阴魅。寡后独阴无阳，病起惊恐，必肾肝致脏损所致。经水仍至。以宁摄神魂，定议韩祗和法。

归身　羊肉　龙骨　肉桂心　生姜　牡蛎

8. 因外疡复烦劳，致营卫交损，寒热，咳嗽，盗汗，经阻两月，渐延干血瘵疾。

小建中汤。

🌿脾胃气血

1. 女科首重调经，只因见嗽见热，但以肺药清凉，希冀嗽缓，无如胃口反伤，腹痛便溏，恶食呕逆。此寒热乃营卫欹斜明矣。病系忧郁成劳，情志内伤，故药不奏功，议戊己汤。

人参　炒白芍　鲜芡实　茯苓　炙甘草　炒扁豆（去皮）

2. 蓐劳自春入秋，肌肉消，色痿黄，外象渐寒，心腹最热。脏阴损不肯复，形空气聚，非有物积滞也。

人参　生菟丝子　炒当归　茯苓　煨木香　小茴香

3. 泄泻食减，经水不来，而寒热咳嗽，日无间断。据说嗔怒病来，其象已是劳怯。郁劳经闭，最为难治之症。

人参　蒸冬术　炙甘草　茯苓　广皮　白芍

4. 蓐劳下损，久则延及三焦，不独八脉。晨泻呕食，心热下冷，吸短胀痛，焉有寒凉止嗽清热之理。扶得胃口安谷，月事仍来，方得回春。

异功散，加南枣。

5. 产后下损，治嗽肺药是上焦药，药不对症，先伤脾胃，此食减腹膨跗肿所由来也。

人参　沙苑子　杜仲　茯神　螵蛸　枸杞

6. 钮（荡口，二十四岁）　六年前产儿，自乳年余，乳汁涸，病起延绵至今，食少如饥，仍不加餐，经水不调，色黑微痛。盖病根全在乳尽亡血，形瘦，火升失血，劳怯阴伤。

人参　阿胶　白芍　细生地　炙甘草　桂枝

7. 丁（二十五岁）　蓐劳自春入秋，肌肉消，色萎黄，外加微寒，心腹最热。脏阴损不肯复，气攻络中，腹有瘕形，血空气聚，非有物积聚也。

人参　煨木香　茯苓　生菟丝子粉　炒小茴香　炒当归

8. 蔡（四十四岁）　上年产后致损，所见皆由肝肾阴虚，忌予燥热，见崩漏虚热，骱肿寒热，不必缕缕。

清阿胶　云茯神　细生地　生白芍　粗桂枝木　炙甘草

 变证

蓐劳，下虚溏泄，近有风温，咳嗽发热。暂用手太阴上焦药四五日。

桑叶　沙参　麦冬　玉竹　甘草　扁豆

妇科杂病

1. 此乳岩也，女科之最难治者，开怀怡养，斯为第一要策。药味缓图，勿戕胃气是属第二义矣。

漏芦　穿山甲　乳香　土贝　大麦芽　红花

2. 孙（北濠，二十六岁）　气郁滞则血不行，当理血中之气。

南楂　生香附

另煎四物汤收入，烘炒磨末，益母膏丸。

3. 周（嘉兴，四十一岁）　少腹痛坚，攻及当脐，每午后必痛，气胀贯串腰尻环跳肉膝之间，肌肤亦渐浮肿，再问经事愆期，仅仅些微黄水，是阴寒已入血络，病必起于产蓐、经后，连累奇经八脉，身伛不直，俯不得仰，肝肾入奇脉之见症。

炒枯肾气汤。

4. 袁（四十五岁）　平日郁气化火，久则深藏入阴，三时温暑湿热，异气有触，伏热内应而动，是气滞为胀，湿郁为泻，热移于下，湿腐侵肌。凡湿与热，皆气分病，既久蔓延，延及血分，自深秋经逾旬日，越两月不来，而消渴形寒，足胫跗骨中热灼燥痒。大凡风热淫于内，必以甘寒，乃和梨汁、蔗浆之属。益胃阴制伏肝阳内风之动，正合《内经》和阳益阴，肝胃忌刚之旨。

日间服桑麻丸，用青果汁丸；夜服梨汁、蔗浆熬膏。

用生羊肾十二枚，去脂蒸烂捣丸。另煎漂淡鲍鱼汤，送三钱。

5. 情志郁勃，气逆多升，络血上冒。连次小产，冲、任已怯。心嘈震悸，目珠痛，头胀，肝胆厥阳动极。必须怀抱宽舒，可望病痊，否则成痼疾矣。用复脉汤去姜、桂、参，加淮小麦、天冬、石决明。

6. 蒋（三五）　晨泻数年，跗肿足冷。长夏土旺初交，知饥，痞闷妨食，述两三次半产不育，下焦气撒不固，任督交空。本病当以肝肾奇脉设法，今议先以胃药，以近日雨后暑湿乘隙侵犯耳。

人参　茯苓　益智仁　砂仁壳　炒扁豆　木瓜

又：连年半产不育，瘕泄，足跗浮肿。前用养胃和肝，非治本病，因暑湿伤而设。议固下焦之阴，益中宫之阳。

人参　禹粮石　紫石英　五味子　菟丝子饼　砂仁

用蒸饼为丸。

7. 问生产频多，经水失期，此冲脉厥气，直攻心下，引胁环及少腹。呕吐黑水，黑为胃底之水，便出稀黑，乃肠中之水。经年累月，病伤胃，何暇见病治病，务在安眠进食为议，仿仲景胃虚上逆例。

人参　炒半夏　代赭石　茯苓块　降香　苏木

8. 胎陨阴损于下，厥阳上泛，久有夙病痫症，心营肺卫，最易蒙蔽，是神志或昏或清，皆夹杂夙疾。恶露自行，岂是瘀痹？姑用轻法，以开上膈。

枇杷叶　薏苡仁　杏仁　通草　云苓

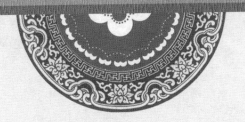

卷
十

24

案

未刻本叶氏医案

1. 右脉尚弦。

玉竹　扁豆皮　霍斛　茯苓　川贝

白糯米泡汤代水。

2. 右寸大。

玉竹　南沙参　川贝　茯神　桑叶　生草

3. 左脉弦。

茯苓　附子　牡蛎　干姜　桂枝　白芍

4. 左脉尚弦。

生地　阿胶　霍山鲜石斛　天冬　麦冬　杜生鸡子黄

5. 脉弦数。

熟地　生地　甜沙参　天冬　麦冬　霍斛

6. 护阳则气宣矣。

于术　附子　煨姜　茯苓　桂枝　南枣

7. 脉仍弦数。

鲜莲子　乌梅　知母　生谷芽　茯神　木瓜

8. 脉弦数。

细生地　天冬　穞豆皮　清阿胶　茯神　鲜莲藕

9. 脉涩。

当归　茯苓　广皮　煨姜　白芍　炙甘草　桂心　南枣

10. 脉弦。

鳖甲　草果　知母　乌梅　生姜　黄柏

11. 左脉弦。

鳖甲　知母　何首乌　白芍　丹皮　牡蛎

【按】疟母方。

12. 和营宣气。

柏子仁　归身　香附子　山栀　枣仁　广橘红　抚芎　陈神曲　麦芽　丹参

13. 脉右数。

羚羊角　川贝　绿豆皮　石决明　天花粉　桑叶　生甘草　细生地

14. 脉数不宁。

归身　人参　炙甘草　木瓜　白芍　茯苓　广皮　半夏曲

15. 左脉弦。

何首乌　茯神　巨胜子　穞豆皮　枸杞　桑叶　菊花炭　酸枣仁

16. 脉尚弦。

细生地　丹皮　茯苓　稆豆皮　牛膝　川斛

17. 脉细如丝。

焦术　益智仁　荜茇　炮姜　菟丝子饼　肉蔻

18. 左脉弦数。

青蒿　半夏曲　黄芩　丹皮　知母　川贝

19. 两和气血。

香山丸。

20. 左寸数。

熟地　天冬　甜北沙参　茯神　霍斛　炒松麦冬

21. 舌白，脉弦。

人参　附子　煨姜　南枣　吴萸　茯苓

22. 脉尚弦。

苏子　丹皮　枇杷叶　瓜蒌皮　桃仁　紫菀　黑山栀　化橘红（盐水炙）

23. 正弱邪重，勿忽调理。

广藿香　厚朴　广皮　连皮苓　神曲　青皮　麦芽　大腹皮

【按】案语所言，为正弱新感暑湿夹食，以藿朴皮苓化裁，先治卒病，后治痼疾。

叶氏医案存真

中由吉巷（廿八岁）　案佚。

人参　北沙参　茯神　青苎　真纹银

跋

　　1997年，先祖荣根公从楼上拿出一本古色古香的《临证指南医案》递给我，14岁的我如获至宝，兴奋地抄读了几个月，只认识到精简扼要，就这样抄抄读读我踏上了中医路。先祖谆谆教诲我：中医讲究阴阳五行，天人相应，临证要辨证论治，平时要搜集验方效药，要学的基础功很多，基础一定要打牢。如今想来，祖父是把希望放到我手上。

　　因为《临证指南医案》的影响，我对叶天士的医学人生及其学术思想深感兴趣。叶氏只有《温热论》一篇理论著作，要想掌握其学术思想与临证经验，唯有研读其医案，而要看懂其案，又需"曾将《灵枢》《素问》及前贤诸书，参究一番，方能领会此中意趣。"文杰只好粗览诸书，加上日常笨拙的抄写解读，倒也悟得零金碎玉，临证尚称如意，但嫌翻找费时，为叶氏续本医案的想法也油然而生，闲暇之时搜集《临证指南医案》以外的叶氏书籍资料就成为上心事。

2013年初，我自感各方面准备得都较为成熟，续案的事就提上了日程，即把《临证指南医案》以外所能搜集到的叶氏医案重新整理编排，意为叶天士两本医案：《临证指南医案》与《续临证指南医案》。本着继承的想法，大体以《临证指南医案》目录为准，又根据当前习惯，予以加减分类，总以医案原貌归真，便于系统研学为原则。2013年8月开始动笔，到2015年12月完成白本，我深恐有所错漏，反复研读若干遍，获益甚多，改正了一些文字符号错误，减掉些重复医案，调整些医案排序，至2017年8月基本完成，此后反复细读，修改了些瑕疵。

叶案组方多为6味、8味，或古方加减化裁；或为药对或药组；或小方成复方；或多组核心药对合方；一味增减而功效变异，能体会入微自如之境。案中多次提及"王先生"，我认为是指王子接，通过研读《绛雪园古方选注》，对理解一些方剂如猬鼠粪汤、妙香散、甘麦大枣汤、外台茯苓饮等，都有所收获。对照研读《温病条辨》《温热经纬》，可以感悟吴、王在叶氏基础上的继承与发展。

大多数医案药量未标，我于临证，效法圣贤，主次分明，轻重截然。药质药量轻，可得轻拨枢机之妙；药力药量重，必有顿挫击溃之捷。久久躬行，真真能体会举重若轻，举轻若重之妙谛！

本书源流，我们要感谢华岫云、叶万青、吴金寿、曹炳章、程门雪等前辈们的辛勤辑录，为我们留下了这份珍贵的学术遗产。

本书问世，我要感谢工作组全体成员，你们秉着"为往圣继绝学"的恒心、毅力，为中医药事业的传承发展贡献了自己的力量。

本书完成，我要感谢我父亲朱云，母亲裴银珍给予的关心与支持，使我能心无旁骛，全身心地投入本书工作中。

我们欣喜地看到《临证指南医案》与《续临证指南医案》终成完璧，全面展现了叶天士之学术经验，但因我们水平所限，错误不当之处在所难免，恳请贤达批评指正。

朱文杰

2018 年 8 月 20 日